国家卫生健康委员会"十三五"规划教材

广东海南中等卫生职业教育规划教材

供中等卫生职业教育各专业用

解剖学基础

第 2 版

主　编　吴　波　黄永存

副主编　刘辉耀　田海文　张海玲

编　者　（以姓氏笔画为序）

尹晓宏（广东省食品药品职业技术学校）　　张娟娟（广东省潮州卫生学校）

占小多（东莞职业技术学院）　　　　　　　陈文苑（广东江门中医药职业学院）

田海文（珠海市卫生学校）　　　　　　　　陈秀文（梅州市卫生职业技术学校）

朱小兰（珠海市卫生学校）　　　　　　　　黄永存（河源市卫生学校）

刘辉耀（广东省潮州卫生学校）　　　　　　谢彬彬（河源市卫生学校）

吴　波（广东江门中医药职业学院）　　　　蔡虹萍（揭阳市卫生学校）

张海玲（肇庆医学高等专科学校）

人民卫生出版社

·北　京·

图书在版编目(CIP)数据

解剖学基础:全2册/吴波,黄永存主编. —2版
. —北京:人民卫生出版社,2020.9(2023.8重印)
ISBN 978-7-117-30432-0

Ⅰ.①解… Ⅱ.①吴…②黄… Ⅲ.①人体解剖学-
医学院校-教材 Ⅳ.①R322

中国版本图书馆 CIP 数据核字(2020)第 165030 号

人卫智网	www.ipmph.com	医学教育、学术、考试、健康,
		购书智慧智能综合服务平台
人卫官网	www.pmph.com	人卫官方资讯发布平台

解剖学基础
Jiepouxue Jichu
第 2 版

主 编:吴 波 黄永存
出版发行:人民卫生出版社(中继线 010-59780011)
地 址:北京市朝阳区潘家园南里 19 号
邮 编:100021
E - mail:pmph @ pmph. com
购书热线:010-59787592 010-59787584 010-65264830
印 刷:北京铭成印刷有限公司
经 销:新华书店
开 本:787×1092 1/16 总印张:21.5
总 字 数:537 千字
版 次:2015 年 8 月第 1 版 2020 年 9 月第 2 版
印 次:2023 年 8 月第 5 次印刷
标准书号:ISBN 978-7-117-30432-0
定价(全 2 册):89.00 元

修订说明

为深入贯彻国务院《国家职业教育改革实施方案》,创新发展卫生职业教育,构建现代卫生职业教育体系,实施素质教育,密切工学结合,培养职业素养与专业知识、专业技能并重,德智体美全面发展的技能型卫生专门人才,广东省卫生职业教育协会和人民卫生出版社共同研究决定,成立新一届"广东海南卫生职业教育规划教材评审委员会",并启动第二轮广东海南中等卫生职业教育规划教材修订工作。

本轮教材修订以习近平新时代中国特色社会主义思想为指导,坚持立德树人,对接新时代健康中国建设对护理、助产专业人才的培养需求,秉承教材编写"三基、五性、三特定"的原则,注重职业教育人才德能并重、知行合一和崇高职业精神的培养,以专业培养目标为导向,以职业技能培养为根本,规划并编写体现卫生职业教育特点,强调护理、助产专业特色,突出广东、海南两省区域特色的高质量精品教材。本轮修订在教材体系设计、内容构建与形式上寻求创新。

1. **体现中高衔接与贯通** 教材立足中等职业教育层次,体现知识、技能、素养并重,实现教材内容的好教好学;从理论知识、技能培养等方面体现出中等职业教育的特点,与高等职业教育层次教材有联系、有区别,实现有机衔接与过渡,为中高衔接与贯通的人才培养通道做好准备。

2. **探索"教、学、做"一体化** 教材贯彻"做中学,学中做"的教学模式,提高学生的实践能力;倡导情景式教学,带着任务/问题学习,边学边思,理解记忆知识点。

3. **教考融合,与护士执业资格考试紧密接轨** 教材内容和结构设计与护士执业资格考试紧密且准确对接,以"够学、够用、够考"为原则;践行"学中考,考中学"的学习模式,让学生在掌握、熟悉、了解理论知识,具有实践能力的同时,兼顾护士执业资格考试要求;通过设置"考点提示",突出护士执业资格考试高频考点,以便学生进行强化记忆、巩固。

4. **以学生为主体,立体化建设** 教材为纸数融合的新型立体化教材,以在教材中设置二维码的形式实现数字内容的便捷使用,使教材更加生活化、情景化、动态化、形象化,激发学生的学习兴趣。教材依托护考专家和护考平台、护考培训优势,在护考科目对应教材中设置"考点微课""模拟测试",由护考名师授课、讲解、分析,在线实时评测,实现教考融合信息化、同步化、全程化、随堂化、浸入式。

本轮修订28种教材,将于2020年3月前陆续出版,供中等卫生职业教育护理、助产专业选用。

广东海南中等卫生职业教育规划教材
目录

序号	教材名称	版次	主编		适用专业
1	解剖学基础	第2版	吴 波	黄永存	中等卫生职业教育各专业
2	生理学基础	第2版	黄炎群	卢怀笋	中等卫生职业教育各专业
3	正常人体学基础	第1版	潘学兵	侯伟生	中等卫生职业教育各专业
4	药理学基础	第2版	程斯珍	毛秀华	中等卫生职业教育各专业
5	病原生物与免疫学基础	第2版	潘 虹		中等卫生职业教育各专业
6	病理学基础	第2版	陈小芳	袁锦玉	中等卫生职业教育各专业
7	人际沟通	第2版	陈 彤		中等卫生职业教育各专业
8	护理学基础	第2版	王静芬		护理、助产专业
9	健康评估	第2版	胡晓迎		护理、助产专业
10	内科护理	第2版	李 芳	郭雪媚	护理、助产专业
11	外科护理	第2版	董全斌	潘兆年	护理、助产专业
12	妇产科护理	第2版	林 珊	何国喜	护理、助产专业
13	儿科护理	第2版	吴卓洁	冷 静	护理、助产专业
14	护理技能综合实训	第2版	黄惠清	饶静云	护理、助产专业
15	眼耳鼻咽喉口腔科护理	第2版	王建平		护理、助产专业
16	急危重症护理技术	第2版	唐少兰		护理、助产专业
17	心理与精神护理	第2版	李 祎	卢穗华	护理、助产专业
18	康复护理	第2版	朱红华	袁小敏	护理、助产专业
19	社区护理	第2版	杨芙蓉		护理、助产专业

序号	教材名称	版次	主编	适用专业
20	中医护理	第2版	杨丽蓉	护理、助产专业
21	老年护理	第2版	王建明	护理、助产专业
22	护理礼仪	第2版	潘如萍	护理、助产专业
23	护理伦理与卫生法律法规	第2版	周宏菊	护理、助产专业
24	营养与膳食	第2版	王忠福	护理、助产专业
25	产科学基础	第2版	朱梦照　张翠红	助产专业
26	助产技术	第2版	赵国玺　钟　琳	助产专业
27	母婴保健	第2版	宋海燕	助产专业
28	遗传与优生	第2版	胡　婷	助产专业

广东海南卫生职业教育规划教材
评审委员会名单

数字内容编者名单

主　编　张海玲　陈文苑

编　者　（以姓氏笔画为序）

尹晓宏（广东省食品药品职业技术学校）

孔秀娟（广东省潮州卫生学校）

卢伟忠（广东省潮州卫生学校）

田海文（珠海市卫生学校）

朱小兰（珠海市卫生学校）

李　戈（珠海市卫生学校）

杨　涛（肇庆医学高等专科学校）

吴　波（广东江门中医药职业学院）

张海玲（肇庆医学高等专科学校）

张娟娟（广东省潮州卫生学校）

陈文苑（广东江门中医药职业学院）

陈金锋（肇庆医学高等专科学校）

林中翔（广东省潮州卫生学校）

郑二来（肇庆医学高等专科学校）

前　言

　　广东海南中等卫生职业教育规划教材《解剖学基础》自 2015 年出版以来,受到两省各地中等卫生职业学校广大师生的一致好评,发挥了提高教学质量的积极作用。本教材全面落实教育规划纲要,贯彻"加快发展现代职业教育"精神,以服务为宗旨,以就业为导向,以能力为本位;遵循技术技能型人才成长规律,按照建立职业教育人才成长"立交桥"的要求,着力注重"三基"(基本理论、基本知识和基本技能);全面保证"五性"(思想性、科学性、先进性、启发性和适用性);力求教材内容更加适应中等卫生职业教育各专业高素质技术技能型职业教育人才的需求,以培养具备人文关怀、职业道德与职业责任等能力及自我发展潜力的技能型护理人才。

　　解剖学基础是一门重要的医学基础课程,除绪论外,由细胞、基本组织、运动系统、消化系统、呼吸系统、泌尿系统、生殖系统、脉管系统、感觉器、神经系统、内分泌系统和人体胚胎发育概要共十二章组成。为推进"做中学,学中做"的教学模式和"学中考,考中学"的学习模式,在广泛深入调研的基础上,本版教材着重从以下几个方面进行修订和编写:①纸媒和数字媒体在形式上与内容上高度融合,设教学大纲、章数字内容、习题二维码,来补充或延伸纸质正文的内容,满足学生的需求,具有先进性;②对学习目标进行全面梳理,用容易理解及可操作性的行为动词进行描述,更具有目的性;③强调职业需求,体现"够学、够用、够考"的原则,兼顾国家护士执业资格考试与岗位实际要求,对部分章节内容和章后习题进行了适当调整和优化,突出实用性;④知识拓展中的内容具有新时代的特征,也更能激发学生的正能量求知欲和进取精神;⑤全书插图全为精美的彩图,提升教材品位,满足教与学的需要。

　　本教材各位编者都是长期从事解剖学基础教学的一线骨干教师,不仅深知教学中的重点和难点,而且具有丰富教学的经验、写作经验和数字内容制作经验。依据颁布的中等职业学校专业教学标准(试行),同时兼顾护士执业资格考试与岗位实际要求,精心组织教材内容编写,优化教材结构,创新教材呈现形式,加强数字化资源建设,促使纸媒和数字媒体高度融合。在此衷心感谢各位编者为本书的编写付出的卓有成效和辛勤的劳动!

　　本教材可供中等卫生职业教育各专业的学生使用,也可供医务工作者参考。

　　受能力和资源方面的限制,尽管我们努力了,教材编写中疏漏和不妥之处在所难免,敬请同行及广大读者在教材使用过程中多提宝贵意见,促使本教材日臻完善。

吴　波　黄永存

2020 年 9 月

教学大纲(参考)

目 录

绪论 …………………………………………………………………………………… 1
  一、解剖学基础的概念及其在医学中的地位 …………………………………… 1
  二、人体的组成和分部 …………………………………………………………… 1
  三、解剖学基本术语 ……………………………………………………………… 2
  四、组织学研究方法 ……………………………………………………………… 4
  五、学习解剖学基础的基本观点和方法 ………………………………………… 4

第一章　细胞 …………………………………………………………………………… 6
  第一节　细胞的结构 ……………………………………………………………… 7
    一、细胞膜 ……………………………………………………………………… 7
    二、细胞质 ……………………………………………………………………… 7
    三、细胞核 ……………………………………………………………………… 9
  第二节　细胞增殖 ………………………………………………………………… 10
    一、细胞周期的概念 …………………………………………………………… 10
    二、细胞周期的分期 …………………………………………………………… 10

第二章　基本组织 …………………………………………………………………… 13
  第一节　上皮组织 ………………………………………………………………… 13
    一、被覆上皮 …………………………………………………………………… 14
    二、腺上皮和腺 ………………………………………………………………… 18
    三、上皮组织的特殊结构 ……………………………………………………… 18
  第二节　结缔组织 ………………………………………………………………… 19
    一、固有结缔组织 ……………………………………………………………… 19
    二、软骨和骨 …………………………………………………………………… 23
    三、血液 ………………………………………………………………………… 26
  第三节　肌组织 …………………………………………………………………… 30
    一、骨骼肌 ……………………………………………………………………… 30
    二、心肌 ………………………………………………………………………… 33
    三、平滑肌 ……………………………………………………………………… 35
  第四节　神经组织 ………………………………………………………………… 35
    一、神经元 ……………………………………………………………………… 36

二、神经胶质细胞 ……………………………………… 38

三、神经纤维和神经 ……………………………………… 38

四、神经末梢 ……………………………………… 40

第三章 运动系统 ……………………………………… 43

第一节 骨与骨连结 ……………………………………… 44

一、概述 ……………………………………… 44

二、躯干骨及其连结 ……………………………………… 47

三、颅骨及其连结 ……………………………………… 54

四、四肢骨及其连结 ……………………………………… 58

第二节 骨骼肌 ……………………………………… 66

一、头肌 ……………………………………… 68

二、颈肌 ……………………………………… 68

三、躯干肌 ……………………………………… 68

四、四肢肌 ……………………………………… 71

第四章 消化系统 ……………………………………… 74

第一节 概述 ……………………………………… 74

一、内脏的概念及一般结构 ……………………………………… 74

二、胸部标志线和腹部分区 ……………………………………… 75

三、消化系统的组成和功能 ……………………………………… 76

第二节 消化管 ……………………………………… 77

一、消化管的(一般)微细结构 ……………………………………… 77

二、口腔 ……………………………………… 78

三、咽 ……………………………………… 82

四、食管 ……………………………………… 83

五、胃 ……………………………………… 84

六、小肠 ……………………………………… 86

七、大肠 ……………………………………… 88

第三节 消化腺 ……………………………………… 91

一、唾液腺 ……………………………………… 91

二、肝 ……………………………………… 92

三、胰 ……………………………………… 97

第四节 腹膜 ……………………………………… 98

一、腹膜与脏器的关系 ……………………………………… 99

二、腹膜形成的主要结构 ……………………………………… 99

第五章 呼吸系统 ……………………………………… 102

第一节 呼吸道 ……………………………………… 103

一、鼻 ……………………………………… 103

二、咽(见消化系统) ……………………………………………………… 106

三、喉 …………………………………………………………………… 106

四、气管与支气管 ……………………………………………………… 108

第二节　肺 ……………………………………………………………… 110

一、肺的位置和形态 …………………………………………………… 110

二、肺内支气管和支气管肺段 ………………………………………… 112

三、肺的微细结构 ……………………………………………………… 112

第三节　胸膜与纵隔 …………………………………………………… 115

一、胸腔、胸膜与胸膜腔 ……………………………………………… 115

二、胸膜的分部及胸膜隐窝 …………………………………………… 116

三、肺与胸膜的体表投影 ……………………………………………… 117

四、纵隔 ………………………………………………………………… 117

第六章　泌尿系统 ……………………………………………………… 120

第一节　肾 ……………………………………………………………… 121

一、肾的形态 …………………………………………………………… 121

二、肾的位置和毗邻 …………………………………………………… 121

三、肾的被膜 …………………………………………………………… 124

四、肾的剖面结构 ……………………………………………………… 125

五、肾的微细结构 ……………………………………………………… 125

六、肾的血液循环特点 ………………………………………………… 129

第二节　输尿管 ………………………………………………………… 130

一、输尿管的分部 ……………………………………………………… 130

二、输尿管的生理狭窄 ………………………………………………… 130

第三节　膀胱 …………………………………………………………… 131

一、膀胱的形态 ………………………………………………………… 131

二、膀胱的位置 ………………………………………………………… 131

三、膀胱的结构 ………………………………………………………… 131

第四节　尿道 …………………………………………………………… 132

第七章　生殖系统 ……………………………………………………… 134

第一节　男性生殖系统 ………………………………………………… 134

一、男性内生殖器 ……………………………………………………… 135

二、男性外生殖器 ……………………………………………………… 138

三、男性尿道 …………………………………………………………… 140

第二节　女性生殖系统 ………………………………………………… 141

一、女性内生殖器 ……………………………………………………… 141

二、女性外生殖器 ……………………………………………………… 147

第三节　乳房和会阴 …………………………………………………… 148

一、乳房 ………………………………………………………………… 148

二、会阴 ·········· 149

第八章 脉管系统 ·········· 150

第一节 概述 ·········· 150
一、脉管系统的组成和功能 ·········· 150
二、心血管系统概况 ·········· 150
三、血液循环途径 ·········· 151
四、血管吻合与侧支循环 ·········· 152

第二节 心血管系统 ·········· 153
一、心 ·········· 153
二、动脉 ·········· 162
三、静脉 ·········· 173
四、心血管的微细结构 ·········· 178

第三节 淋巴系统 ·········· 182
一、淋巴组织 ·········· 183
二、淋巴管道 ·········· 183
三、淋巴器官 ·········· 184

第九章 感觉器 ·········· 190

第一节 视器 ·········· 190
一、眼球 ·········· 190
二、眼副器 ·········· 195
三、眼的血管 ·········· 198

第二节 前庭蜗器 ·········· 199
一、外耳 ·········· 199
二、中耳 ·········· 200
三、内耳 ·········· 201

第三节 皮肤 ·········· 204
一、表皮 ·········· 204
二、真皮 ·········· 205
三、皮肤的附属器 ·········· 205

第十章 神经系统 ·········· 207

第一节 概述 ·········· 207
一、神经系统的组成 ·········· 207
二、神经系统的活动方式 ·········· 208
三、神经系统的常用术语 ·········· 208

第二节 中枢神经系统 ·········· 209
一、脊髓 ·········· 209
二、脑 ·········· 213

三、脑和脊髓的被膜 ·· 226
四、脑和脊髓的血管 ·· 228
五、脑脊液及其循环 ·· 231
六、脑屏障 ·· 232
第三节 周围神经系统 ·· 232
一、脊神经 ·· 232
二、脑神经 ·· 240
三、内脏神经 ··· 246
第四节 神经系统的传导通路 ······························ 250
一、感觉传导通路 ·· 251
二、运动传导通路 ·· 255

第十一章 内分泌系统 ·· 259

第一节 垂体 ··· 260
一、垂体的位置、形态和分部 ······························ 260
二、垂体的组织结构 ·· 260
第二节 甲状腺 ··· 262
一、甲状腺的形态和位置 ····································· 262
二、甲状腺的组织结构 ······································· 263
第三节 甲状旁腺 ··· 263
一、甲状旁腺的形态和位置 ·································· 263
二、甲状旁腺的组织结构 ····································· 264
第四节 肾上腺 ··· 264
一、肾上腺的位置和形态 ····································· 264
二、肾上腺的组织结构 ······································· 264
第五节 松果体 ··· 265

第十二章 人体胚胎发育概要 ································ 267

第一节 概述 ··· 267
一、胚胎分期 ··· 267
二、胚胎龄的推算 ·· 268
三、预产期的推算 ·· 268
四、生殖细胞的成熟 ·· 268
第二节 胚胎的早期发育 ····································· 269
一、受精 ·· 269
二、卵裂和胚泡形成 ·· 270
三、植入 ·· 271
四、蜕膜 ·· 272
五、三胚层的形成与分化 ····································· 272
第三节 胎膜与胎盘 ·· 275

一、胎膜 ·· 275

二、胎盘 ·· 277

第四节　胎儿血液循环 ···································· 278

一、胎儿的血液循环途径 ···································· 278

二、胎儿出生后心血管系统的变化 ···························· 278

第五节　双胎、多胎和联体胎儿 ···························· 279

一、双胎与多胎 ·· 279

二、联体胎儿 ·· 280

三、先天畸形 ·· 280

参考文献 ·· 283

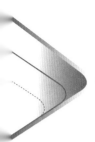

绪论

绪论
数字内容

绪论

> ✿ **学习目标**
>
> 1. 掌握解剖学姿势和基本术语。
> 2. 熟悉解剖学基础的概念及其在医学中的地位；人体的组成和分部；光学显微镜和电子显微镜的放大倍数。
> 3. 了解学习解剖学基本观点和方法的方法；组织胚胎学切片方法；组织胚胎学染色方法。
> 4. 学会应用解剖学基本知识分析、解释生活现象和临床问题能力。
> 5. 具有尊重、爱护解剖学标本和模型的职业素养。

一、解剖学基础的概念及其在医学中的地位

解剖学基础是研究正常人体形态结构的科学，根据研究和学习方法的不同，可分为人体解剖学和组织胚胎学。人体解剖学是借助刀剪剖割等手段，用肉眼观察形态结构，并阐明正常人体组织器官的形态结构、相互关系、生长发育规律及其基本功能的科学。组织胚胎学是借助显微镜技术观察研究人体微细结构及其相关功能的科学，包括组织学和胚胎学两个部分。组织学研究人体细胞、组织和器官的微细结构及其功能，胚胎学研究人体胚胎的发生、发育、形态结构变化规律与母体的关系。解剖学基础是医学教育中重要的基础课程，它能使医学生掌握、理解和分析人体组织器官的形态结构及其相互位置关系，为学习生理学、病理学等医学基础课程和内科学、外科学等临床课程奠定基础。恩格斯说："没有解剖学，就没有医学。"经典论述了解剖学在医学中的重要地位。

二、人体的组成和分部

人体结构和功能最基本的单位是细胞。形态相似、功能相近的细胞被细胞间质结合在一起，构成组织。人体共有 4 种基本组织，即上皮组织、结缔组织、肌组织和神经组织。几种组织相互结合，组成有一定形态和功能的器官。许多器官按生理功能的不同，分别组成 9 大系统：运动系统、消化系统、呼吸系统、泌尿系统、生殖系统、脉管系统、感觉器官、内分泌系统和神经系统。其中消化、呼吸、泌尿及生殖系统的大部分器官位于胸、腹、盆腔内，并借一定的孔道直接或间接与外界相通，总称为内脏。全部系统组合成高度统一完整的人体。

人体按照部位不同，分为头、颈、躯干、四肢四个部分。头部又分为颅部和面部，颈部又

分为颈部和项部,躯干的前面又分为胸部、腹部、盆部和会阴部,躯干的后面又分为背部和腰部,四肢分为上肢和下肢,上肢再分为肩部、上臂、前臂和手,下肢再分为臀部、大腿、小腿和足(绪图-1)。

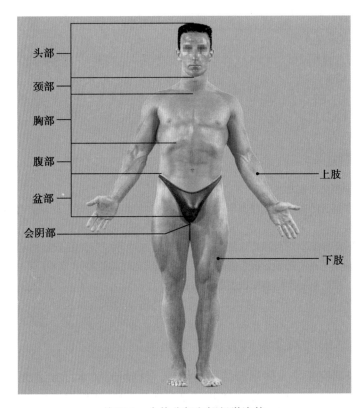

绪图-1 人体分部和解剖学姿势

三、解剖学基本术语

为了正确描述人体器官的形态结构和位置关系,必须使用通用的解剖学姿势和专用术语。解剖学姿势和专用术语有重要的应用价值,要求每一位医学生必须掌握,并自觉运用。

(一)解剖学姿势

解剖学姿势是指人体直立,两眼向前平视,上肢自然下垂,下肢并拢,手掌和足尖向前的姿势。描述人体的任何结构时,均应以此姿势为标准。假如观察的标本或模型是俯卧位、仰卧位、横位或倒置,甚至只是身体的一部分,也仍应按解剖学姿势进行描述(绪图-1)。

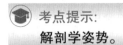
考点提示:
解剖学姿势。

(二)轴

按照解剖学姿势,作出三个相互垂直的轴(绪图-2)。

1. **垂直轴** 垂直轴为上下方向垂直于水平面,与人体长轴平行的轴。

2. **矢状轴** 矢状轴为前后方向平行于水平面,与人体长轴垂直的轴。

3. **冠状轴** 冠状轴又名额状轴,为左右方向平行于水平面,与人体长轴垂直的轴。

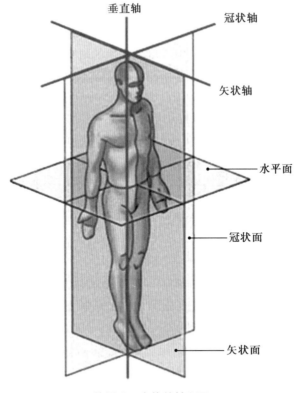

绪图-2　人体的轴和面

（三）面

人体或任一部分均可在解剖学姿势下作相互垂直的三个切面。

1. 矢状面　按前后方向将人体分为左、右两部分的纵切面。通过人体正中线的矢状面为正中矢状面,它将人体分为左、右对称的两半。

2. 冠状面　按左右方向将人体纵切为前、后两部分,其断面为冠状面,又名额状面。

3. 水平面　按与身体长轴垂直的平面,将人体横切为上、下两部分。水平面又名横切面。

（四）方位术语

1. 上和下　靠近头的为上,靠近足的为下。

2. 前和后　靠近腹面的为前或腹侧,靠近背面的为后或背侧。

3. 内侧和外侧　靠近正中矢状面的为内侧,反之为外侧。

4. 浅和深　接近身体表面或器官表面者为浅,远离的为深。

5. 内和外　凡属空腔器官,靠近腔的为内,远离腔的为外。

6. 近侧和远侧　对于四肢来说,接近躯干的为近侧,远离的为远侧。

7. 胫侧和腓侧　即小腿的内侧和外侧。

8. 尺侧和桡侧　即前臂的内侧和外侧。

 考点提示:
人体的轴、切面、方位术语。

四、组织学研究方法

随着现代技术的发展,组织学的研究已经从光学显微镜术发展到电子显微镜术,对组织细胞的研究也从微细结构发展到超微结构。目前常用的研究方法有以下几种:

（一）光学显微镜术

借助光学显微镜（简称光镜）最高可放大物体 1 500 倍左右,分辨率最高可达 0.2μm,观察到的组织细胞的一般微细结构,称为光镜结构。应用光镜技术时,需将组织切成薄片,并经染色或标记后才能观察到组织细胞结构。最常用的切片方法是石蜡切片法。

染色是使组织细胞内各微细结构染上不同颜色,以提高组织成分的反差,便于观察。常用苏木精（hematoxylin）和伊红（eosin）染色,简称 H-E 染色。苏木精为碱性染料,可使细胞内染色质和核糖体等嗜碱性物质染上紫蓝色。伊红为酸性染料,可使细胞质、红细胞和胶原纤维等嗜酸性物质染上粉红色。

（二）电子显微镜术

电子显微镜（简称电镜）能将组织细胞放大几千倍、几万倍,甚至 100 万倍,最高分辨率约 0.2nm,用于观察细胞内部和细胞外基质的超微结构。借助电子显微镜观察到的细胞内部和细胞外基质的超微结构称为电镜结构。

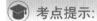 考点提示:

光学显微镜和电子显微镜最高分辨率。

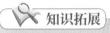 知识拓展

骄傲与标杆——解剖学界的"两院院士"

两院院士是我国科学技术和工程技术界的杰出代表和最高、终身荣誉学术称号。 两院院士从国内外最优秀的科学家中选出,每两年增选一次。 自 1956 年以来,解剖学界相继有 8 位教授当选为两院院士。 其中,中国科学院院士有马文昭（1956 年）、汪堃仁（1980 年）、吴汝康（1980 年）、薛社普（1991 年）、鞠躬（1991 年）、吴新智（1999 年）、苏国辉（中国香港,1999 年）,中国工程院院士有钟世镇（1997 年）。 他们是解剖学界的骄傲,是我们学习的标杆。

五、学习解剖学基础的基本观点和方法

解剖学基础是一门形态科学。要准确地认识和理解人体形态结构和功能,应以辩证唯物主义的观点为指导,运用进化发展的观点、形态和功能相互联系的观点、局部与整体统一的观点和理论联系实际的观点。

本学科涉及的结构复杂,名词众多（近 1/3 的医学名词是解剖学名词）又略显枯燥,而且有相当部分的名词难读难写,初学者出现畏难情绪在所难免。因此,在学习中,必须树立信心,培养兴趣,迎难而上,注意理论联系实际、形态联系功能、基础联系临床、标本联系活体,做到举一反三、学以致用,在理解的基础上利用一些记忆技巧强化记忆。重视课前预习,认真参与课堂,形成勤动脑、勤思考、勤请教、勤动手等良好的学习习惯,充分利用教材数字、图表导学、知识拓展、考点提示、习题等各种学习资源进行有效课后复

习,达到全面准确认知和记忆人体形态结构与功能,为顺利通过资格考试和较好胜任工作岗位奠定基础。

（黄永存）

绪论
习题

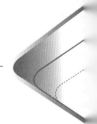

第一章

细胞

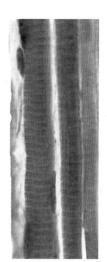

🌸 **学习目标**

1. 掌握细胞的基本结构。
2. 熟悉细胞质和细胞核的结构；细胞周期的概念。
3. 了解细胞膜的结构；细胞周期分期。
4. 学会运用细胞学知识理解人体组织及疾病的用药原则。
5. 具有敬重生命、爱护标本的职业道德与素养。

细胞是人体形态结构和生理功能的基本单位。人体细胞大小不一，如卵细胞直径可达 $120\mu m$，小淋巴细胞直径仅为约 $6\mu m$，大多数细胞直径为 $15\sim70\mu m$。细胞的形态多种多样，与其执行的功能和所处的环境相适应，如紧密排列的上皮细胞多呈立方形、柱状等，具有收缩功能的肌细胞则呈圆柱形或长梭形，接收刺激、传导冲动的神经细胞则具有很多突起（图 1-1）。

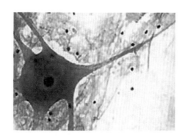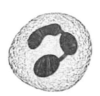

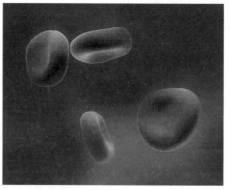

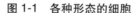

图 1-1　各种形态的细胞

第一节 细胞的结构

人体细胞虽然千差万别,但仍有共同的基本结构。光学显微镜下,均可分为细胞膜、细胞质和细胞核三部分。电子显微镜下,可分为膜性和非膜性结构两部分。

一、细胞膜

细胞膜指细胞外表面的膜。光镜下不易辨认,电镜下可见"两暗夹一明"的三层结构,这三层结构构成单位膜。细胞质内某些细胞器的膜性结构也是单位膜,故统称为生物膜。

（一）细胞膜的化学组成和分子结构

细胞膜主要由类脂、蛋白质和糖类组成,目前较公认的生物膜分子结构是液态镶嵌分子模型,即膜的分子结构以液态的类脂双分子层为基架,其中镶嵌不同生理功能的球状蛋白质（图1-2）。

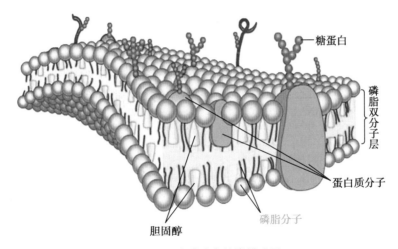

图 1-2 细胞膜液态镶嵌模式图

（二）细胞膜的功能

细胞膜的主要作用是物质运输和作为特殊的膜受体和膜抗原发挥作用。

二、细胞质

细胞质是位于细胞膜与细胞核之间的部分,在生活状态下为透明的胶状物,包括细胞基质、细胞器和包含物（图1-3）。细胞的各种生理功能和代谢过程主要由细胞质完成。

（一）细胞基质

细胞基质又称细胞液,是无定形的胶状物质,构成细胞的内环境。

（二）细胞器

细胞器指细胞质内具有特定形态结构和功能的有形成分。常见细胞器的结构和功能见表1-1。

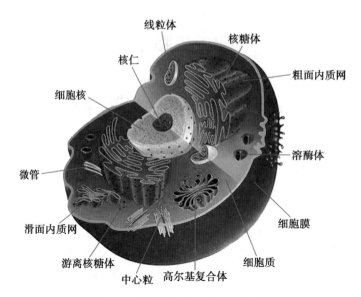

图 1-3 细胞超微结构模式图

表 1-1 细胞器的结构和功能

细胞器	结 构	功 能
线粒体	内外两层单位膜构成的封闭囊状结构	细胞的能量代谢中心,为细胞活动供能
核糖体	由大小两个亚基组成,化学成分是核糖核酸(RNA)与蛋白质	细胞内合成蛋白质的场所
内质网	扁囊状或管泡状的膜性结构	
粗面内质网	表面附着核糖体	蛋白质的加工场所
滑面内质网	表面无核糖体附着	含多种酶系,参与脂类合成、糖原代谢、解毒、肌肉收缩等多种活动
高尔基复合体	细胞核附近的一些网状结构	加工、浓缩、包装细胞合成产物
溶酶体	一层单位膜围成的球形小体,内含多种酸性水解酶	水解蛋白质、多糖、脂类和核酸等为小分子物质,是细胞的消化器官
微体	一层单位膜包裹形成卵圆形或圆形小体,内含多种氧化酶与过氧化氢酶	生成和分解过氧化氢,保护细胞
细胞的骨架结构	细胞骨架是细胞质内丝状物的总称,包括微丝、微管等	细胞骨架参与细胞运动

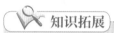 知识拓展

矽　肺

二氧化硅尘粒（矽尘）吸入肺泡后被巨噬细胞吞噬,含有二氧化硅尘粒的吞噬小体与溶酶体结合,导致吞噬细胞溶酶体崩解,细胞本身也被破坏,矽尘释出,后又被其他巨噬细胞吞噬,如此反复进行。受损或已破坏的巨噬细胞释放"致纤维化因子",激活成纤维细胞,导致胶原纤维沉积和肺组织纤维化。

（三）包含物

包含物是一些代谢产物或细胞的储存物质,如脂肪细胞的脂滴、肝细胞的糖原等。

三、细胞核

细胞核是遗传物质和代谢活动的控制中心,在细胞生命活动中起决定作用。细胞核由核膜、核仁、染色质或染色体及核基质4部分组成(图1-3、图1-4)。

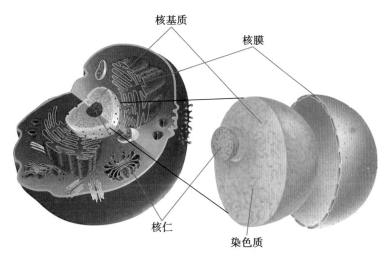

图 1-4　细胞核结构模式图

（一）核膜

核膜由两层单位膜组成。核膜具有小孔,称核孔,是细胞核与细胞质进行物质交换的孔道。

（二）核仁

核仁呈圆球形无膜包绕。核仁主要化学成分是 DNA、RNA 和蛋白质,主要功能是合成核糖体的场所。

（三）染色质与染色体

染色质与染色体是遗传物质的载体。染色质指细胞间期核内分布不均匀、被碱性染料着色的物质。细胞进行有丝分裂时,染色质螺旋盘曲折叠成为具有特定形态结构的染色体(图1-5)。

染色体的数目是恒定的。人体的体细胞有 46 条(23 对)染色体,其中常染色体 44 条,性染色体 2 条。常染色体男女相同,性染色体男性为 XY,女性为 XX。人体成熟的生殖细胞有 23 条染色体。

（四）核基质

核基质为细胞核内黏稠性的液体,含有水、蛋白质及无机盐。

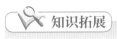 知识拓展

DNA 亲子鉴定

子代体内的 46 条 DNA,23 条来自父方的精子,23 条来自母方的卵子,利用医学、生物学和遗传学的理论和技术,可鉴定父母和子女是否亲生。人的血液、毛发、唾液、口腔细胞及骨头等都可以用于亲子鉴定。

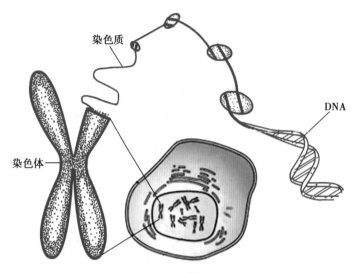

图 1-5　染色质和染色体

第二节　细胞增殖

细胞增殖指细胞通过分裂增加数量,使子细胞获得和母细胞相同遗传特性的过程。细胞增殖以细胞遗传物质 DNA 的复制和细胞分裂为基本事件,通过细胞周期来实现。

一、细胞周期的概念

细胞周期是指细胞从一次有丝分裂结束开始到下一次有丝分裂结束所经历的细胞生命过程。

二、细胞周期的分期

细胞周期可分为分裂间期和分裂期两个阶段。分裂间期以细胞内部 DNA 的合成为中心,又可分为 DNA 合成前期(G_1 期)、DNA 合成期(S 期)、DNA 合成后期(G_2 期)。三个时期中关键的活动是 DNA 合成。有丝分裂期(M 期)将染色体平均分配到两个子细胞,依据染色体的形成和变化过程,可再分为前、中、后、末四个时期。细胞周期中各期所需时间各不相同。正常细胞周期的平均时间 M 期最短,G_1 期历时较长。细胞周期是通过延长 G_1 期的时间调控其增殖速度(图 1-6)。

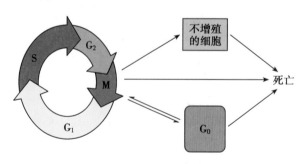

图 1-6　细胞周期示意图

（一）分裂间期细胞各期特点

1. G_1 期　G_1 期又称 DNA 合成前期。G_1 期从上一次细胞周期完成后开始,刚形成的两个子细胞,其体积较原有的细胞小。该期特点是物质代谢活跃,迅速合成 RNA 和蛋白质,细胞体积显著增大。这一期为下阶段 S 期的 DNA 复制做好物质和能量的准备。

2. S 期　S 期又称 DNA 合成期。主要特征是复制 DNA,使 DNA 含量增加一倍,保证将来分裂时两个子细胞的 DNA 含量不变。从 G_1 期进入 S 期是细胞周期的关键时刻,只要 DNA 的复制一开始,细胞增殖活动就会进行下去,直到分裂成两个子细胞。该期中,如果受到某些因素干扰,会影响到 DNA 的复制,引起细胞的变异或分裂终止。

3. G_2 期　G_2 期又称 DNA 合成后期。此期主要为分裂期做准备。这一时期 DNA 合成终止,但合成少量 RNA 和蛋白质,可能与构成纺锤体的微管蛋白有关。

（二）分裂期细胞各期特点

细胞分裂增殖的方式有 3 种:无丝分裂、有丝分裂和减数分裂。有丝分裂是细胞分裂的主要形式。本节主要描述有丝分裂的过程。

细胞在 G_2 期完成分裂前的准备后进入有丝分裂。有丝分裂是一个连续变化的过程,主要表现在染色体的分裂过程中有纺锤丝的出现,故称有丝分裂(图 1-7)。

1. 前期　染色质细丝螺旋化,开始形成具有一定数量和形态的染色体。中心体复制成双,向细胞两极移动,纺锤体开始出现,核膜和核仁逐渐消失。

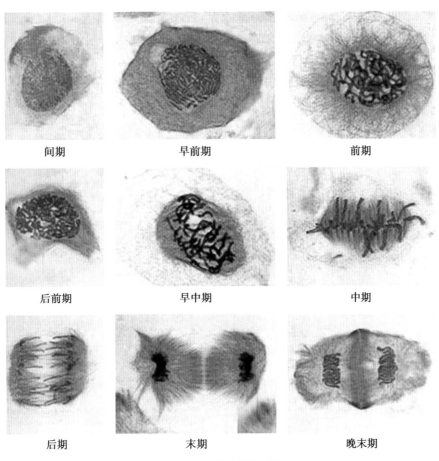

间期　　　　　　　　早前期　　　　　　　　前期

后前期　　　　　　　早中期　　　　　　　　中期

后期　　　　　　　　末期　　　　　　　　　晚末期

图 1-7　有丝分裂模式图

2. 中期 核膜和核仁消失,染色体已移到细胞中央,每条染色体纵裂为两条染色单体,但仍有着丝粒相连。两个中心体分别移到细胞两极,由纺锤丝与染色体着丝粒相连构成纺锤体。

3. 后期 纺锤丝收缩,两条染色单体分离,并移向细胞两极,全部染色体分成相等的两群,分别聚集于两极。与此同时,细胞拉长,细胞中部的细胞膜下环行丝束收缩,该部细胞质逐渐缩窄。

4. 末期 染色体解除螺旋化,重新形成染色质。核膜和核仁重新出现。细胞中部继续缩窄形成分裂沟,最后完全分裂为两个子细胞。

在细胞周期中,分裂间期的主要生理意义是合成 DNA,复制两套遗传信息;而分裂期的主要意义是通过染色体的形成、分裂和移动,将两套遗传信息准确地分到两个子细胞,使子细胞具有与母细胞完全相同的染色体,使遗传特性一代一代地传下去,保持了遗传的稳定性和特异性。

（张海玲）

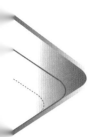

第二章

基本组织

02章
数字内容

组织是由细胞和细胞间质组成的群体,是组成器官的基本成分。人体有四大基本组织,分别是上皮组织、结缔组织、肌组织、神经组织。

第一节 上 皮 组 织

案例

病人,女,36 岁。上腹部间歇规律性疼痛 2 年,疼痛呈烧灼样,多在进餐后半小时发作,持续 1h 左右缓解。胃镜检查:胃小弯近幽门处,可见一个直径 1cm 的溃疡,边缘整齐,底部平坦,累及黏膜下层,未累及肌层,表面覆以灰白色分泌物,周围黏膜皱襞呈放射状排列。诊断:胃溃疡。

请问:

1. 胃黏膜上皮为哪种组织?
2. 被覆上皮有何结构特点?

上皮组织简称上皮,由大量紧密排列的上皮细胞和少量细胞间质构成。依据分布与功能的不同,上皮组织主要分为被覆上皮和腺上皮两大类。另外,机体内的某些器官还含有少量的特殊上皮,由一些上皮细胞特化而来。例如,能够感受物理或化学刺激的感觉上皮、具有收缩功能的肌上皮以及可产生生殖细胞的生殖上皮。

 考点提示:
人体的四大基本组织。

一、被覆上皮

被覆上皮是指广泛覆盖于身体表面和体内实质器官表面或衬贴于体内各种管、腔和囊内面的上皮,具有保护、吸收、分泌和排泄等功能。通常所说的上皮即指被覆上皮。

（一）被覆上皮的结构特点

被覆上皮虽有多种,但都具有以下共同特征:①细胞多,排列紧密成膜状,细胞间质少。②细胞有明显的极性。暴露于体表或空腔的一面,称游离面;与游离面相对,并与深部结缔组织相连的一面,称基底面。③被覆上皮内一般无血管,其营养物质由深层结缔组织内的血管供给。

 考点提示:
被覆上皮的分类。

（二）被覆上皮的分类

被覆上皮按细胞的排列层数和形态不同,可分为以下几类(表2-1):

表2-1 被覆上皮的分类及分布

类型		分 布
单层上皮	单层扁平上皮	内皮:心脏、血管和淋巴管腔面
		间皮:胸膜、腹膜和心包膜表面
	单层立方上皮	肾小管、小叶间胆管、甲状腺滤泡等处
	单层柱状上皮	胃、肠、胆囊、子宫等处
	假复层纤毛柱状上皮	呼吸管道
复层上皮	复层扁平上皮	角化的复层扁平上皮:皮肤表皮
		未角化的复层扁平上皮:口、咽、食管、阴道等处
	变移上皮	肾盏、肾盂、输尿管、膀胱等处

1. 单层扁平上皮 单层扁平上皮又称为单层鳞状上皮,由一层扁平细胞紧密排列而成(图2-1)。从游离面观察,细胞呈不规则的多边形,边缘呈锯齿状,互相嵌合,核扁圆,位于细胞中央。在垂直切面上,细胞扁薄呈梭形,核椭圆,位于细胞中央,有核部分略厚。分布于心脏、血管和淋巴管腔面的单层扁平上皮称内皮(图2-1),薄而光滑,有利于血液和淋巴的流动。分布于胸膜、腹膜和心包膜表面的单层扁平上皮称间皮(图2-1),能分泌滑液,减少器官运动时所产生的摩擦。

 考点提示:
内皮、间皮的分布和功能。

2. 单层立方上皮 单层立方上皮由一层立方形细胞紧密排列而成(图2-2)。从游离面观察,细胞呈多边形;在垂直切面上,细胞呈立方形,核圆,位于细胞中央。分布在肾小管、小叶间胆管、甲状腺滤泡等处,具有分泌和吸收的功能。

3. 单层柱状上皮 单层柱状上皮由一层棱柱状细胞紧密排列而成(图2-3)。从游离面观察,细胞呈多边形;在垂直切面上,细胞呈高柱状,核长椭圆形,靠近基底部。主要分布在胃、肠、胆囊、子宫等器官的腔面,具有保护、分泌和吸收等功能。

分布于小肠和大肠的单层柱状上皮中,还含有一种杯状细胞(图2-3),散在于柱状细胞

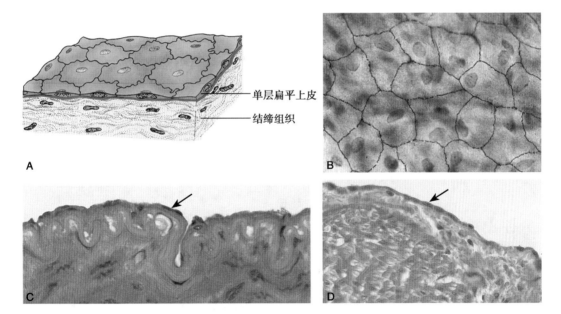

图 2-1 单层扁平上皮

A. 单层扁平上皮模式图；B. 单层扁平上皮铺片表面观（镀银染色）；C. 中动脉腔面内皮（↑示内皮细胞）H-E 染色；D. 胃外膜表面间皮（↑示间皮细胞）H-E 染色。

图 2-2 单层立方上皮

A. 单层立方上皮模式图；B. 肾小管单层立方上皮光镜图。

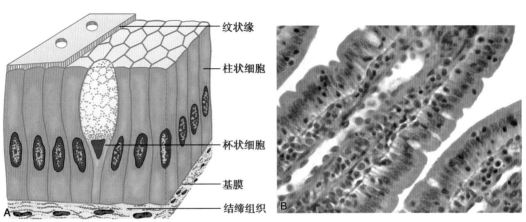

图 2-3 单层柱状上皮

A. 模式图；B. 小肠单层柱状上皮。

之间,形似高脚杯,可分泌黏液,有润滑上皮表面和保护上皮的作用。

4. 假复层纤毛柱状上皮 假复层纤毛柱状上皮由柱状、梭形、锥形和杯状等几种形状、大小不同的细胞组成(图2-4)。柱状细胞的数量最多,且游离面有大量可定向摆

考点提示:
假复层纤毛柱状上皮的分布和功能。

动的纤毛。杯状细胞能分泌黏液,黏附尘粒。在垂直切面上,各细胞高矮不等,核的位置也深浅不一,看似多层,实则所有细胞的基底面都附着于基膜上,故为单层上皮。主要分布在呼吸管道的腔面,具有保护功能。

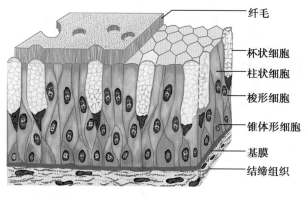

A. 模式图

- 纤毛
- 杯状细胞
- 柱状细胞
- 梭形细胞
- 锥体形细胞
- 基膜
- 结缔组织

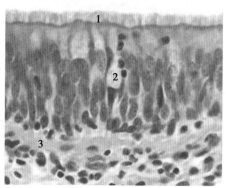

B. 气管假复层纤毛柱状上皮
1.纤毛; 2.杯状细胞; 3.基膜。

图2-4 假复层纤毛柱状上皮

5. 复层扁平上皮 复层扁平上皮又称复层鳞状上皮,由多层细胞紧密排列而成,是最厚的一种上皮(图2-5、图2-6)。浅部数层细胞呈扁平形,像鱼鳞一样排列,中间数层细胞呈多边形,基底部为一层立方或矮柱状细胞,附着于基膜上。最表层的扁平细胞已退化,并不断脱落。基底层的细胞比较幼稚,具有旺盛的分裂增殖能力,新生的细胞渐向浅层移动,以补充表层脱落的细胞。分布于皮肤表面的复层扁平上皮,浅层细胞的核消失,胞质内充满角蛋白,不断脱落更新,称为角化的复层扁平上皮。分布在口、咽、食管、阴道等处

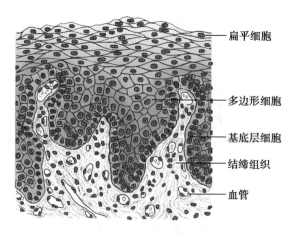

- 扁平细胞
- 多边形细胞
- 基底层细胞
- 结缔组织
- 血管

图2-5 复层扁平上皮模式图

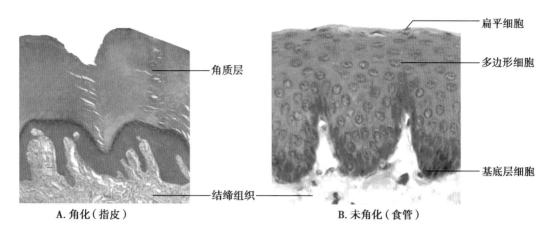

A. 角化（指皮）　　　　　　　　　　B. 未角化（食管）

图 2-6　复层扁平上皮

的复层扁平上皮,浅层细胞不角化,是有核的活细胞,含角蛋白少,称为未角化的复层扁平上皮。复层扁平上皮具有耐摩擦和阻止异物侵入等作用,损伤后有很强的再生修复能力。

6. 变移上皮　变移上皮又称移行上皮,主要分布在肾盏、肾盂、输尿管、膀胱等处,由多层细胞组成(图 2-7)。细胞层数和形态随所在器官功能状态不同而改变(图 2-8)。

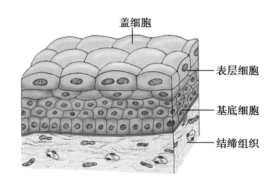

图 2-7　变移上皮模式图

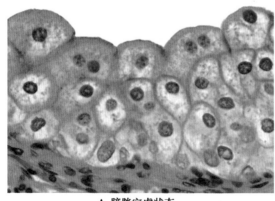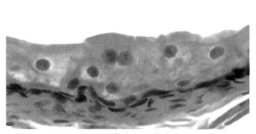

A. 膀胱空虚状态　　　　　　　　　　B. 膀胱充盈状态

图 2-8　变移上皮

二、腺上皮和腺

由腺细胞组成的以分泌功能为主的上皮称腺上皮。以腺上皮为主要成分构成的器官称为腺。腺分为外分泌腺和内分泌腺。外分泌腺由分泌部和导管组成,导管将分泌物排至腔内或体表。如汗腺、唾液腺、胰腺等。内分泌腺无导管亦称无管腺,分泌激素,经血液或淋巴输送至靶器官,发挥调节作用,如甲状腺、肾上腺、垂体等。

三、上皮组织的特殊结构

（一）上皮细胞的游离面

1. 微绒毛　微绒毛是上皮细胞的细胞膜和细胞质共同向游离面伸出的微小指状突起,在电镜下才能看到。微绒毛在游离面排列整齐形成纹状缘(图2-9)。微绒毛扩大了细胞的表面积,有利于细胞对物质的吸收。

2. 纤毛　纤毛是上皮细胞的细胞膜和细胞质共同向游离面伸出的指状突起,但比微绒毛粗长,细胞质内含有纵行排列的微管(图2-10)。纤毛具有节律性定向摆动的能力,有利于上皮表面的分泌物及黏附物的排出。

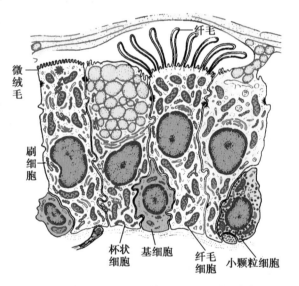

图2-9　气管上皮超微结构模式图(示微绒毛与纤毛)

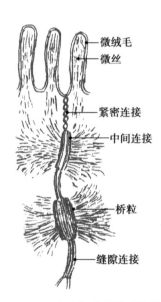

图2-10　上皮细胞的特殊结构

（二）上皮细胞的侧面

上皮细胞的侧面是细胞的相邻面。在电镜下,可以看到在细胞膜的接触区特化形成多种细胞间连接结构。其中主要有:

1. 紧密连接　紧密连接位于上皮细胞顶部的周围,除连接相邻的细胞外,也将深部的细胞间隙与细胞的游离面分隔开。

2. 中间连接　中间连接位于紧密连接的深部,将相邻的细胞黏着在一起。

3. 缝隙连接　缝隙连接又称为缝管连接,可使相邻细胞通过它进行物质交换和信息传递。

（三）上皮细胞的基底面

上皮细胞的基底面与基膜相连。基膜为一层薄膜,与深层的结缔组织相连。它除具有支持、连接和固定作用外,还是一种半透膜,有利于物质交换,基膜也可影响细胞的增殖分化。

第二节 结 缔 组 织

案例

　　病人王某,男,16 岁。 1h 前打篮球时不慎摔倒,双膝部受伤。 查体:双膝部表皮破损,创面呈现苍白色,并有许多小出血点和组织液渗出。 诊断:双膝部皮肤擦伤。

请问:

1. 结缔组织有何特点?

2. 什么是组织液?

　　结缔组织由细胞和大量细胞间质构成。与上皮组织相比,结缔组织的结构特点主要是:①细胞种类多,数量少,分布稀疏,无极性;②细胞间质多,由基质和纤维构成,形态多样。广义的结缔组织包括纤维性的固有结缔组织、固体的软骨组织和骨组织、液态的血液等;一般所说的结缔组织仅指固有结缔组织。结缔组织在人体内分布广泛,具有连接、支持、营养、保护、修复和防御等功能。

　　根据结缔组织结构和功能的不同,可分为以下几类(图 2-11):

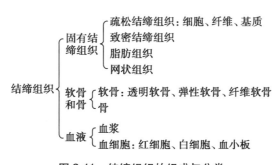

图 2-11　结缔组织的组成与分类

一、固有结缔组织

　　固有结缔组织分布广泛,且多伴随血管、淋巴管和神经分布到各组织和器官内。

考点提示:

固有结缔组织的分类。

按其结构和功能的不同分为疏松结缔组织、致密结缔组织、脂肪组织和网状组织(图 2-12)。

(一)疏松结缔组织

　　疏松结缔组织又称蜂窝组织,细胞种类多而分散;纤维数量较少,排列散乱、疏松;基质丰富;且含有丰富的毛细血管(图 2-13)。其广泛存在于人体各种细胞、组织及器官之间,具有连接、支持、营养、防御和修复等功能。

1. 细胞

(1)成纤维细胞:成纤维细胞是疏松结缔组织中的主要细胞。细胞扁平多突起,呈星状;细胞核

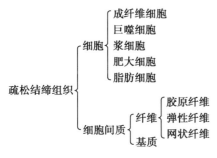

图 2-12　疏松结缔组织的组成与分类

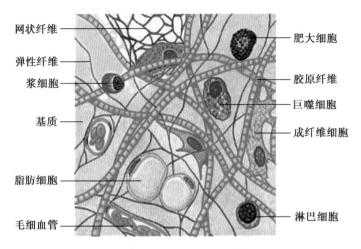

网状纤维
弹性纤维
浆细胞
基质
脂肪细胞
毛细血管

肥大细胞
胶原纤维
巨噬细胞
成纤维细胞
淋巴细胞

图 2-13　疏松结缔组织

较大,卵圆形,着色浅,核仁明显;细胞质较丰富,呈弱嗜碱性。成纤维细胞具有合成和分泌蛋白质的功能,可以形成纤维和基质,从而在创伤修复中起重要作用。

成纤维细胞处于静止状态时,称为纤维细胞。细胞变小,呈长梭形,细胞核也小,着色深,胞质内各种细胞器不发达。在一定条件下,如创伤修复,结缔组织再生时,纤维细胞又能转变为成纤维细胞。

(2)巨噬细胞:巨噬细胞是体内广泛存在的具有强大吞噬功能的细胞。在疏松结缔组织内的巨噬细胞又称组织细胞,是由血液中的单核细胞穿出血管后分化而来。巨噬细胞形态多样,随功能状态而改变,功能活跃者,常伸出较长的伪足而呈不规则形。细胞核小,呈卵圆形或椭圆形,染色较深;细胞质丰富,多为嗜酸性,内含大量溶酶体、吞噬体、吞饮小泡和残余体。巨噬细胞有重要的防御功能,有活跃的变形运动能力,可吞噬和清除异物及衰老死亡的细胞,分泌多种生物活性物质参与和调节机体的免疫应答。

(3)浆细胞:浆细胞为圆形或卵圆形;细胞核圆形,常偏于一侧,染色质呈粗块状,从核中央向核膜呈辐射状排列;细胞质丰富,呈嗜碱性,内含大量平行排列的粗面内质网和游离核糖体,以及发达的高尔基复合体。浆细胞能合成和分泌免疫球蛋白(即抗体),参与体液免疫。浆细胞主要分布于脾、淋巴结、消化道和呼吸道黏膜的淋巴组织内及慢性炎症部位,在一般组织内少见。

(4)肥大细胞:肥大细胞较大,呈圆形或卵圆形;核小而圆,位于细胞中央;胞质内充满粗大的嗜碱性颗粒,颗粒内含肝素、组胺、白三烯等活性物质。肝素有抗凝血作用;组胺和白三烯可使小支气管平滑肌痉挛、毛细血管通透性增高,形成全身或局部的过敏反应。如支气管哮喘、荨麻疹等。肥大细胞分布很广,常沿小血管和小淋巴管成群分布。

(5)脂肪细胞:脂肪细胞较大,呈圆形或相互挤压成多边形。成熟脂肪细胞的胞质内有一个大脂滴,核被挤压成扁圆形,连同部分胞质呈新月形,位于细胞一侧。在制作切片时,脂滴被溶解呈空泡状。脂肪细胞常沿血管单个或成群分布,具有合成和贮存脂肪,参与脂类代谢等功能。

疏松结缔组织中的细胞种类较多,除了以上 5 种细胞外,还有未分化的间充质细胞和从血液游走而来的白细胞。各类细胞的数量和分布随疏松结缔组织存在的部位和功能状态而不同。

2. 细胞间质

（1）纤维：纤维包埋于基质中,包括胶原纤维、弹性纤维和网状纤维 3 种。

1）胶原纤维：在三种纤维中,数量最多,新鲜时呈白色,有光泽,又称白纤维。H-E 染色呈粉红色,纤维粗细不等,呈波浪状弯曲,并相互交织成网（图 2-14）。胶原纤维是由成纤维细胞分泌的胶原蛋白聚合而成,其韧性大,抗拉力强。

2）弹性纤维：数量较胶原纤维少,分布广,新鲜时呈黄色,又称黄纤维。H-E 染色不易与胶原纤维区分,用醛复红染色法

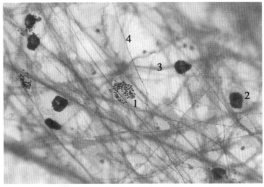

1.巨噬细胞；2.肥大细胞；3.胶原纤维；4.弹性纤维。

图 2-14 疏松结缔组织（鼠肠系膜铺片）光镜图（腹腔注射台盼蓝,醛复红与偶氮焰红染色）

可染成蓝紫色,纤维较细,有分支并交织成网,表面光滑,断端常卷曲（图 2-14）。弹性纤维富有弹性,但韧性差,与胶原纤维交织在一起,使疏松结缔组织既有弹性又有韧性,有利于器官和组织保持形态位置的相对恒定,且又具有一定的可变性。

3）网状纤维：纤维细短,分支多,交织成网。用镀银染色可将网状纤维染成黑色,又称嗜银纤维。网状纤维多分布在结缔组织与其他组织交界处,如基膜、肾小管周围、毛细血管周围。在网状组织、造血器官和淋巴组织等处,有较多的网状纤维,构成它们的支架。

（2）基质：为无定形的胶状物质,无色透明,具有一定黏性。其化学成分主要是蛋白多糖和纤维粘连蛋白。蛋白多糖的分子排列成许多微孔状结构,称为分子筛,能阻

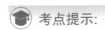

考点提示：
组织液的概念。

止细菌、异物的通过,起防御屏障的作用。大于微孔的大分子物质、细菌等不能通过,小于微孔的水和营养物、代谢产物、激素等可通过。溶血性链球菌和癌细胞能产生透明质酸酶,该酶可破坏基质结构,从而使细菌和癌细胞得以扩散。此外,基质中含有大量从毛细血管渗出的液体,称组织液。组织液是细胞、组织和血液之间进行物质交换的媒介。组织液不断更新,当组织液的产生和回流失去平衡时,基质中的组织液含量会变得过多或过少,导致组织水肿或脱水。

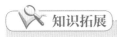

急性蜂窝织炎

急性蜂窝织炎是疏松结缔组织的急性弥漫性化脓性感染。 好发于皮下、筋膜下、肌间隙及深部疏松结缔组织,感染扩散迅速,不易局限。 主要致病菌是溶血性链球菌,其次是金黄色葡萄球菌。表现为局部皮肤发红发热,肿胀疼痛,与正常组织无明显界线,中央呈暗红色,边缘稍淡。 随着病情发展,病变中央可坏死、化脓,多伴有明显的全身感染中毒症状。 口底、颌下、颈部急性蜂窝织炎可致喉头水肿、气管受压引起窒息。

（二）致密结缔组织

致密结缔组织是一种以纤维为主要成分的固有结缔组织。细胞种类少,主要有成纤维细胞;细胞间质中基质很少;纤维成分多、外形粗大且排列致密,纤维主要是胶原纤维和弹性

纤维(图 2-15)。该组织主要分布于肌腱、韧带、皮肤真皮、器官的被膜、硬脑膜等处,具有连接、支持和保护等功能。

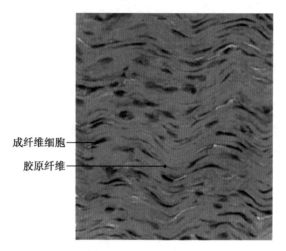

成纤维细胞————

胶原纤维————

图 2-15 致密结缔组织

（三）脂肪组织

脂肪组织主要由大量脂肪细胞聚集而成,并被少量疏松结缔组织分隔成许多脂肪小叶(图 2-16)。脂肪组织主要分布于皮下浅筋膜、肠系膜、网膜和肾周围等处,具有储存脂肪、维持体温、缓冲外力、充填固定,以及参与脂肪代谢等功能。

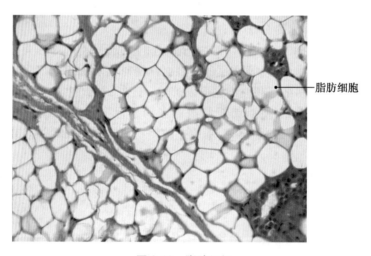

————脂肪细胞

图 2-16 脂肪组织

（四）网状组织

网状组织由网状细胞、网状纤维和基质构成(图 2-17)。网状细胞是有突起的星形细胞,相邻细胞的突起相互连接成网。细胞核较大,呈圆形或卵圆形,着色浅。胞质多,粗面内质网较发达。网状细胞能合成网状纤维。网状纤维分支交错,连接成网。网状组织不单独存在,而是构成造血组织、淋巴组织的支架,网孔内细胞和液体成分可自由流动,为血细胞的发生和淋巴细胞的发育提供适宜的微环境。

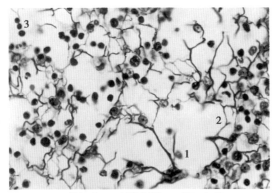

1.网状细胞；2.网状纤维；3.淋巴细胞。

图 2-17 网状组织（淋巴结）光镜图（镀银染色）

二、软骨和骨

（一）软骨组织和软骨

软骨组织由软骨细胞和细胞间质构成。软骨是由软骨组织与软骨膜构成的固态结缔组织,略有弹性,能承受压力和摩擦,有一定的支持和保护作用。软骨膜为致密结缔组织膜,对软骨有营养、保护作用,在软骨的生长和修复过程中具有十分重要的意义。

1. 软骨组织的一般结构　细胞间质由基质和纤维构成。基质呈凝胶状半固体,主要成分为蛋白多糖和水。纤维埋在软骨基质中,主要有胶原纤维和弹性纤维,使软骨具有韧性和弹性。

软骨细胞包埋于软骨基质中的软骨陷窝内。软骨细胞的大小、形态和分布与细胞的成熟度有关。靠近软骨膜处的软骨细胞扁而小,常单个分布,为幼稚细胞;越靠近软骨中心,软骨细胞越成熟,体积越大,呈圆形或卵圆形,并聚集成群分布。

2. 软骨的分类　根据软骨基质中所含纤维成分的不同,可将软骨分为 3 种类型,即透明软骨、弹性软骨和纤维软骨。

（1）透明软骨:透明软骨中基质丰富,无胶原纤维,但有一些胶原原纤维,它们呈交织状分布,其折光率与基质相近,故在光镜下不易分辨。透明软骨新鲜时呈半透明状,较脆,易折断,分布较广,主要分布于喉、气管、支气管、肋软骨、关节软骨等处（图 2-18）。

（2）弹性软骨:弹性软骨的细胞间质内含大量弹性纤维,多交织成网,软骨中部的纤维更为密集。弹性软骨具有较强的弹性,主要分布于耳郭、会厌等处（图 2-19）。

（3）纤维软骨:纤维软骨的细胞间质内含大量呈平行或交错排列的胶原纤维束,基质含量少,软骨细胞较小而少,常成行分布于纤维束之间。纤维软骨韧性好,主要分布于耻骨联合、椎间盘、关节盘等处（图 2-20）。

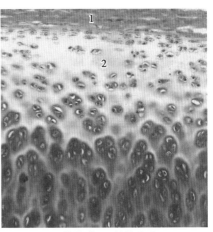

1.软骨膜；2.软骨基质。

图 2-18 透明软骨（气管）光镜图

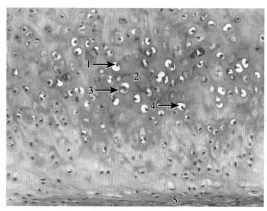
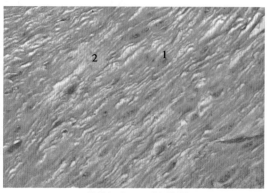

1.软骨细胞；2.软骨基质；3.软骨囊；4.软骨陷窝；
5.软骨膜。

图 2-19　弹性软骨光镜图（耳郭）

1.软骨细胞；2.胶原纤维。

图 2-20　纤维软骨光镜图（椎间盘）

（二）骨组织与骨

骨组织是坚硬的结缔组织,由骨的细胞和骨基质构成。骨是由骨组织、骨膜及骨髓等构成的器官。体内的钙约99%以钙盐的形式存在于骨内,所以骨是人体最大的钙库。

1. 骨组织的一般结构

（1）骨基质:骨基质简称骨质,由有机物和无机物两种成分构成,含水极少,是一种钙化的细胞间质。有机物含量少,主要是大量的胶原纤维和少量无定形基质,基质为凝胶状,主要成分是蛋白多糖及其复合物,具有黏合纤维的作用,使骨具有韧性和弹性。无机物又称骨盐,含量较多,以钙、磷离子为主,构成呈细针状的羟基磷灰石结晶,使骨具有坚硬度和脆性。在骨组织中,骨胶原纤维被黏合在一起,并有钙盐沉积形成坚硬的薄板状的结构,称骨板。骨板成层排列,同一骨板内的纤维平行,相邻骨板的纤维则互相垂直,有效地增强了骨的强度。骨板间或骨板内的小腔,称骨陷窝;由陷窝向四周发出放射状的小管称骨小管。相邻陷窝的骨小管可以互相连通。

（2）骨组织的细胞:骨组织中有骨细胞、骨祖细胞、成骨细胞和破骨细胞,骨细胞位于骨内部,其余三种分布在表面。骨细胞有许多细长的突起,胞体位于骨陷窝内,其突起则伸入骨小管内。相邻骨细胞借突起互相连接。骨细胞具有一定的溶骨和成骨作用。骨祖细胞是骨组织的干细胞,位于骨膜内,可分化为成骨细胞和成软骨细胞。成骨细胞分布于骨组织表面,能合成和分泌胶原纤维和基质,形成类骨质,类骨质钙化为骨基质,成骨细胞包埋于其中,进而转变为骨细胞。破骨细胞来源于单核细胞,具有很强的溶骨、吞噬和消化能力。成骨细胞和破骨细胞共同参与骨的生长和改建,并维持血钙的平衡(图 2-21)。

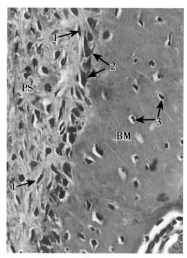

1.骨祖细胞；2.成骨细胞；3.骨细胞；
PS.骨膜；BM.骨基质。

图 2-21　骨组织的细胞光镜图（胎儿指骨）

2. 长骨的结构　长骨的结构在骨中最复杂,以骨质为主体,表面覆有骨膜和关节软骨,内部有骨髓腔并充满骨髓(图 2-22)。骨质分为骨密质和骨松质两种(图 2-23)。

（1）骨密质:骨密质分布于长骨的骨干和其他骨的表层,结构致密,质地坚硬,耐压性强。骨密质的骨板排列方式有 3 种:

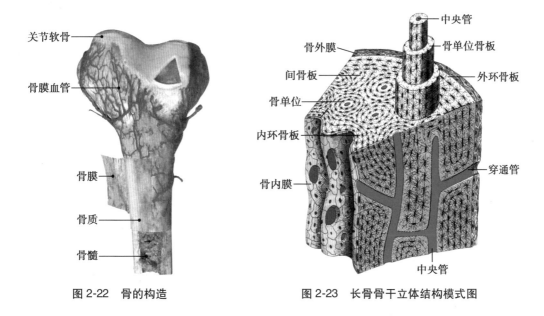

图 2-22　骨的构造　　　　　　图 2-23　长骨骨干立体结构模式图

1）环骨板:环骨板略呈环形,包括内环骨板和外环骨板,分别分布于长骨骨干的外侧面和近骨髓腔的内侧面。

2）骨单位:骨单位又称哈弗斯系统,位于内、外环骨板之间,以中央管为中心由多层同心圆排列的哈弗斯骨板构成,是长骨骨干起支持作用的主要结构单位。

3）间骨板:间骨板位于骨单位之间,为形状不规则的平行骨板,是原有的骨单位或内外环骨板未被吸收的残留部分。

（2）骨松质:骨松质主要位于长骨两端的骨骺部和其他骨的内部,由许多细片状或针状的骨小梁交织而成。骨小梁由不规则骨板及骨细胞构成。小梁间的空隙内含有红骨髓、血管和神经。

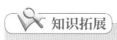

骨生长的影响因素

　　影响骨生长的因素有很多,内因如遗传基因的表达和激素的作用等,外因如营养及维生素供应等。生长激素和甲状腺素可明显促进骨的生长,幼年时期这两种激素分泌不足,可导致骨骼尤其是长骨生长缓慢,成年后体格矮小。另外,雌激素可与成骨细胞膜上的受体结合,使其成骨活跃,促进类骨质的钙化。雌激素不足,骨基质形成减少,绝经期妇女骨质疏松的原因就是体内雌激素水平不足。维生素 A 严重缺乏时骨生长迟缓甚至停止,过多则使破骨细胞过度活跃而易发生骨折;维生素 C 与成骨细胞合成胶原纤维有关,严重缺乏时,因骨的胶原纤维过少而易骨折,且骨折不易愈合;维生素 D 能影响骨钙沉积,儿童时期缺乏维生素 D 可致佝偻病,成人缺乏维生素 D 可致骨软化症。

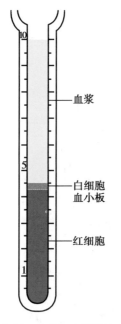

血浆

白细胞
血小板

红细胞

图 2-24 血浆与血细胞比容

三、血液

血液是一种液态的结缔组织,循环流动于心血管内。健康成人的血液总量约为 5L,约占体重的 7%。血液由血浆和血细胞组成。

从血管取少量血液加入抗凝剂,经离心沉淀后,血液可分为三层:上层为淡黄色的血浆,下层为红细胞,中间的薄层为白细胞和血小板(图 2-24)。

(一)血浆

血浆相当于细胞间质,约占血液容积的 55%,其中 90% 是水,其余为血浆蛋白(白蛋白、球蛋白、纤维蛋白原等)、酶、激素、维生素、无机盐和营养代谢物质等。若血液凝固成血块,上层析出的透明淡黄色液体称血清。血清的成分与血浆基本上一致,只是血清中不含纤维蛋白原。

 考点提示:
血浆的成分;血浆与血清的区别。

(二)血细胞

血细胞约占血液容积的 45%,包括红细胞、白细胞和血小板。通常采用瑞特(Wright)或吉姆萨(Giemsa)染色血涂片(图 2-25)。在正常生理状态下,血细胞的形态、数量相对稳定,临床上将血细胞的形态、数量、百分比和血红蛋白含量变化的基本形态学检查法称为血液细胞学检查,即血象。患病时,血象常有显著变化,成为诊断疾病的重要指标。

血细胞的分类见图 2-26:

1. 红细胞 红细胞是数量最多的一种血细胞。成熟的红细胞呈双凹圆盘状(图 2-27),中央较薄,周缘较厚,直径约 7.5μm;无细胞核和细胞器,胞质内充满血红蛋白

 考点提示:
贫血的诊断标准;红细胞的功能。

(Hb),使红细胞呈红色。正常成人血液中血红蛋白的含量,男性为 120~160g/L,女性为 110~150g/L。血红蛋白具有可逆性结合、运输 O_2 和 CO_2 的功能。一般将外周血中红细胞数量少于 $3.0×10^{12}$/L 或血红蛋白含量低于 100g/L,诊断为贫血。

外周血液中除大量成熟红细胞外,还有少量未完全成熟的红细胞,称网织红细胞(图 2-28)。正常成人外周血液中网织红细胞占红细胞总数的 0.5%~1.5%,新生儿可达 3%~6%。网织红细胞仍有一些合成血红蛋白的功能。贫血病人如果造血功能良好,其血液中网织红细胞的百分比值增高。因此,网织红细胞的计数有一定临床意义,它是贫血和某些血液病诊断、疗效判断和估计预后的指标之一,也可作为了解骨髓造血功能的一种指标。

红细胞的平均寿命约为 120d,衰老的红细胞被肝、脾、骨髓等处的巨噬细胞吞噬清除,同时由红骨髓生成和释放同等数量红细胞进入外周血液,维持红细胞数量的相对恒定。

2. 白细胞 白细胞是无色有核的球形细胞,体积比红细胞大,能以变形运动穿过毛细血管进入结缔组织或淋巴组织,发挥防御与免疫功能。根据白细胞胞质内有无特殊颗粒,可

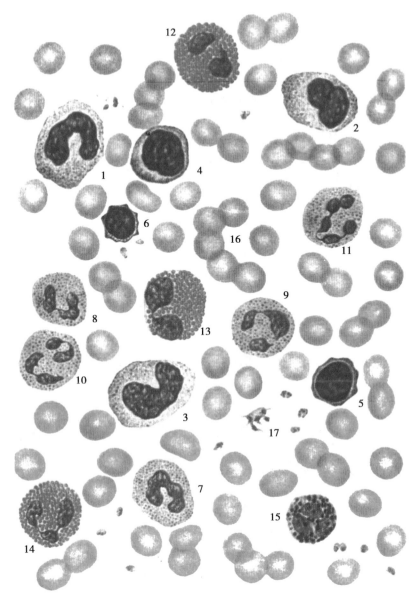

1~3：单核细胞；4~6：淋巴细胞；7~11：中性粒细胞；12~14：嗜酸性粒细胞；
15：嗜碱性粒细胞；16：红细胞；17：血小板。

图 2-25　各种血细胞示意图

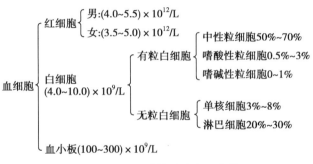

图 2-26　血细胞的分类和正常值

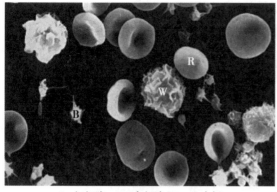 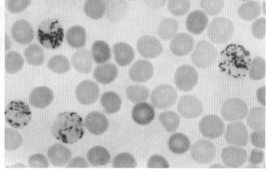

R:红细胞；W:白细胞；B:血小板。

图 2-27　红细胞(扫描电镜图,×2 000)　　　图 2-28　网织红细胞光镜图(煌焦油蓝染色)

将其分为有粒白细胞和无粒白细胞两类。前者常简称为粒细胞,根据其特殊颗粒的染色性不同,又可分为中性粒细胞、嗜酸性粒细胞和嗜碱性粒细胞三种;无粒白细胞包括单核细胞和淋巴细胞两种(图 2-29)。在疾病状态下,白细胞总数及各种白细胞的比值可发生改变。

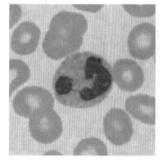 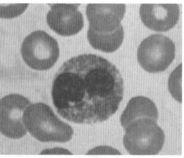 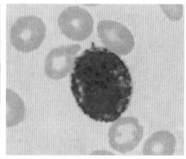

中性粒细胞　　　　　　　嗜酸性粒细胞　　　　　　　嗜碱性粒细胞

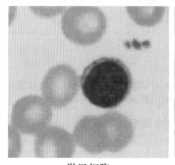 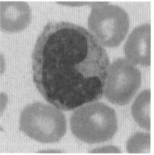

淋巴细胞　　　　　　　单核细胞

图 2-29　白细胞

（1）中性粒细胞:中性粒细胞是数量最多的白细胞。细胞呈球形,直径 10~12μm。细胞核呈杆状或分叶状,分叶核一般为 2~5 叶,叶间有细丝相连,正常人以 2~3 叶者居多(图 2-29)。核分叶越多,表明细胞越接近衰老。细胞质中充满细小的淡紫红色颗粒,颗粒中含有多种水解酶。中性粒细胞具有变形运动能力和吞噬功能,主要能吞噬细菌和异物。中性粒细胞在吞噬、处理大量细菌后,自身会死亡而成为脓细胞。中性粒细胞在血液中停留 6~

8h,在组织中存活 2~3d。

（2）嗜酸性粒细胞：细胞呈球形，细胞直径 10~15μm。细胞核呈分叶状，多为两叶。胞质内充满粗大的橘红色嗜酸性颗粒（图 2-29）。颗粒内含有酸性磷酸酶、芳基硫酸酯酶、过氧化物酶和组胺酶等。嗜酸性粒细胞能吞噬抗原抗体复合物，释放组胺酶灭活组胺，从而减轻过敏反应。嗜酸性粒细胞还能借助抗体与某些寄生虫表面结合，释放颗粒内物质，杀灭寄生虫，故嗜酸性粒细胞具有抗过敏和抗寄生虫作用。在过敏性炎症（如支气管哮喘）或寄生虫病时，血液中嗜酸性粒细胞数量明显增多。它在血液中一般停留数小时，在组织中可存活 8~12d。

嗜酸性粒细胞与肥大细胞，在分布、胞核的形态，以及颗粒的大小与结构上均有所不同，但两种细胞都含有肝素、组胺和白三烯，故二者功能相似。

（3）嗜碱性粒细胞：嗜碱性粒细胞是数量最少的白细胞。细胞呈球形，直径 10~12μm。细胞核分叶，或呈 S 形或不规则形，着色浅。胞质内充满大小不等、分布不均的紫蓝色嗜碱性颗粒，可覆盖在细胞核上（图 2-29）。颗粒中含肝素、组胺，可被快速释放；细胞基质内含有白三烯，它的释放较前者缓慢。肝素具有抗凝血作用，组胺和白三烯参与过敏反应。嗜酸性粒细胞在组织中可存活 12~15d。

（4）单核细胞：单核细胞是白细胞中体积最大的细胞，细胞呈圆形或卵圆形，直径 14~20μm。细胞核形态多样，呈肾形、马蹄形或不规则形。胞质丰富，因弱嗜碱性染成灰蓝色，内含有许多细小的淡蓝色嗜天青颗粒，即溶酶体（图 2-29）。单核细胞具有活跃的变形运动能力，在血液中停留 12~48h，即离开血管进入结缔组织或其他组织，分化为巨噬细胞，行使它的吞噬功能。单核细胞和巨噬细胞都能消灭侵入机体的细菌，吞噬异物颗粒，消除体内衰老损伤的细胞，并参与免疫，但单核细胞的功能不如巨噬细胞强。

（5）淋巴细胞：细胞呈圆形或椭圆形，可分大、中、小三种，循环血中主要是小淋巴细胞，直径 6~8μm。细胞核多为圆形，染色深，占细胞大部分。胞质少，在核周成一个窄缘，染成天蓝色（图 2-29）。

根据淋巴细胞发生来源、形态特点和免疫功能等的不同，可分为 T 淋巴细胞、B 淋巴细胞和自然杀伤（NK）细胞。T 淋巴细胞参与细胞免疫，有杀伤靶细胞的作用；B 淋巴细胞产生于骨髓，受抗原刺激后可增殖分化为浆细胞，产生抗体，参与体液免疫。

考点提示：
白细胞的分类和功能。

3. 血小板 血小板是骨髓中巨核细胞胞质脱落下来的小块，呈双凸圆盘状，体积小，直径 2~4μm。无细胞核。在血涂片上，血小板形态不规则，常聚集成群（见图 2-25）。血小板在止血和凝血过程中起重要作用，还有保护血管内皮、参与内皮修复、防止动脉粥样硬化的作用。当血管受损或破裂时，血小板迅速黏附、聚集于破损处，凝固形成血栓，堵塞破裂口，甚至小血管管腔。血小板寿命为 7~14d。血小板数量显著减少或功能障碍时，可导致皮肤或黏膜出血。

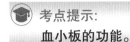
考点提示：
血小板的功能。

（三）骨髓与血细胞的发生

体内各种血细胞都有一定的寿命，新生的血细胞不断地补充衰老和死亡的血细胞，使外周血液循环中血细胞数量和质量保持动态平衡。原始血细胞起源于胚胎卵黄囊壁等处的血岛;胚胎第 6 周,迁入肝的造血干细胞开始造血;第 12 周,脾内造血干细胞增殖分化产生各种血细胞;从胚胎后期至出生后终生,骨髓成为主要的造血器官。骨髓中的造血干细胞在一定的微环境和某些因素的调节下,先增殖分化为各类祖细胞,然后祖细胞定向增殖、分化成各种成熟血细胞。

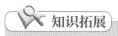

特发性血小板减少性紫癜（ITP）

目前认为 ITP 是一种器官特异性自身免疫性出血性疾病,是由于人体产生抗血小板自身抗体,导致单核巨噬细胞系统破坏血小板过多而造成血小板减少,其发病原因尚不完全清楚,发病机制也未完全阐明。 一般起病隐匿,表现为散在的皮肤出血点及其他较轻的出血症状,如鼻出血、牙龈出血等。 紫癜及瘀斑可出现在任何部位的皮肤或黏膜,但常见于下肢及上肢远端。 ITP 病人的出血危险性与血小板计数有关,血小板计数在（20~50）×10⁹/L 时轻度外伤即可引起出血,少数为自发性出血,如瘀斑、瘀点等,血小板数小于 20×10⁹/L 时有严重出血的危险,血小板数小于 10×10⁹/L 时可能出现颅内出血。

第三节 肌 组 织

某位学生参加足球比赛,快速奔跑过程中,左侧大腿突然剧烈疼痛摔倒,校医现场处理后,初步诊断:左大腿内侧肌肉拉伤。

请问:

1. 肌组织可分为几种类型?
2. 骨骼肌纤维有什么结构特点?
3. 不同类型肌组织的结构和功能有何不同?

肌组织主要由具有收缩功能的肌细胞构成,肌细胞之间有少量的结缔组织、丰富的血管、淋巴管和神经。肌细胞细长呈纤维状,又称肌纤维,其细胞膜称肌膜,细胞质称肌质。肌质内有滑面内质网,称肌质网;还有许多与肌纤维长轴平行排列的肌原纤维,它们是肌纤维进行收缩和舒张功能活动的主要物质基础。

根据结构和功能特点,肌组织分为骨骼肌、心肌和平滑肌 3 类。骨骼肌和心肌纤维有明暗相间的横纹,故也称为横纹肌。骨骼肌受躯体神经支配,可随人的主观意识而随意运动,属于随意肌;心肌和平滑肌受自主神经支配,其收缩不受人主观意识的控制,属于不随意肌。

一、骨骼肌

大多数骨骼肌借肌腱附着在骨骼上,主要分布于头、颈、躯干和四肢。每块骨骼肌都是由许多平行排列的骨骼肌纤维组成的,其周围包裹着结缔组织。包在整块肌外面的结缔组织为肌外膜,它是一层致密的结缔组织膜,含有血管和神经。肌外膜的结缔组织以及血管、神经的分支伸入肌内,分隔和包围大小不等的肌束,形成肌束膜。在每条肌纤维周围也有少量结缔组织膜,称肌内膜,含有丰富的毛细血管及神经分支。各层结缔组织膜除有支持、连接、营养和保护肌组织的作用外,对单条肌纤维的活动乃至对肌束和整块肌肉的肌纤维群体活动也起着调节作用。骨骼肌收缩快而有力,但易疲劳。

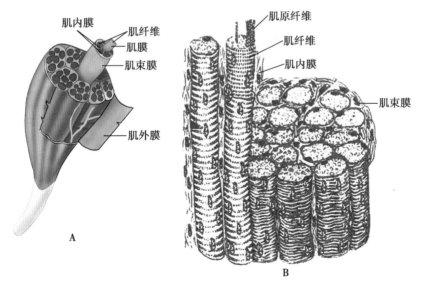

图 2-30　骨骼肌与肌膜模式图
A. 一块骨骼肌;B. 一个肌束。

（一）骨骼肌纤维的一般结构

光镜下,骨骼肌纤维呈细长圆柱状,直径为 $10\sim100\mu m$,长短不一,长的可超过 10cm,一般为 $1\sim40mm$。细胞核呈扁椭圆形,一条肌纤维内可达几十甚至几百个核,紧贴肌膜的内面(图 2-31)。肌质丰富,含有丰富的肌原纤维。

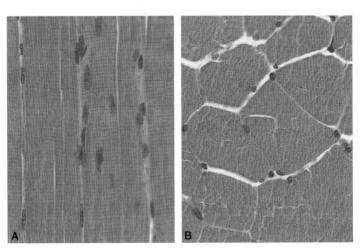

图 2-31　骨骼肌纤维光镜图
A. 纵切面(H-E 染色);B. 横切面(H-E 染色)。

肌原纤维呈细丝状,每条肌原纤维内都有着色浅的明带(又称 I 带)和着色深的暗带(又称 A 带),两者交替排列,与肌纤维长

 考点提示:
骨骼肌纤维的一般结构;肌节的概念。

轴垂直。各条肌原纤维的明带和暗带都整齐地排列在同一平面上,所以肌纤维呈现出明暗相间的横纹。肌原纤维上的 A 带的中央有一条浅色窄带,称 H 带;H 带的中央有一条深色的 M 线。在 I 带的中央有一条深色的细线称 Z 线。相邻两条 Z 线之间的一段肌原纤维称肌节,每个肌节包括 1/2 I 带+A 带+1/2 I 带(图 2-32)。肌节是骨骼肌纤维结构和功能的基本单位。

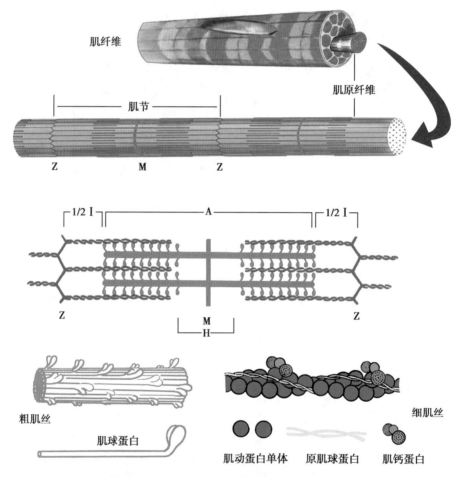

图 2-32 骨骼肌连续放大示意图

（二）骨骼肌纤维的超微结构

1. 肌原纤维 肌原纤维由粗、细两种肌丝有规律地平行排列组成,明、暗带就是这两种肌丝排布的结果(图 2-33)。粗肌丝位于肌节的暗带,两端游离,中央借 M 线固定。细肌丝位于肌节两侧,一端固定于 Z 线,另一端伸入粗肌丝之间。两种肌丝在肌节内的这种规则排列以及它们的分子结构,是肌纤维收缩功能的主要基础。

2. 横小管 横小管是肌膜向肌质内凹陷形成的小管网,其走向与肌纤维长轴垂直,位于暗带和明带的交界处(图 2-33)。横小管可将肌膜的兴奋迅速传到每个肌节。

3. 肌质网 肌质网是肌纤维内特化的滑面内质网,它位于横小管之间,纵向包绕在每条肌原纤维的周围,又称纵小管(图 2-33)。横小管两侧的肌质网横向膨大并连接成环形扁囊,称为终池。每条横小管及其两侧的终池组成三联体,可将兴奋从肌膜传到肌质网膜。

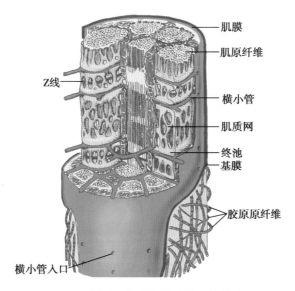

图 2-33　骨骼肌纤维超微结构立体模式图

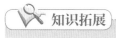

骨骼肌纤维收缩原理

目前认为，骨骼肌纤维的收缩机制为肌丝滑动原理，其主要过程为：运动神经末梢将神经冲动传递给肌膜；肌膜的兴奋经横小管传递给肌质网，大量钙离子涌入肌质；钙离子与肌钙蛋白结合，肌钙蛋白、原肌球蛋白发生构型或位置变化，暴露出肌动蛋白上与肌球蛋白头部的结合位点，二者迅速结合；ATP 被分解并释放能量，肌球蛋白的头和杆发生运动，将细肌丝向 M 线方向牵引；细肌丝在粗肌丝之间向 M 线滑动，明带缩短，肌节缩短，肌纤维收缩，此时，H 带也变窄，但暗带长度不变；收缩结束后，肌质内的钙离子被泵回肌质网，肌钙蛋白等恢复原状，肌纤维松弛。

二、心肌

心肌分布于心壁及其邻近心脏的大血管根部。收缩具有自动节律性，缓慢而持久，不易疲劳。

（一）心肌纤维的一般结构

在光镜下，心肌纤维呈短圆柱状，有分支，互相连接成网。相邻心肌纤维的连接处染色较深的带称为闰盘，在 H-E 染色的标本中呈着色较深的横行或阶梯状粗线。多数心肌纤维有 1 个核，少数有双核，核呈卵圆形，位于细胞的中央。肌质丰富，含有丰富的线粒

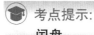

考点提示：
闰盘。

体和糖原及少量脂滴与脂褐素。心肌纤维也有明暗相间的横纹，但不如骨骼肌纤维明显（图2-34）。

（二）心肌纤维的超微结构

电镜下，心肌纤维也含有粗、细肌丝，超微结构与骨骼肌纤维相似。但有以下特点：①肌原纤维粗细不等，肌原纤维间有很丰富的线粒体。②横小管较粗，位于 Z 线水平。③肌质网稀疏，纵小管不甚发达，终池小而少，横小管两侧的终池往往不同时存在，多见横小管与一侧

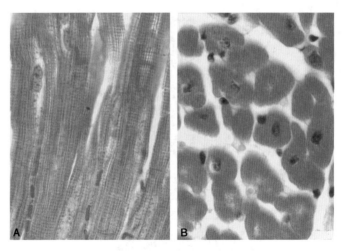

图 2-34 心肌纤维光镜图
A.纵切面(H-E 染色);B.横切面(H-E 染色)。

的终池紧贴形成二联体。因此心肌纤维贮钙能力低,须不断地从细胞外摄取钙。④闰盘位于 Z 线水平,除连接作用外,还有利于细胞间信息传递,保证心肌纤维同步收缩(图 2-35)。

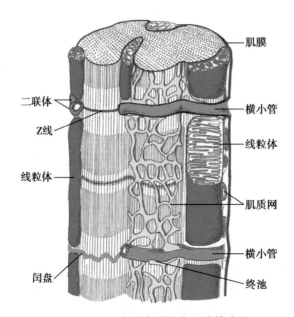

图 2-35 心肌纤维超微结构立体模式图

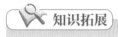 知识拓展

脂 褐 素

脂褐素(lipofuscin)又称老年素。沉积于神经、心肌、肝脏等组织衰老细胞中的黄褐色不规则小体,是溶酶体作用后剩下的不能被消化的物质形成的残余体。脂褐素被认为是一种随着年龄增长而增加的色素,由含有脂肪的残存物与溶酶体消化物所组成,可见于肝脏、肾脏、心肌、肾上腺、神经细胞与神经节细胞。主要分布在细胞核周围,是脂色素的一种。脂褐素沉积在人体各组织器官细胞中,导致细胞代谢减缓,活性下降,从而造成人体器官功能衰退产生衰老。

三、平滑肌

（一）平滑肌纤维的一般结构

平滑肌广泛分布于消化管、呼吸道、血管等中空性器官的管壁内，收缩较为缓慢和持久。

光镜下，平滑肌纤维呈长梭形，无横纹，细胞中央有一个长椭圆形或杆状细胞核。平滑肌纤维在不同的器官内长短不一。平滑肌纤维多成层或成束排列，相邻肌层内平滑肌纤维的排列方向不同，两肌层之间有结缔组织、血管、神经等结构（图 2-36）。

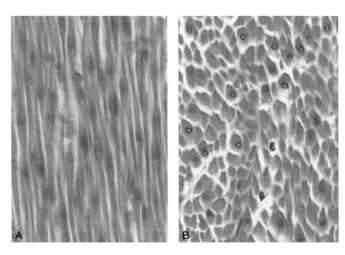

图 2-36　平滑肌纤维光镜图
A. 纵切面（H-E 染色）；B. 横切面（H-E 染色）。

（二）平滑肌纤维的超微结构

平滑肌纤维的肌膜向内凹陷形成许多小凹，不形成横小管。肌质网不发达，无肌原纤维，有大量密斑、密体、细肌丝、粗肌丝和中间丝。

第四节　神 经 组 织

 案例

　　张某，男性，58 岁。　自诉：左侧肢体瘫痪半天入院。　晨起时发现左侧肢体无力及麻木、头痛，无恶心及呕吐，能独立行走。　但肢体无力逐渐加重，中午时左侧肢体完全不能动，头痛明显，轻度恶心但无呕吐而就诊。　发病以来神志清楚，无饮水呛咳及吞咽困难，大小便无异常。　高血压病史 10 余年，无糖尿病病史。　经过一系列检查后初步诊断为脑血栓形成。

　　请问：

　　1. 什么是神经元？

　　2. 简述神经元的结构。

　　3. 该病人是哪种神经元受损导致出现肢体瘫痪现象？

神经组织由神经细胞和神经胶质细胞组成，是神经系统的组织学基础。神经细胞是神经系统的基本结构和功能单位，又称为神经元。神经元的功能是接受刺激、整合信息，并将

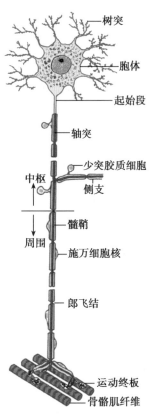

图 2-37　神经元形态结构模式图

信息传导到其他神经元或效应器,另外有些神经元还具有内分泌功能。神经胶质细胞不具有神经元的功能,数量是神经元的 10~50 倍,对神经元起支持、保护、营养和绝缘的作用。

一、神经元

（一）神经元的形态结构

神经元由胞体和突起两部分组成(图 2-37)。

1. 胞体　胞体是神经元的营养和代谢中心,其大小不一,形态多样,有圆形、锥形、梭形和星形等。细胞膜能接受刺激,产生并传导冲动。细胞核大而圆,位于胞体中央,染色浅,核仁大而明显(图 2-37)。细胞质内除有一般的细胞器以外,还有以下两种特征性的结构:

（1）尼氏体:又称嗜染质,呈强嗜碱性,颗粒状或小块状。分布在细胞质和树突内。电镜下,尼氏体是由发达的粗面内质网和游离核糖体构成,能合成蛋白质和神经递质(图 2-38)。

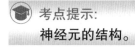

考点提示:
神经元的结构。

（2）神经原纤维:在镀银染色的切片中,神经原纤维呈棕黑色细丝,相互交织成网,并伸入轴突和树突内。除具有支持神经元的作用外,还参与神经递质及离子等物质的运输(图 2-39)。

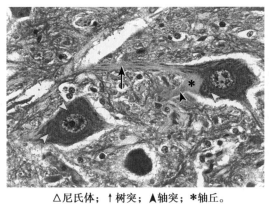

△尼氏体;↑树突;▲轴突;*轴丘。

图 2-38　脊髓运动神经元光镜图(H-E 染色)

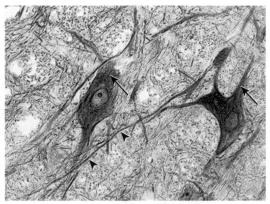

↑神经原纤维;▲神经纤维。

图 2-39　脊髓运动神经元光镜图(镀银染色示神经原纤维)

2. 突起　突起由神经元的细胞膜和细胞质向表面突出形成,分树突和轴突两种。

（1）树突:每个神经元有一至多个树突,呈树枝状分布,树突经反复分支而变细,在树突的分支上可见许多短小突起,称树突棘。树突内部结构和胞体相似。树突的主要功能是接受刺激,并将神经冲动传递给胞体。

（2）轴突:每个神经元只有一条轴突,轴突长短不一,轴突与胞体连结处常呈圆锥形,称轴丘,其内无尼氏体。轴突的表面细长光滑,可有侧支及树枝状的终末分支。轴突的主要功能是将神经冲动由胞体传递给其他神经元或效应器。

（二）神经元的分类

1. 按神经元突起的数量分类

（1）多极神经元:有一个轴突和多个树突。

（2）双极神经元:有一个轴突和一个树突。

（3）假单极神经元:由胞体发出一个突起,但在离胞体不远处,突起分为两支,呈 T 形。一支周围突,分布到周围组织或器官;另一支中枢突,进入中枢神经系统。

2. 按神经元的功能分类

（1）感觉神经元:又称传入神经元,多为假单极神经元。可接受体内、外的化学或物理性刺激,并将信息传向中枢。

（2）运动神经元:又称传出神经元,一般为多极神经元。负责将中枢产生的神经冲动传递给肌细胞或腺细胞。

（3）中间神经元:又称联络神经元,主要为多极神经元,位于感觉神经元与运动神经元之间,起信息加工和传递作用。动物进化等级越高,中间神经元越多,人类的中间神经元占神经元总数的99%以上。

（三）突触

突触是神经元与神经元之间,或神经元与效应细胞(肌细胞、腺细胞)之间的一种特化的传递信息的连结结构。根据神经元接触部位的不同,突触可分为轴-树突触、轴-体突触、轴-棘突触(图 2-40)。根据神经冲动传递的方式不同,突触可分为化学性突触和电突触两类。

1. 化学性突触　化学性突触以神经递质作为传递信息的媒介,最常见,在镀银染色切片上呈扣结状。电镜下观察,化学性突触由突触前成分、突触后成分和突触间隙三部分构成(图 2-41)。

（1）突触前成分:是轴突末端的球形膨大部分,内有突触小泡、线粒体、微丝和微管等。突触小泡是突触前成分的特征性结构,内含不同的神经递质。轴突终末与突触后成分相接

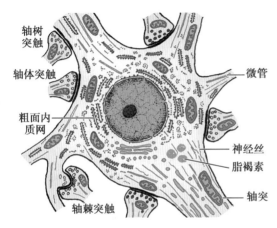

图 2-40　多级神经元及其突触超微结构模式图

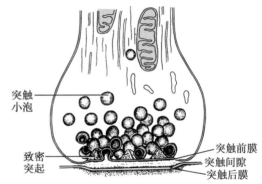

图 2-41　化学突触超微结构模式图

触处,轴膜特化增厚,称突触前膜。

(2) 突触后成分:是后一级神经元或效应细胞与突触前成分相对应的局部区域。该处细胞膜特化增厚,称突触后膜,膜上具有特异性的接受神经递质的受体及离子通道。

(3) 突触间隙:是突触前膜和突触后膜之间的狭小间隙,宽 15~30nm。

2. 电突触 电突触实际是缝隙连接,神经元之间以电流作为信息载体。

一个神经元可以通过突触将信息传递给许多其他神经元或效应细胞。当神经冲动传至突触前膜时,突触小泡移向突触前膜并与之融合,通过胞吐作用将神经递质释放

考点提示:
化学性突触的基本结构。

到突触间隙内,并与突触后膜上的相应受体结合,从而引起突触后神经元的兴奋或抑制。化学性突触神经冲动传导是单向性的,即只能由突触前神经元传递到突触后神经元或效应细胞,不能逆向传导。

二、神经胶质细胞

神经胶质细胞广泛分布于神经系统中。神经胶质细胞有突起,但不分树突和轴突,无传导神经冲动的功能。根据分布的位置不同,分为中枢神经系统的胶质细胞和周围神经系统的胶质细胞。

(一)中枢神经系统胶质细胞

1. 星形胶质细胞 星形胶质细胞是体积最大、数量最多的一种神经胶质细胞。胞体呈星形,核圆形或卵圆形,染色浅,起支持和绝缘作用。有些突起末端形成脚板,附在毛细血管壁上,参与血-脑屏障的构成,并对神经元的分化、修复及功能的维持起重要作用。

2. 少突胶质细胞 少突胶质细胞的细胞体积小,呈梨形或卵圆形,突起短,分支少,参与构成中枢神经系统的有髓神经纤维髓鞘。

3. 小胶质细胞 小胶质细胞是最小的神经胶质细胞,数量少。胞体形态多样,染色深,突起细长有分支。中枢神经系统损伤时,小胶质细胞可转变为巨噬细胞,吞噬细胞碎屑及退化变性的髓鞘。

4. 室管膜细胞 室管膜细胞呈立方或柱状,分布在脑室和脊髓中央管的腔面,形成单层上皮,称室管膜,具有参与脑脊液的产生等功能。

(二)周围神经系统胶质细胞

1. 施万细胞 施万细胞又称神经膜细胞,参与构成周围神经系统的神经纤维髓鞘,并在神经纤维再生中起重要作用。

2. 卫星细胞 卫星细胞是神经节内包裹神经元胞体的一层扁平细胞或立方形细胞。

三、神经纤维和神经

(一)神经纤维

神经纤维是由神经元的长轴突及包裹在其外面的神经胶质细胞构成。根据包裹轴突的神经胶质细胞是否形成完整的髓鞘,神经纤维可分为有髓神经纤维和无髓神经纤维两类(图 2-42)。

1. 有髓神经纤维

(1) 周围神经系统的有髓神经纤维:由施万细胞包绕轴突而成。有髓神经纤维的中轴是神经元的长突起,施万细胞的质膜呈同心圆包绕轴突形成的鞘状结构,称髓鞘,被挤压在

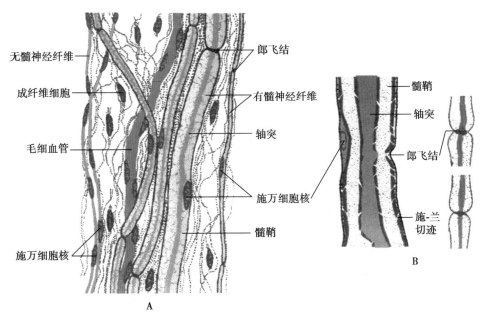

图 2-42　周围神经纤维结构模式图
A.有髓神经纤维和无髓神经纤维;B.郎飞结和髓鞘。

髓鞘外的质膜及其基膜,称神经膜。一条有髓神经纤维由多个施万细胞包绕而成,一个施万细胞仅包绕一段轴突,构成 1 个结间体。每两个结间体交界处无髓鞘,形成一处狭窄,称郎飞结。髓鞘电阻大,在组织液与轴膜间起绝缘作用。

（2）中枢神经系统的有髓神经纤维:其结构基本与周围神经系统中的有髓神经纤维相同,不同的是它的髓鞘由少突胶质细胞的突起包绕而成。

由于髓鞘的绝缘作用,有髓神经纤维的神经冲动呈跳跃式传导,传导从一个郎飞结跳到下一个郎飞结,故传导速度快。

2. 无髓神经纤维　在周围神经系统中,无髓神经纤维由较细的轴突和包在它外面的施万细胞构成。施万细胞表面形成多个纵行沟槽,沟内有轴突,施万细胞的质膜将其包裹,不形成完整的髓鞘。在中枢神经系统中,无髓神经纤维为裸露的轴突,其外面无神经胶质细胞包裹,往往与有髓神经纤维交织在一起。无髓神经纤维的神经冲动是沿着轴膜连续传导的,故其传导速度慢。

（二）神经

在周围神经系统中,由若干条神经纤维集合形成神经纤维束,若干条神经纤维束又聚集构成神经。每条神经表面都包有一层致密结缔组织膜称神经外膜。神经纤维束表面有几层扁平细胞构成神经束膜。在神经纤维束内,每条神经纤维表面的薄层结缔组织称神经内膜（图 2-43）。

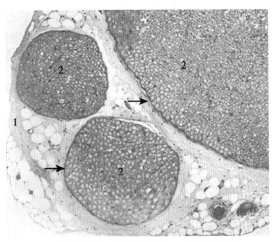

1.神经外膜；2.神经纤维束；↑神经束膜。

图 2-43　坐骨神经（局部）光镜图

四、神经末梢

神经末梢是周围神经纤维的终末部分,分布于全身各处。按其功能可分为感觉神经末梢和运动神经末梢两大类。

（一）感觉神经末梢

感觉神经末梢与周围的其他组织共同构成感受器,将体内、外环境的各种刺激转化为神经冲动,传入中枢产生感觉(图2-44)。

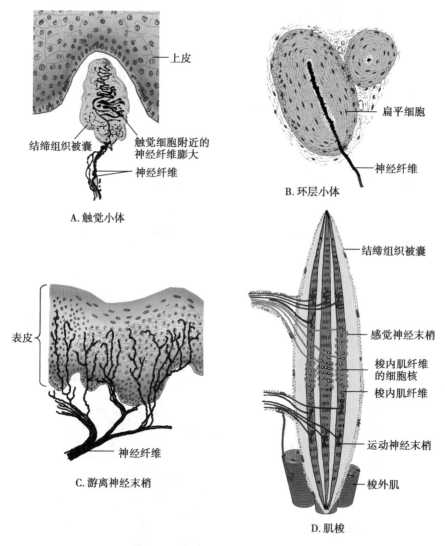

图 2-44　各类感觉神经末梢模式图

1. 游离神经末梢　游离神经末梢由感觉神经纤维的终末脱去髓鞘反复分支而成,其裸露的细支进入表皮、角膜和毛囊的上皮细胞间,或进入某些结缔组织内。参与产生冷、热、轻触和痛的感觉。

2. 有被囊的神经末梢　神经末梢的外面包有结缔组织构成的被囊,形式多样,大小不一,常见的有:

（1）触觉小体：触觉小体呈椭圆形，分布于真皮的乳头层，手指掌侧皮肤内最多，感受触觉。

（2）环层小体：环层小体呈圆形或椭圆形，广泛分布于皮下组织、肠系膜、韧带和关节囊等处，能感受压觉和震动觉。

（3）肌梭：肌梭是分布在骨骼肌内的梭形结构，感受肌纤维伸缩时的变化，在调节骨骼肌的活动中起重要作用。

（二）运动神经末梢

运动神经末梢是运动神经元的轴突在肌组织和腺体的终末结构，可引起肌纤维收缩或腺体的分泌，故又称效应器。

1. 躯体运动神经末梢　躯体运动神经末梢分布于骨骼肌，神经纤维在接近肌纤维处失去髓鞘，裸露的轴突反复分支并附着在骨骼肌纤维的表面，连接处呈椭圆形板状隆起，称运动终板（图 2-45）。电镜下观察，运动终板的结构与化学性突触相似，所以运动终板也称为神经肌突触。

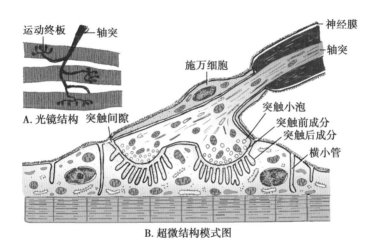

图 2-45　运动终板结构模式图

2. 内脏运动神经末梢　内脏运动神经末梢分布于心肌、内脏及血管的平滑肌和腺体等处。

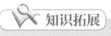知识拓展

神经干细胞

成体神经组织也和机体其他出生后组织一样，存在一类具有自我更新和多向分化潜能的细胞，称神经干细胞（NSCs）。出生后成体神经干细胞主要分布于大脑海马组织、脑和脊髓的室管膜周围区域，其形态与星形胶质细胞相似。神经干细胞可以表达一种特殊蛋白——神经上皮干细胞蛋白，又称巢蛋白。这种蛋白已经成为检测神经干细胞的常用标志物之一。神经干细胞在特定环境下可以增殖、迁移和分化为神经元、星形胶质细胞及少突胶质细胞。它们作为神经组织的一种储备细胞，替换自然死亡的细胞，并能够在一定程度上参与神经组织损伤后的修复。神经干细胞的发现，改变了人们长期以来对包括人在内的成年哺乳动物神经组织一成不变的观点。现在，可以利用神经干细胞的特性，研究神经系统损伤后的修复机制，以及治疗神经系统的退行性和创伤性疾病。

（张娟娟）

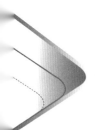

第三章

运动系统

03章
数字内容

03章 数字内容

学习目标

1. 掌握运动系统的组成；骨的分类和构造；关节的基本结构；临床常用的骨性和肌性体表标志；常用于肌内注射的肌肉；躯干骨及其连结、四肢骨及其连结。
2. 熟悉头肌、颈肌、躯干肌、上肢肌、下肢肌及其体表标志。
3. 了解颅骨及其连结。
4. 学会识别临床常用的骨性和肌性体表标志。
5. 具有尊重、爱护运动系统标本模型的职业素养。

运动系统由骨、骨连结和骨骼肌构成，约占成人体重的60%～70%，对人体起支持、保护等作用，还具有运动功能。全身各骨借骨连结相连形成骨骼（图3-1），构成人体的支架。骨骼肌附着于骨，在神经系统调控下，以骨连结为支点进行收缩和舒张，牵引骨改变位置和角度，产生运动。在运动过程中，骨起杠杆作用，骨连结为运动的枢纽，骨骼肌则为运动的动力器官。

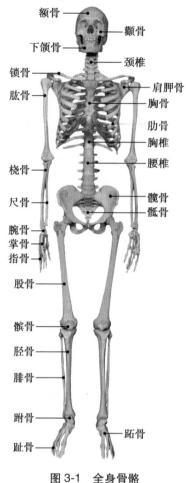

额骨
颧骨
下颌骨
颈椎
锁骨
肩胛骨
肱骨
胸骨
肋骨
胸椎
腰椎
桡骨
尺骨
髋骨
骶骨
腕骨
掌骨
指骨
股骨
髌骨
胫骨
腓骨
跗骨
跖骨
趾骨

图 3-1 全身骨骼

第一节 骨与骨连结

案例

病人，男，30 岁，因"车祸致右下肢畸形、疼痛、活动障碍"急诊入院。 入院经检查后诊断为右下肢胫骨、腓骨粉碎性骨折。

请问：

1. 胫骨与腓骨按形态属于什么类型？

2. 骨由什么构成？

一、概述

（一）骨

骨是人体重要的器官之一,具有一定的形态、结构和功能,坚硬而有弹性,含有丰富的血管、淋巴管及神经,能不断进行新陈代谢和生长发育,并有修复、再生和重塑的能力。

1. **骨的分类和形态** 成人有 206 块骨,约占体重的 20%,按部位分为颅骨、躯干骨和四肢骨 3 部分。前二者合称为中轴骨。按形态分为长骨、短骨、扁骨和不规则骨 4 类(图 3-2)。

（1）长骨：呈长管状，分一体两端。体又称骨干，为中间较细部分，内有空腔称髓腔，容纳骨髓。两端膨大称骺，有一个光滑的关节面，关节面上覆有关节软骨。长骨具有支撑身体的作用，主要分布于四肢，如肱骨、股骨等。

（2）短骨：形似立方体，有多个关节面，多成群分布于手和足部等连结牢固且较灵活的部位，如腕骨和跗骨等。

（3）扁骨：呈板状，主要构成颅腔、胸腔和盆腔的壁，起保护作用，如胸骨、肋骨和顶骨等。

（4）不规则骨：形状不规则，主要分布于躯干、面部和颅底，如椎骨、颞骨和蝶骨等。有些不规则骨内有空腔，如上颌骨，称含气骨。

2. 骨的构造　骨由骨质、骨膜和骨髓构成(图 3-3)。

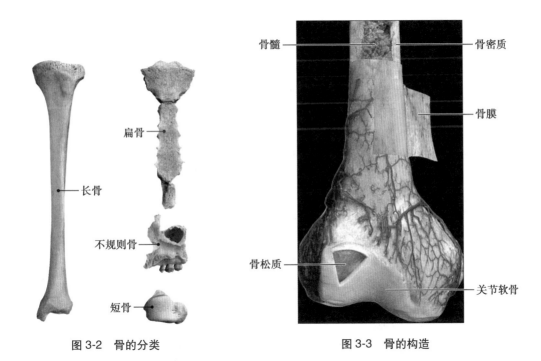

图 3-2　骨的分类　　　　　　图 3-3　骨的构造

（1）骨质：是骨的主要成分，由骨组织构成，按结构分为骨密质和骨松质两种(图 3-3)。骨密质主要分布于骨的表面，由不同排列方式的骨板构成，致密坚实，抗压性强。骨松质呈海绵状，主要分布于长骨两端和短骨、扁骨的内部，由大量片状的骨小梁交错排列而成。骨小梁的排列与骨所承受的压力与张力在同一个方向，故能承受较大的重量。

颅盖骨表层为密质，分别称外板和内板，外板厚而坚韧，富有弹性，内板薄而松脆，两板之间的松质称板障，内有板障静脉经过。

（2）骨膜：为一层致密结缔组织膜，淡红色，覆盖于除关节面以外的骨表面，含有丰富的神经、血管和淋巴管，对骨的营养、再生和感觉有重要作用。骨膜内有成骨细胞和破骨细胞，分别具有产生新骨质和破坏旧骨质的功能，幼年时功能活跃，使骨不断长粗；成年时转为静止状态，但如果骨发生损伤如骨折，骨膜可恢复功能，参与骨折端的修复愈合。在骨外科手术时尽量保护骨膜有利于骨的愈合。

（3）骨髓：位于髓腔和骨松质的间隙内的网状结缔组织，分红骨髓和黄骨髓。胎儿及5岁以前幼儿的骨髓均为红骨髓，呈深红色，其内含有大量不同发育阶段的红细胞和

考点提示：
骨的分类和构造。

其他幼稚的血细胞，具有造血能力。从6岁开始，长骨骨干内的红骨髓逐渐被脂肪组织所替代，呈黄色，称黄骨髓，失去了造血功能。但在慢性失血过多或重度贫血的情况下，黄骨髓可代偿性地转化为红骨髓，恢复其造血能力。在椎骨、髂骨、肋骨、胸骨及肱骨和股骨的近侧端骨松质内的骨髓，终生都是红骨髓。临床上常选用胸骨、髂骨（髂后上棘）等处进行骨髓穿刺，取红骨髓进行检查。

3. 骨的化学成分和物理特性　骨由有机质和无机质组成。有机质主要是骨胶原纤维束和黏多糖蛋白等，赋予骨弹性和韧性。无机质主要是碱性磷酸钙等，使骨坚硬而具有脆性。

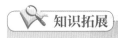 **知识拓展**

骨质成分随年龄增长出现的变化

　　幼儿时期骨的有机质和无机质各占1/2，故弹性较大，柔软，在外力作用下不易骨折或折而不断，称青枝状骨折，但在不良姿势的影响下易弯曲变形。成年人的骨有机质约占35%，无机质约占65%，使骨具有较大硬度和一定的弹性，较坚韧。老年人的骨无机质所占比例更大，所占比例超过75%，但因激素水平下降，影响钙、磷的吸收和沉积，骨质出现多孔性，骨组织的总量减少，表现为骨质疏松症，此时骨的脆性较大，易发生骨折。

（二）骨连结

骨与骨之间借纤维结缔组织、软骨或骨组织相连结称骨连结。按连结形式的不同，骨连结分为直接连结和间接连结两类。

1. 直接连结　骨与骨之间借纤维结缔组织、软骨或骨直接相连，其间无腔隙，活动性较小或不活动，这种连结称直接连结，有纤维连结、软骨连结和骨性结合等3种。

（1）纤维连结：两骨之间以纤维结缔组织相连结，其间无腔隙，称纤维连结，如椎骨棘突之间的棘间韧带、前臂骨间膜等。

（2）软骨连结：两骨之间以软骨相连结，其间无腔隙，称软骨连结，如椎骨的椎体之间的椎间盘、耻骨之间的耻骨联合等。

（3）骨性结合：两骨间以骨组织相连结，一般由纤维连结或透明软骨骨化而成，无活动性，如骶椎椎骨之间的骨性结合以及髂、耻、坐骨之间在髋臼处的骨性结合等。

2. 间接连结　间接连结又称为关节或滑膜关节。骨与骨之间借膜性的结缔组织囊相连结，相对骨面之间有间隙和滑液，因而通常具有较大的活动性，是骨连结的最高分化形式和主要形式。

（1）关节的基本构造：包括关节面、关节囊和关节腔3部分（图3-4）。

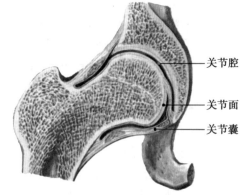

关节腔

关节面

关节囊

图3-4　关节的基本结构

1) 关节面:构成关节各骨的接触面,一般为一凸一凹,凸者为关节头,凹者为关节窝。关节面表面覆有关节软骨,能减轻运动时的摩擦,缓冲震荡。

2) 关节囊:附着在关节面周缘及附近骨面上的结缔组织囊,分为内、外两层。外层为纤维层,厚而坚韧,由致密结缔组织构成。内层为滑膜层,薄而柔润,由疏松结缔组织构成。滑膜层紧贴于纤维层的内面,富含血管网,产生滑液,起润滑和代谢作用。

3) 关节腔:是由关节囊滑膜层和关节软骨共同围成的密闭腔隙。腔内为负压,仅有少量滑液,有利于关节的运动和维持关节的稳固性。

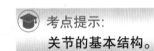
考点提示:
关节的基本结构。

（2）关节的辅助结构:一些关节还具有韧带、关节盘和关节唇等辅助结构,以维持关节的稳固性。

（3）关节的运动

1) 屈和伸:指关节沿冠状轴进行的运动。运动时,相关节的两骨之间的角度变小称为屈,反之,角度增大称为伸。在踝关节,足尖上抬,足背向小腿前面靠拢为伸,又称背屈;足尖下垂为屈,又称跖屈。

2) 内收和外展:指关节沿矢状轴进行的运动。运动时骨向正中矢状面靠拢为内收或收,反之为外展或展。

3) 旋内和旋外:关节沿垂直轴所作的运动,统称为旋转。运动时,骨向前内侧旋转为旋内,而向后外侧旋转为旋外。在前臂,将手背转向前的运动称为旋前,将手背转向后的运动称为旋后。

4) 环转:近端关节头在原位转动,骨的远端作圆周运动,运动轨迹似一个圆锥形,是屈、展、伸和收依次交替的连续动作。

二、躯干骨及其连结

躯干骨共 51 块,包括 24 块椎骨、12 对肋、1 块胸骨、1 块骶骨和 1 块尾骨。它们借骨连结构成脊柱和胸廓。

（一）脊柱

1. 椎骨　椎骨幼年时椎骨有 33 块,即颈椎 7 块、胸椎 12 块、腰椎 5 块、骶椎 5 块和尾椎 4 块。成年后 5 块骶椎融合成 1 块骶骨,4 块尾椎融合成 1 块尾骨。

（1）椎骨的一般形态:椎骨由前方短圆柱状的椎体和后方弓形的椎弓组成,两者围成的孔称椎孔。所有椎孔相连构成椎管,椎管内容纳脊髓。椎体主要由骨松质构成,表

考点提示:
椎管的概念和临床意义。

面为极薄的骨密质,外伤时易引起压缩性骨折。椎弓与椎体相连缩窄的部分称椎弓根。椎弓根上、下缘各有一个切迹,分别称椎上切迹、椎下切迹,相邻椎骨的上、下切迹共同围成椎间孔,孔内有脊神经和血管通过。椎弓的后部较宽大的板状部分,称椎弓板。从椎弓板上发出 7 个突起:包括向上发出的 1 对上关节突,向下发出的 1 对下关节突,向两侧发出的 1 对横突,向后或后下方发出的 1 个棘突(图 3-5)。每个关节突均有 1 个关节面与相邻椎骨的关节突相关节。

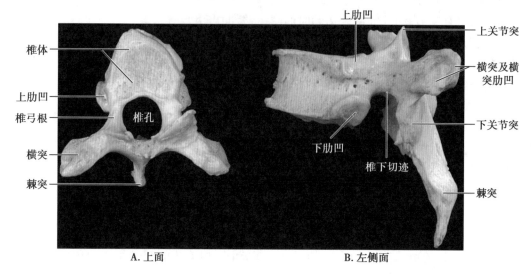

椎体 —
上肋凹 —
椎弓根 —
横突 —
棘突 —
椎孔

上肋凹
上关节突
横突及横突肋凹
下肋凹
下关节突
椎下切迹
棘突

A. 上面　　　　　　　　　　B. 左侧面

图 3-5　胸椎

（2）各部椎骨的形态特征

1）颈椎：椎体较小，呈椭圆形。椎孔大，呈三角形。横突根部有横突孔，孔内有椎动脉、椎静脉穿行。第 2~6 颈椎棘突短，末端分叉。第 3~7 颈椎体上面的两侧缘向上微突，称钩突，若过度增生，可使椎间孔狭窄，压迫脊神经（图 3-6）。

第 1 颈椎又称寰椎，呈环状，无椎体、棘突和关节突，由前弓、后弓和 2 个侧块构成。前弓后面正中有齿突凹，与枢椎的齿突相关节。

第 2 颈椎又称枢椎，由椎体向上发出齿突，与寰椎的齿突凹相关节。

第 7 颈椎又称隆椎，棘突较长而水平，末端不分叉，活体上易于触及，是椎骨计数和针灸取穴的重要标志。

2）胸椎：椎体呈心形，在椎体后部外侧上、下缘分别有上肋凹和下肋凹，与肋头相关节。胸椎棘突较长，斜向后下方（图 3-5）。相邻棘突呈叠瓦状排列。

3）腰椎：椎体粗大，无肋凹。椎孔大，呈三角形或卵圆形。椎弓发达，棘突宽而短，为长方形的骨板，几乎水平伸向后方（图 3-7）。各棘突的间隙较宽，临床上可在此行腰椎穿刺术。

4）骶骨：由 5 块骶椎融合而成，呈三角形。底向上，借椎间盘与第 5 腰椎相连；尖向下，与尾骨相接。上缘中份向前突出，称岬，女性骶骨岬是产科测量骨盆上口大小的重要标志。骶骨外侧上方各有 1 个关节面，称耳状面，与髂骨的耳状面构成骶髂关节。骶骨前面光滑凹陷，有 4 对骶前孔；后面粗糙隆凸，有 4 对骶后孔。骶骨内有纵行的骶管，与骶前、后孔相通，有骶神经前支和后支穿行。骶管上接椎管，下端的开口称骶管裂孔，裂孔两侧各有 1 向下突起的骶角，可在体表扪及，是骶管麻醉时确定进针部位的标志（图 3-8）。

5）尾骨：由 4 块退化的尾椎融合而

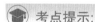 考点提示：

椎骨的一般形态与各种椎骨的形态特征。

成，呈倒三角形，较小，上接骶骨，下端游离为尾骨尖（图 3-8）。跌倒或撞击可导致尾骨骨折。

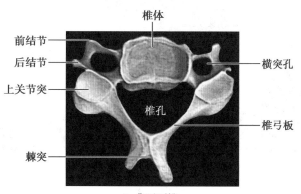

A. 典型颈椎

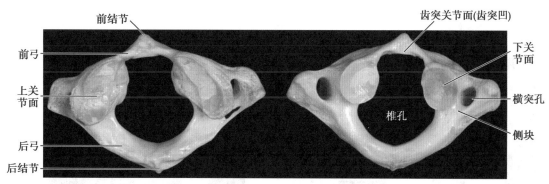

B. 寰椎(上面、下面)

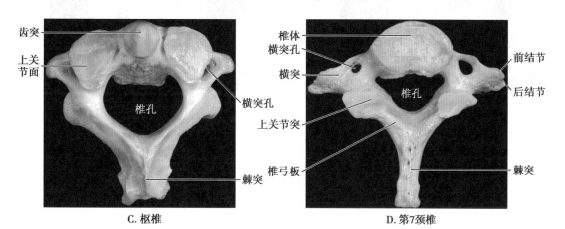

C. 枢椎

D. 第7颈椎

图 3-6 颈椎

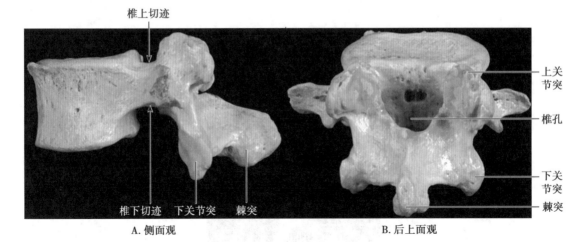

A. 侧面观   B.后上面观

图 3-7 腰椎

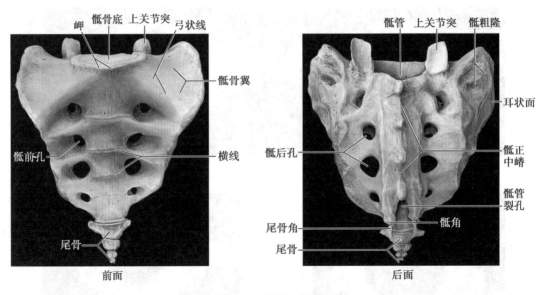

图 3-8 骶骨和尾骨

2. 椎骨间的连结

（1）椎间盘:椎间盘是连结相邻两个椎体之间的纤维软骨盘,包括周围部的纤维环和中央部的髓核 2 部分。纤维环由呈同心圆排列的多层纤维软骨构成,牢固连结相邻

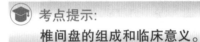
考点提示:
椎间盘的组成和临床意义。

椎体,保护髓核并限制髓核向周围膨出。髓核为富有弹性的胶状物质,当脊柱运动时,髓核在纤维环内可发生轻微的变形和运动,椎间盘承受压力时被压缩,去除压力后复原,具有缓冲震荡的作用。各部椎间盘厚薄不一,腰部最厚,颈部次之,胸部最薄,因此,腰、颈部活动度较大(图 3-9)。

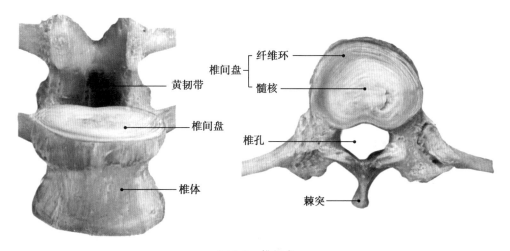

图 3-9 椎间盘

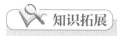 知识拓展

椎间盘突出症

　　椎间盘是连结相邻两个椎体之间的纤维软骨盘，由周围部的纤维环和中央部的髓核 2 部分构成。脊柱外伤或慢性劳损有可能引起纤维环破裂，髓核多向后外侧膨出，突入椎管或椎间孔，压迫脊髓或脊神经，引起剧烈疼痛，临床上称为椎间盘突出症。椎间盘突出症多发生在腰部，常见于负重较大的第 4、5 腰椎或第 5 腰椎与骶骨之间，颈部次之，胸部少见。

　　（2）韧带（图 3-10）

　　1）前纵韧带：前纵韧带位于椎体和椎间盘前面的长韧带，宽而坚韧，上起枕骨大孔前缘，下至第 1 或第 2 骶椎椎体，其纵行的纤维与椎体和椎间盘牢固连结。前纵韧带有防止脊柱过度后伸和椎间盘向前脱出的作用。

　　2）后纵韧带：后纵韧带是位于椎管内椎体后面的长韧带，窄而坚韧，起自枢椎，下至骶骨。后纵韧带有限制脊柱过度前屈的作用。

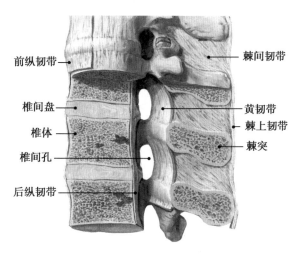

图 3-10 椎骨间的连结

3）棘上韧带:棘上韧带是连于胸、腰和骶椎各棘突尖端的纵行韧带,前方与棘间韧带融合。棘上韧带有限制脊柱过度前屈的作用。

4）棘间韧带:棘间韧带是连结相邻棘突间的短韧带,前接黄韧带,向后与棘上韧带相移行。

5）黄韧带:黄韧带是连结相邻两椎弓板之间的短韧带,与椎弓板共同围成椎管后壁。黄韧带有限制脊柱过度前屈以及维持脊柱直立姿势的作用。

（3）关节:相邻椎骨的上、下关节突构成关节突关节,运动幅度小。寰椎与枢椎构成寰枢关节,可使头部可完成旋转运动。寰椎两个侧块的上关节面与枕髁构成寰枕关节,可使头完成前俯、后仰和侧屈运动。

3. 脊柱的整体观(图 3-11)

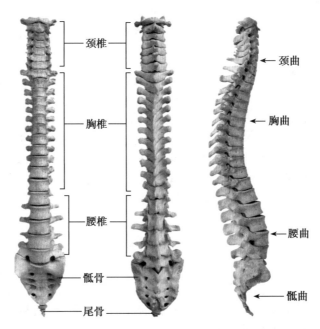

图 3-11 脊柱的整体观

（1）脊柱前面观:从第 2 颈椎至第 3 腰椎,椎体自上而下逐渐增大,第 2 骶椎为最大,这与椎体承受的重力不断增加有关。自骶骨耳状面以下,由于重力经髋骨传至下肢骨,椎体已无承重意义,体积逐渐变小。

（2）脊柱后面观:各椎骨棘突连成纵嵴,居背部正中。颈椎棘突短,末端分叉,近水平位。胸椎棘突长,斜向后下方,呈叠瓦状排列。腰椎棘突呈板状,水平伸向后方,棘突间隙较宽。

（3）脊柱侧面观:脊柱有颈曲、胸曲、腰曲、骶曲 4 个生理性弯曲。其中颈曲和腰曲凸向前,胸曲和骶曲凸向后。脊柱的这些弯曲增大了脊柱的弹性,对维持人体重心平衡、减轻震荡以及保护脑和胸、腹、盆腔器官具有重要意义。

4. 脊柱的功能

（1）脊柱是躯干的支柱,具有支持躯干、传递重力的作用。

（2）脊柱有保护脊髓和脊神经的作用。

（3）脊柱参与胸腔、腹腔和盆腔的构成,具有支持和保护腔内器官的作用。

（4）脊柱具有运动功能。相邻椎骨之间活动很小,但整个脊柱的运动幅度很大,可做前屈、后伸、侧屈、旋转和环转等多种形式的运动。

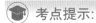 **考点提示:**
脊柱的组成和生理性弯曲。

（二）胸廓

胸廓由12块胸椎、12对肋和1块胸骨连结而成(图3-12),具有支持、保护胸腹腔脏器和参与呼吸运动等功能。

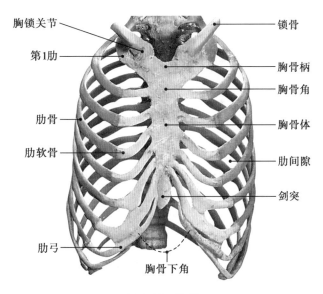

图 3-12　胸廓

1. 胸骨　胸骨位于胸前壁正中,为1块长而扁、上宽下窄的扁骨。前面微凸,后面微凹。自上而下依次由胸骨柄、胸骨体和剑突3部分构成。胸骨柄上缘中部凹陷,称颈

 考点提示:
胸骨角的位置和临床意义。

静脉切迹,两侧有锁切迹,与锁骨相连结。胸骨柄和胸骨体相连处形成微向前凸,形成胸骨角,平对第2肋软骨,体表可触及,是胸前部计数肋和肋间隙的重要标志。胸骨体呈长方形,外侧缘接第2~7肋软骨。剑突扁而薄,下端游离(图3-13)。

2. 肋　肋由肋骨和肋软骨组成,共12对。第1~7对肋前端与胸骨直接相连,称真肋;第8~10对肋前端不直接与胸骨相连,称假肋,第8~10对肋依次连于上位肋软骨的下缘,形成肋弓;第11~12对肋前端游离于腹壁肌层中,称浮肋(图3-14)。

3. 胸廓的整体观　成人胸廓呈前后略扁的圆锥形,上窄下宽,有上、下两口。胸廓上口由胸骨上缘、第1肋和第1胸椎围成。胸廓下口由剑突、左右肋弓、第11肋、第12肋及第12胸椎围成。左、右肋弓在中线构成向下开放的夹角称胸骨下角。相邻两肋之间的间隙称肋间隙(见图3-12)。

4. 胸廓的运动　胸廓的主要功能是参与呼吸。吸气时,在肌的作用下,肋的前端

考点提示:
胸廓的整体观和运动。

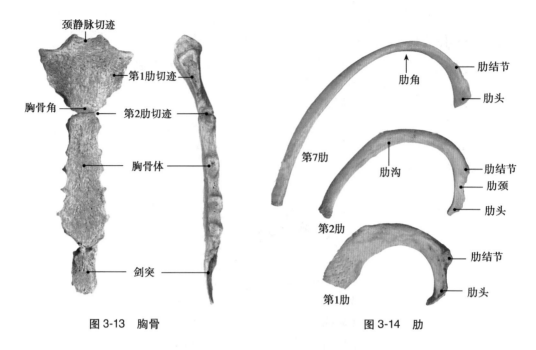

图 3-13　胸骨　　　　　　　　　图 3-14　肋

抬高,肋体向外扩展,胸骨上升,致胸廓的横径和前后径增大,胸腔容积增大。呼气时,胸廓作相反的运动,使胸腔容积减小。

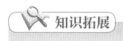

胸廓外形的改变

胸廓的外形和大小与年龄、性别、健康状况等因素有关。婴儿胸廓的前后径与左右横径几乎相等,呈圆桶状。随着年龄增长,左右横径增加较多,近似椭圆形。老年人胸廓因弹性减少,运动减少则变得扁而长。佝偻病病人胸廓的前后径略大于左右径,胸廓上下径较短,胸骨向前突出,形成"鸡胸"。慢性阻塞性肺气肿和支气管哮喘病人胸廓的前后径增大,与横径几乎相等,形成"桶状胸"。因此观察胸廓外形可辅助诊断疾病。

（三）躯干骨的骨性标志

躯干骨的重要骨性标志有第 7 颈椎棘突、全部胸腰椎棘突、颈静脉切迹、胸骨角、肋弓、剑突和骶角等。

三、颅骨及其连结

颅骨共 23 块(未包括中耳的 3 对听小骨),彼此借骨连结构成颅。颅借寰枕关节与脊柱相连。

（一）颅的组成

颅分为后上部的脑颅和前下部的面颅两部分(图 3-15、图 3-16)。

1. **脑颅骨**　脑颅骨有 8 块,其中成对的有颞骨和顶骨,不成对的有额骨、筛骨、蝶骨和枕骨;它们共同围成颅腔,对脑起支持和保护作用。

2. **面颅骨**　面颅骨有 15 块,其中成对的有上颌骨、腭骨、颧骨、鼻骨、泪骨和下鼻甲,不

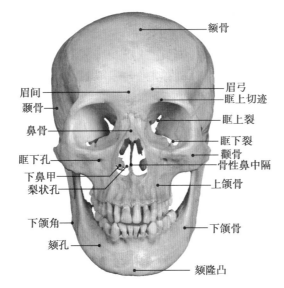

图 3-15 颅(前面)

图中标注（从上至下，左侧）：额骨、眉间、颧骨、鼻骨、眶下孔、下鼻甲、梨状孔、下颌角、颏孔

图中标注（右侧）：眉弓、眶上切迹、眶上裂、眶下裂、颧骨、骨性鼻中隔、上颌骨、下颌骨、颏隆凸

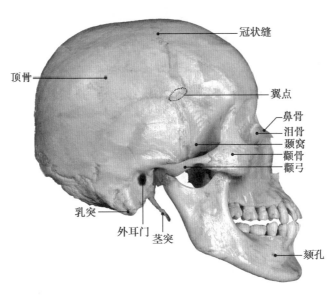

图 3-16 颅(侧面)

图中标注：冠状缝、顶骨、翼点、鼻骨、泪骨、颞窝、颧骨、颧弓、乳突、外耳门、茎突、颏孔

成对的有犁骨、下颌骨和舌骨,它们构成面部支架,并围成眶、骨性鼻腔和骨性口腔。

（二）颅的整体观

1. 颅的上面观　呈卵圆形,前狭后宽,光滑隆凸。颅盖各骨之间借缝相连,颅的顶面有呈工字形的 3 条缝,位于额骨与两顶骨之间的缝称冠状缝;左右两侧顶骨之间的缝称矢状缝;位于两顶骨与枕骨之间的缝称人字缝。

2. 颅的侧面观　颅的侧面中部有外耳门,向内通向外耳道。外耳门前方的弓形骨桥称颧弓,后下方的突起为乳突,两者均可在体表摸到,是重要的体表标志。颅侧面的

 考点提示:
翼点的位置和临床意义、乳突的位置。

前下部较薄,最薄弱处在额骨、顶骨、颞骨和蝶骨汇合处,常形成 H 形的缝,称为翼点,其内面

有脑膜中动脉前支经过,骨折时易损伤该血管,引起颅内出血,危及生命(图3-16)。

3. 颅的前面观 主要有眶和骨性鼻腔(图3-15)。

(1)眶:眶是呈四棱锥体形的腔,容纳眼球及眼副器。眶口朝向前,略呈方形,底尖朝向后内,经视神经管向后与颅中窝相通。眶有4个壁,上壁前部外侧面有容纳泪腺的泪腺窝。

(2)骨性鼻腔:位于面颅中央,正中有由犁骨和筛骨垂直板构成的骨鼻中隔,将腔分为左、右两半。外侧壁自上而下分别有上鼻甲、中鼻甲和下鼻甲,其下分别有上鼻道、中鼻道和下鼻道。

(3)鼻旁窦:是位于鼻腔周围额骨、蝶骨、筛骨和上颌骨内的含气空腔,包括额窦、蝶窦、筛窦和上颌窦(详见呼吸系统)。

4. 颅底内面观 颅底内面凹凸不平,前部最高,后部最低,由前向后可分为颅前窝、颅中窝和颅后窝3部分(图3-17)。

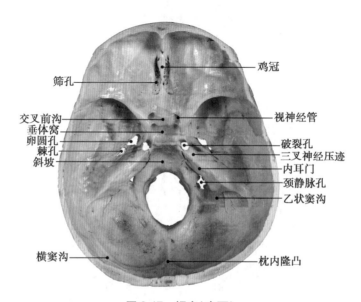

图3-17 颅底(内面)

(1)颅前窝:位置最高,中部凹陷处为筛板,筛板正中向上的突起为鸡冠,筛板两侧有许多小孔,称筛孔,向下与骨性鼻腔相通。筛板较薄,外伤时易发生骨折导致脑脊液漏出。

考点提示:
颅的整体观。

(2)颅中窝:中央隆起,主要由蝶骨和颞骨岩部构成。蝶骨体位于颅中窝中央,上面形似马鞍状,称蝶鞍。蝶鞍中央的凹窝称垂体窝,容纳垂体。垂体窝的前外侧有视神经管,管的外侧有眶上裂,均与眶相通。

(3)颅后窝:最深,中央有枕骨大孔,向下通椎管。枕骨大孔的前外侧缘上方有舌下神经管内口。枕骨大孔的外侧有颈静脉孔。颞骨岩部后面的中央有一个孔,称内耳门,通入内耳道。

5. 颅底外面观 颅底外面凹凸不平,主要有枕骨大孔、枕外隆凸、舌下神经管、颈静脉孔、颈动脉管外口、乳突等结构(图3-18)。

考点提示:
翼点的位置和临床意义、乳突的位置。

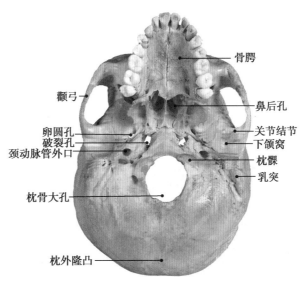

骨腭

颧弓

鼻后孔

卵圆孔
破裂孔
颈动脉管外口

关节结节
下颌窝
枕髁
乳突

枕骨大孔

枕外隆凸

图 3-18 颅底（外面）

（三）颅骨的连结

1. 颅骨的纤维连结和软骨连结 颅骨的连结大多为缝和软骨连结。随着年龄的增长，有些缝和软骨连结可转化为骨性结合。

2. 颞下颌关节 颞下颌关节又称为下颌关节，是颅骨间唯一的关节，由颞骨的下颌窝、关节结节与下颌骨的下颌头构成。两侧联合运动可使下颌骨进行上提、下降、向前、向后和侧方运动(图 3-19)。

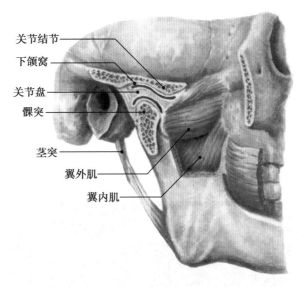

关节结节

下颌窝

关节盘

髁突

茎突

翼外肌

翼内肌

图 3-19 颞下颌关节

（四）新生儿颅的特征

新生儿脑颅大，面颅小，颅顶各骨尚未完全发育，骨缝间充满纤维组织膜，面积较大者称颅囟。颅囟主要有：①前囟（额囟），

 考点提示：
新生儿颅囟的特征。

最大,呈菱形,位于矢状缝与冠状缝相接处;②后囟(枕囟),位于矢状缝与人字缝会合处,呈三角形。前囟在出生后 1~2 岁时闭合,其余各囟都在出生后 2~3 个月闭合(图3-20)。

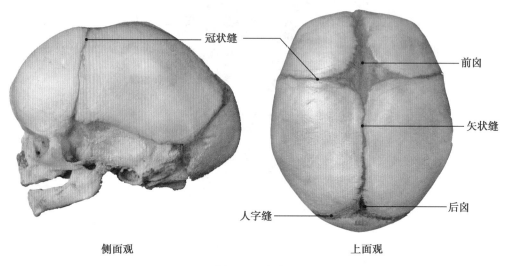

| 侧面观 | 上面观 |

图 3-20　颅囟

（五）颅骨的骨性标志

颅骨重要的骨性标志有枕外隆凸、乳突、下颌角、颧弓、眶上缘和眶下缘等。

四、四肢骨及其连结

四肢骨包括上肢骨和下肢骨。

（一）上肢骨及其连结

1. 上肢骨　上肢骨每侧各 32 块,共 64 块。

（1）上肢带骨

1）锁骨:呈"~"形,横位于胸廓前上方,全长均可在体表扣到。锁骨内侧端粗大,称胸骨端,连于胸骨柄。外侧端扁平,为肩峰端,与肩胛骨的肩峰相接。锁骨内侧 2/3 凸向前,外侧 1/3 凸向后。锁骨骨折易发生在中、外 1/3 交界处(图3-21)。

2）肩胛骨:为三角形扁骨,贴于胸廓的后外侧,平对第 2~7 肋。肩胛骨外侧角粗大,有

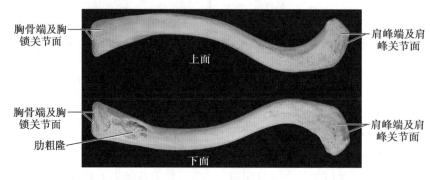

图 3-21　锁骨

一个朝向外侧的关节面,称关节盂,与肱骨头相关节。上角平对第 2 肋,下角平对第 7 肋,是计数肋的标志。肩胛冈、肩峰、肩胛骨下角均可在体表扪到(图 3-22)。

考点提示:
肩胛骨的结构特点。

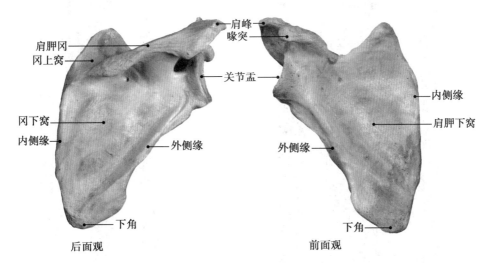

图 3-22　肩胛骨

(2) 自由上肢骨

1) 肱骨:是臂部的长骨,可分为一体和上、下两端。上端膨大呈半球状,称肱骨头,朝向上内方,与肩胛骨的关节盂相关节。肱骨头的外侧和前方各有一个隆起,分别称大

考点提示:
肱骨的结构特点。

结节和小结节,两结节向下延伸形成纵嵴,分别称大结节嵴和小结节嵴。肱骨头与大、小结节之间的环行浅沟称解剖颈。肱骨上端与体交界处稍细,称外科颈,是肱骨骨折的好发部位。后面中部有 1 条从内上斜向外下的浅沟,称桡神经沟,桡神经紧贴此沟通过,肱骨中段骨折易损伤此神经。肱骨下端内、外侧各有 1 个突起,分别称内上髁和外上髁。内上髁后方有 1 条浅沟,称尺神经沟,有尺神经通过,肱骨内上髁骨折易损伤此神经。肱骨大结节和内、外上髁都可在体表扪到(图 3-23)。

2) 桡骨:位于前臂外侧,分为一体两端。上端小,下端大。桡骨茎突和桡骨头在体表可扪到(图 3-24)。

3) 尺骨:位于前臂内侧,分为一体两端。上端大,下端小。鹰嘴和尺骨茎突可在体表扪到(图 3-25)。

4) 手骨:由上到下,包括腕骨、掌骨和指骨 3 部分(图 3-26)。腕骨共 8 块,排成近远二列。近侧列由桡侧向尺侧分别为手舟骨、月骨、三角骨和豌豆骨;远侧列分别为大多角骨、小多角骨、头状骨和钩骨。掌骨共 5 块,由桡侧向尺侧分别为第 1~5 掌骨。指骨共 14 块,拇指有 2 节,其余各指为 3 节,由近侧向远侧分别为近节指骨、中节指骨和远节指骨。

2. 上肢骨的连结

(1) 肩关节:由肱骨头与肩胛骨的关节盂构成,属球窝关节。肱骨头大,关节盂浅小,关

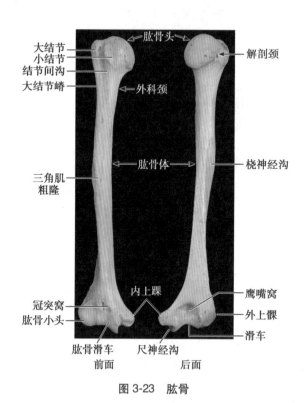

大结节
小结节
结节间沟
大结节嵴
肱骨头
解剖颈
外科颈

肱骨体
桡神经沟

三角肌
粗隆

冠突窝
肱骨小头
肱骨滑车
前面
内上髁
尺神经沟
后面
鹰嘴窝
外上髁
滑车

图 3-23 肱骨

桡骨头及其
环状关节面
桡骨颈
桡骨粗隆

桡骨
体

后面
前面

尺切迹
桡骨茎突
腕关节面

图 3-24 桡骨

滑车切迹
冠突与
桡切迹
鹰嘴
尺骨粗隆

尺骨头及其
环状关节面
茎突

前面
后面

图 3-25 尺骨

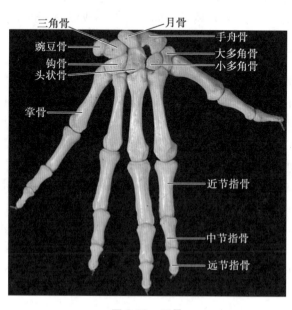

三角骨
豌豆骨
钩骨
头状骨
月骨
手舟骨
大多角骨
小多角骨

掌骨

近节指骨

中节指骨

远节指骨

图 3-26 手骨

节囊薄而松弛,其前、上、后部有肌和肌腱加强,下部薄弱,是肩关节脱位最常见的部位。肩关节是全身最灵活的关节,运动幅度大,可做屈、伸、内收、外展、旋内、旋外和环转等运动(图3-27)。

考点提示:
肩关节的构成和临床意义。

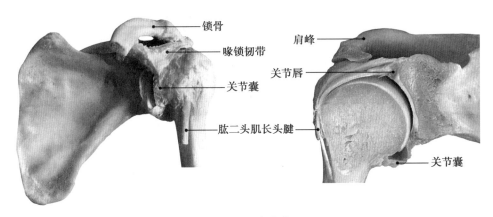

图 3-27 肩关节

(2)肘关节:由肱骨下端和桡、尺骨上端构成,可做屈、伸运动以及参与前臂旋前和旋后运动。肘关节包括肱尺关节、肱桡关节、桡尺近侧关节等3个关节。3个关节包在1个关节囊内。关节囊后壁最薄弱,肘关节脱位时,桡、尺骨易脱向后方。幼儿4岁以前,桡骨头尚在发育之中,韧带松弛,在肘关节伸直位猛力牵拉前臂时,易发生桡骨小头半脱位。肱骨内、外上髁和尺骨鹰嘴都易在体表扪及。当肘关节伸直时,此三点位于一条直线上,当肘关节屈至90°时,此三点的连线构成一个尖端朝下的等腰三角形。肘关节发生脱位时,鹰嘴移位,三点位置关系发生改变(图3-28)。

(3)桡腕关节:又称腕关节,由桡骨下端的腕关节面和尺骨下方的关节盘作为关节窝,手舟骨、月骨、三角骨的近侧关节面作为关节头构成,可做屈、伸、内收、外展和环转运动。

(二)下肢骨及其连结

1. 下肢骨 下肢骨每侧各31块,共62块。

(1)下肢带骨

髋骨:位于盆部,由髂骨、耻骨和坐骨融合而成。三骨融合处的外面有一个深窝,称髋臼。髋臼前下方卵圆形的大孔称闭孔。左右髋骨与骶骨、尾骨围成骨盆(图3-29)。

髂骨构成髋骨的上部,其上缘称为髂嵴,两侧髂嵴最高点的连线约平对第4腰椎棘突,是腰椎穿刺时确定进针部位的标志。髂嵴前端为髂前上棘,髂嵴前、中1/3交界处向外突出形成髂结节。髂骨翼内面凹陷处称髂窝。髂窝下界有一个圆钝骨嵴,称弓状线,其后端有耳

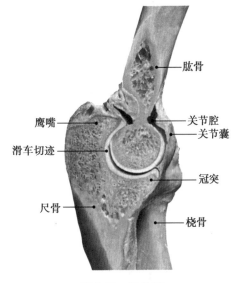

图 3-28 肘关节

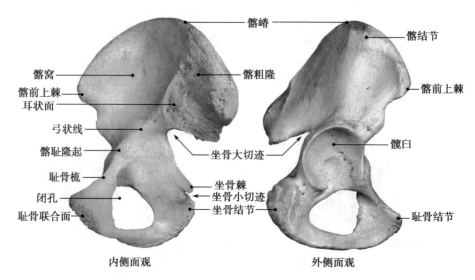

图 3-29 髋骨

髂嵴、髂前上棘、髂后上棘、髂结节、耻骨结节和坐骨结节均可在体表扪到，是重要的体表标志。

状面,与骶骨耳状面相关节。

坐骨构成髋骨的后下部,其下端的粗大隆起称为坐骨结节,为坐骨最低处,可在体表扪到。

耻骨构成髋骨的前下部,耻骨上缘锐薄,称为耻骨梳。耻骨梳前端隆起的为耻骨结节。耻骨内侧面的关节面称为耻骨联合面,两侧耻骨联合面借纤维软骨相连构成耻骨联合。

髂嵴、髂前上棘、髂后上棘、髂结节、耻骨结节和坐骨结节均可在体表扪到,是重要的体表标志。

（2）自由下肢骨

1）股骨:位于大腿,是人体最长最粗的长骨,约占身高的 1/4,分一体和两端。上端伸向内上方的球状膨大称股骨头,与髋臼相关节。股骨头上外侧的隆起为大转子,内下方的为小转子。大转子可在体表扪到,是测量下肢长度、判断股骨颈骨折或髋关节脱位的重要体表标志。下端有两个突向下后方的膨大,分别称为内侧髁和外侧髁(图 3-30)。

髌骨:位于膝关节的前面,是人体最大的籽骨,髌骨可在体表扪到。

2）胫骨:位于小腿内侧,为粗大的长骨,分一体两端。上端粗大,有与股骨内、外侧髁相对应的内侧髁和外侧髁。胫骨下端内侧有向下的突起,称内踝,外侧有腓切迹,与腓骨相接,下面有关节面与距骨相关节。内踝可在体表扪到,是重要的体表标志(图 3-31)。

3）腓骨:位于小腿外侧,细长,分一体两端。上端膨大称腓骨头。下端膨大,称外踝。外踝可在体表扪到,是重要的体表标志。

4）足骨:包括 7 块跗骨、5 块跖骨和 14

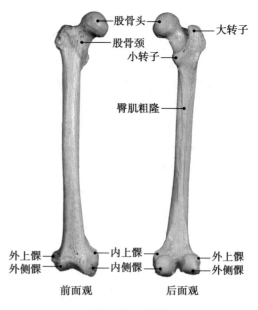

图 3-30 股骨

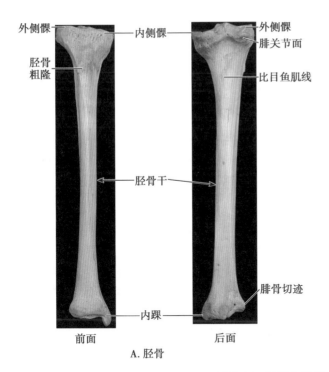

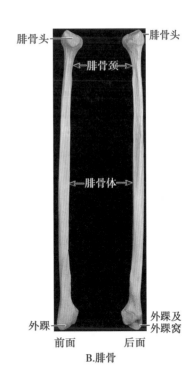

图 3-31　胫骨和腓骨

块趾骨(图 3-32)。跗骨由后向前排成 3 列,后列有位于前上方的距骨和后下方的跟骨,中列为足舟骨,前列由内侧向外侧依次为内侧楔骨、中间楔骨、外侧楔骨和骰骨。跖骨由内侧向外侧依次为第 1~5 跖骨。趾骨的分部和名称与手指骨相同。

2. 下肢骨的连结

(1) 髋骨的连结

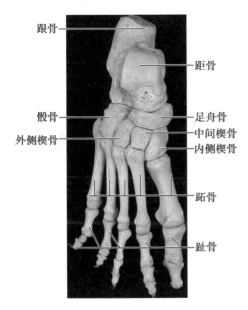

图 3-32　足骨(上面观)

1) 骶髂关节:由骶骨与髂骨的耳状面构成,关节面结合紧密,关节囊紧张,活动很小。

2) 韧带连结:髋骨与骶骨之间主要有两条韧带相连:骶结节韧带和骶棘韧带。两条韧带与坐骨大切迹围成坐骨大孔,与坐骨小切迹围成坐骨小孔,孔内有血管和神经通过(图 3-33)。

🎓 考点提示:
耻骨联合的构成和临床意义。

3) 耻骨联合:由两侧的耻骨联合面借耻骨间盘连结而成。耻骨间盘由纤维软骨构成,内部正中有一个矢状位裂隙。女性耻骨间盘较厚,裂隙较宽,分娩时稍分离,有利于胎儿的娩出。

4) 骨盆:由骶骨、尾骨和左右髋骨借骨连

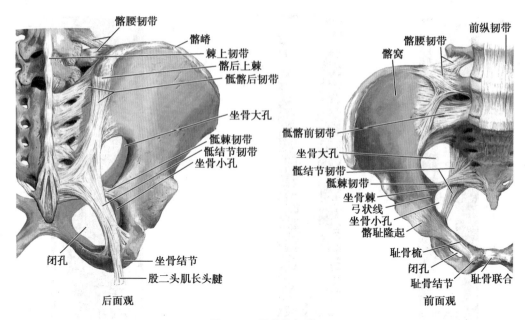

图 3-33 骨盆的韧带

结组合而成。人体直立时,骨盆向前倾斜。由骶骨岬向两侧经弓状线、耻骨梳、耻骨结节、耻骨嵴至耻骨联合上缘连成的环形线称界线。骨盆以界线为界分为上方的大骨盆和下方的小骨盆。

大骨盆较宽大,参与腹腔的构成。小骨盆的上口称骨盆上口,由界线围成;骨盆下口由尾骨尖、骶结节韧带、坐骨结节、坐骨支、耻骨下支和耻骨联合下缘围成。两侧坐

 考点提示:

骨盆的构成;男女性骨盆的差异。

骨支和耻骨下支连成耻骨弓,两弓之间的夹角称耻骨下角。小骨盆的内腔称骨盆腔。自青春期开始,男、女性骨盆出现差异。女性骨盆的形态特点与妊娠和分娩有关,主要有以下特征:骨盆外形宽短,骨盆上口近似圆形,骨盆下口较宽,耻骨下角较大,呈圆桶形。骨盆具有传递重力和支持、保护盆腔脏器的作用。在女性还是胎儿娩出的产道(图 3-34)。

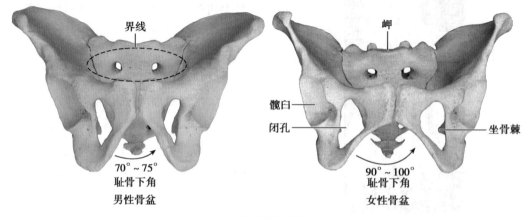

图 3-34 男女性骨盆

（2）自由下肢骨连结

1）髋关节：由髋臼与股骨头构成。髋臼深，其周缘附有髋臼唇，髋臼切迹被髋臼横韧带封闭（图3-35）。由于股骨头深陷髋臼内，关节囊坚厚紧张，因此，髋关节的运动幅度较肩关节小，稳固性较肩关节大。髋关节可做屈、伸、内收、外展、旋内、旋外和环转运动。

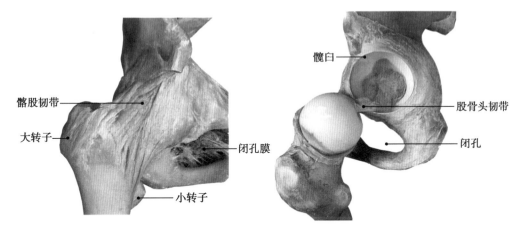

图 3-35　髋关节

2）膝关节：是人体内最大、最复杂的关节，由股骨的内、外侧髁和胫骨的内、外侧髁及髌骨构成（图3-36）。关节囊宽阔而松弛，周围韧带发达。前壁有髌骨和髌韧带；囊内

考点提示：
膝关节的结构特点和功能。

有前交叉韧带、后交叉韧带，囊外有胫侧副韧带、腓侧副韧带和髌韧带加强。膝关节内还有内侧半月板、外侧半月板，内侧半月板较大，呈 C 形，外侧半月板较小，近似 O 形。两半月板上面凹陷，下面平坦，内缘薄，外缘厚，并与关节囊紧密相连，从而增强了关节的灵活性和稳固性。膝关节可做屈、伸运动，半屈位时，还可做小幅度的旋内、旋外运动。

3）距小腿关节：又称踝关节，由胫、腓骨下端与距骨构成。关节囊前、后部松弛，两侧有

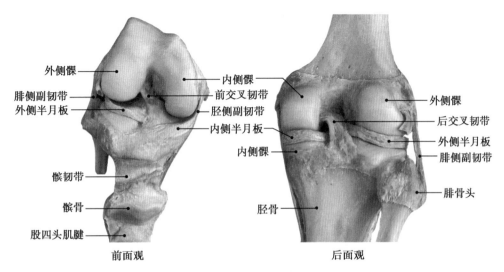

前面观　　　　　　　　　后面观

图 3-36　膝关节

韧带加强。内侧韧带较厚,外侧韧带较薄弱,足过度内翻时易引起外侧韧带损伤。距小腿关节可做背屈(伸)和跖屈(屈)运动,也可跟其他关节配合进行足内翻和足外翻运动。

4)足弓:是跗骨和跖骨借关节和韧带紧密连结而成的凸向上的弓,可分为前后方向的内、外侧纵弓和内外方向的横弓。足弓增加了足的弹性,有利于行走和跳跃,并能缓冲震荡,保护足底血管和神经免受压迫等。

（三）四肢骨重要的骨性标志

上肢骨重要的骨性标志有锁骨、肩胛冈、肩峰、喙突、肩胛骨上角、肩胛骨下角、肱骨内上髁、肱骨外上髁、尺骨鹰嘴、尺骨茎突、桡骨茎突等。

下肢骨重要的骨性标志有髂嵴、髂前上棘、髂后上棘、髂结节、耻骨结节、坐骨结节、股骨大转子、股骨内上髁、股骨外上髁、髌骨、腓骨头、胫骨粗隆、胫骨前缘、内踝、外踝、跟骨结节等。

第二节　骨　骼　肌

 案例

　　病人李某,男,36 岁。 伸出右上肢推东西时使不上劲,一用力推,右肩胛骨内侧缘就在背上隆起。 右手拿梳子想梳头顶和枕部都办不到。

　　请问:

　　1. 他的症状是何肌瘫痪所导致的?

　　2. 此肌的形态是怎样的? 在什么位置? 有什么功能?

骨骼肌分布广泛,全身共 600 多块,占体重的 40% 左右。每块肌都为一个器官,都有一定的形态和结构,含丰富的血管和淋巴管,执行一定的功能,受一定的神经支配(图 3-37)。

肌按形态大致可分为长肌、短肌、扁肌和轮匝肌 4 种。此外,人体内还有一些形态比较复杂的肌,如二头肌、二腹肌、羽肌、半羽肌等(图 3-38)。

每块骨骼肌由肌腹和肌腱两部分构成。肌腹部分主要由肌纤维组成,色红而柔软,具有收缩功能。肌腱部分主要由平行致密的胶原纤维束构成,位于肌腹两端,色白、强韧而无收缩功能。

肌肉通常起于一骨,止于另一骨,中间跨过一个或几个关节。一般将靠近身体正中矢状面或四肢近侧端的附着点称为肌肉的起点或定点,另一端称为止点或动点。

骨骼肌大多配布在关节周围。在一个关节的运动轴的相对侧,配布有作用相反的肌或肌群,这两组作用相反的肌互称为拮抗肌。在一个关节运动轴的同侧配布作用相同的肌或肌群,称协同肌。

肌的辅助装置位于肌的周围,对肌起保护和协助作用。

1. 筋膜　筋膜遍布全身,分为浅筋膜和深筋膜两种。

（1）浅筋膜:又称为皮下筋膜,由疏松结缔组织构成,位于真皮之下。浅动脉、浅静脉、皮神经、淋巴管走行于浅筋膜内。浅筋膜对深部结构有保护作用,并助于维持体温。

（2）深筋膜:又称为固有筋膜,由致密结缔组织构成,位于浅筋膜的深面,包被体壁、肌

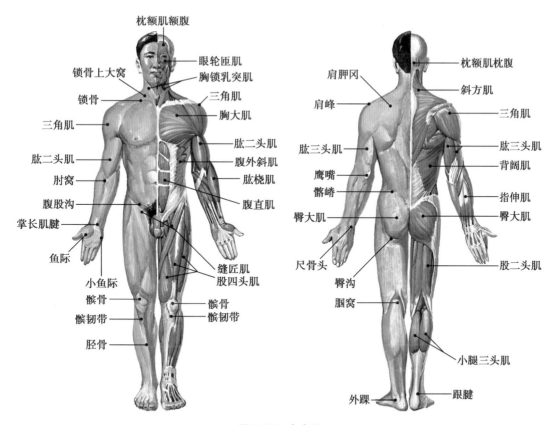

枕额肌额腹

眼轮匝肌
胸锁乳突肌
三角肌
胸大肌
肱二头肌
腹外斜肌
肱桡肌
腹直肌

锁骨上大窝
锁骨
三角肌
肱二头肌
肘窝
腹股沟
掌长肌腱
鱼际
小鱼际
髌骨
髌韧带
胫骨

缝匠肌
股四头肌
髌骨
髌韧带

枕额肌枕腹
斜方肌
三角肌
肱三头肌
背阔肌
指伸肌
臀大肌
股二头肌

肩胛冈
肩峰
肱三头肌
鹰嘴
髂嵴
臀大肌
尺骨头
臀沟
腘窝

小腿三头肌

外踝
跟腱

图 3-37 全身肌

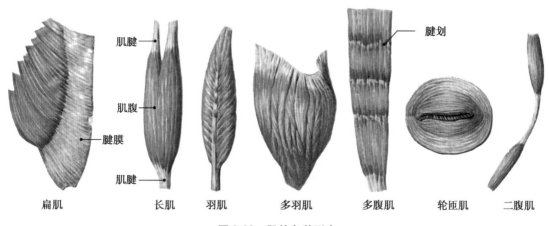

肌腱

肌腹

腱膜

肌腱

腱划

扁肌   长肌   羽肌   多羽肌   多腹肌   轮匝肌   二腹肌

图 3-38 肌的各种形态

和血管神经等。有分隔肌群和保护、约束肌的作用。

2. 滑膜囊   滑膜囊是封闭的结缔组织小囊,壁薄,内有滑液,多位于腱与骨面相接处,以减少两者间的摩擦。

3. 腱鞘   腱鞘是包绕在肌腱外面的鞘管,存在于活动度较大的部位,有固定、约束肌腱的作用,也有减少运动时与骨面之间摩擦的作用。

一、头肌

头肌分为面肌和咀嚼肌两部分。

1. 面肌　面肌多起自颅骨,止于面部皮肤,主要分布于面部口、眼、鼻等孔裂周围,有闭合或开大上述孔裂的作用,牵动面部皮肤显示喜怒哀乐等各种表情,故又称为表情肌,主要有枕额肌、眼轮匝肌和口轮匝肌等。

2. 咀嚼肌　咀嚼肌配布于颞下颌关节的周围,起于颅骨的不同部位,止于下颌骨,参与咀嚼运动,包括咬肌、颞肌、翼内肌和翼外肌。

二、颈肌

颈肌位于颅与胸廓之间,分为颈浅肌群、颈深肌群和舌骨上下肌群3类。

胸锁乳突肌属于颈浅肌群,位于颈部两侧。起自胸骨柄的前面和锁骨的胸骨端,斜向后上方,止于颞骨的乳突。一侧收缩使头向同侧倾斜,面转向对侧;两侧同时收缩可

考点提示:
胸锁乳突肌的位置和功能。

使头后仰。胸锁乳突肌在体表可见其轮廓,是颈部重要的体表标志。

三、躯干肌

躯干肌可分为背肌、胸肌、膈、腹肌和会阴肌。

（一）背肌（图3-39）

背肌位于躯干的背侧,分浅、深两群。浅群主要有斜方肌、背阔肌等,深层主要有竖脊肌等。

1. 斜方肌　斜方肌位于项部和背上部的浅层,一侧呈三角形,两侧合起来呈斜方形。

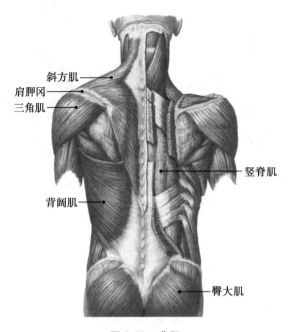

图 3-39　背肌

起点很广,从枕外隆凸向下直达第 12 胸椎,上部的肌束斜向外下方,中部的平行向外,下部的斜向外上方,止于肩胛冈、肩峰和锁骨的外侧 1/3。收缩时使肩胛骨向脊柱靠拢,上部肌束可上提肩胛骨(耸肩),下部肌束使肩胛骨下降。斜方肌瘫痪出现"塌肩"现象。

2. 背阔肌　背阔肌为全身最大的扁肌,位于背的下半部及胸的后外侧。以腱膜起自第 6 胸椎以下的全部胸椎棘突和髂嵴后份,肌束向外上方集中,止于肱骨小结节嵴。收缩时使臂内收、内旋和后伸。

3. 竖脊肌　竖脊肌又称为骶棘肌,是背肌中最长、最大的肌,位于脊柱两侧,背肌浅层的深面。起自骶骨背面和髂嵴后份,向上分别止于椎骨、肋骨及枕骨。一侧收缩使脊柱侧弯,两侧同时收缩可伸脊柱和仰头,具有维持人体直立姿势的作用。

> 考点提示:
> **斜方肌和竖脊肌的位置和功能。**

(二)胸肌(图3-40)

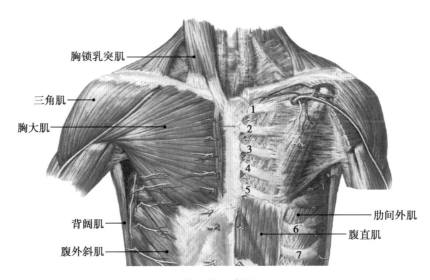

图 3-40　胸肌

标注:胸锁乳突肌、三角肌、胸大肌、背阔肌、腹外斜肌、1、2、3、4、5、6、7、肋间外肌、腹直肌

1. 胸大肌　胸大肌位于胸廓的前上部,呈扇形,起自锁骨内侧半、胸骨和第 1~6 肋软骨,向外侧集中,止于肱骨大结节嵴。收缩时,可使肩关节内收、旋内和前屈。如上肢固定,可上提躯干,还可提肋助吸气。

2. 前锯肌　前锯肌位于胸廓侧壁,起自第 1~8 肋,肌束斜向后上,经肩胛骨的前方止于肩胛骨内侧缘。收缩时,可牵拉肩胛骨向前和紧贴胸廓,下部肌束牵拉肩胛骨下角旋外,助臂上举。

> 考点提示:
> **前锯肌的位置和功能。**

3. 肋间肌　肋间肌位于各肋间隙,分为肋间外肌和肋间内肌。

(1)肋间外肌:位于各肋间隙的浅层,起自上位肋骨下缘,止于下位肋骨上缘。有提肋助吸气的作用。

(2)肋间内肌:位于肋间外肌深面,起自下位肋骨上缘,止于上位肋骨下缘。有降肋助呼气的作用。

（三）膈

膈位于胸、腹腔之间，为向上膨隆呈穹窿状的扁肌。

膈上有3个裂孔：主动脉裂孔在第12胸椎前方，有主动脉和胸导管通过；食管裂孔在主动脉裂孔的左前上方，约在第10胸椎水平，有食管和迷走神经通过；腔静脉孔在食管裂孔右前上方的中心腱内，约在第8胸椎水平，有下腔静脉通过。

膈是重要的呼吸肌，收缩时，膈穹窿下降，胸腔容积扩大，助吸气；舒张时，膈穹窿上升，胸腔容积减小，助呼气。若膈与腹肌同时收缩，则能增加腹压，以协助排便、呕吐、咳嗽、喷嚏及分娩等。双侧膈肌麻痹可出现呼吸困难。

 考点提示：
膈的位置和功能。

（四）腹肌

腹肌位于胸腔与骨盆之间，参与腹壁的组成，包括腹直肌、腹外斜肌、腹内斜肌、腹横肌等。其中腹外斜肌腱膜的下缘卷曲增厚，连于髂前上棘与耻骨结节之间，称为腹股沟韧带。在腹股沟韧带内侧半的上方，由外上斜向内下的裂隙，存在长约4.5cm的腹股沟管，男性有精索，女性有子宫圆韧带通过。腹股沟管是腹壁下部的薄弱区之一，为斜疝的好发部位。腹外斜肌、腹内斜肌、腹横肌由浅到深排列，其腱膜包裹腹直肌形成腹直肌鞘。腹直肌位于腹前外侧壁正中线的两侧，起自耻骨嵴，向上止于胸骨剑突和第5~7肋软骨前面，为上宽下窄的带状肌，肌的全长被3~4条横行的腱划分成多个肌腹（图3-41）。

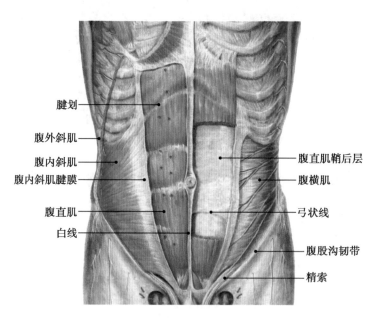

图 3-41 腹肌

腹肌共同保护腹腔脏器，收缩时可增加腹压以协助排便、分娩、呕吐和咳嗽等功能，还具有使脊柱前屈、侧屈和旋转等功能。

（五）会阴肌

会阴肌是指封闭小骨盆下口的肌，主要有肛提肌、会阴浅横肌、会阴深横肌、尿道括约肌等。具有支持和承托盆腔脏器的作用。

四、四肢肌

（一）上肢肌

上肢肌分为肩肌、臂肌、前臂肌和手肌。

1. 肩肌　肩肌配布于肩关节周围,能运动的肩关节,具有增强肩关节稳固性的作用(图 3-42、图 3-43)。

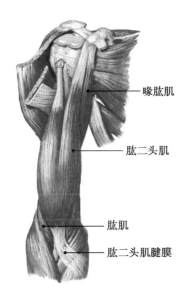

喙肱肌

肱二头肌

肱肌

肱二头肌腱膜

图 3-42　肩肌和臂肌前群

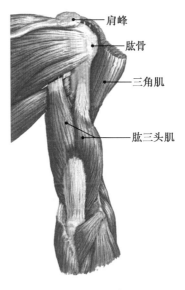

肩峰

肱骨

三角肌

肱三头肌

图 3-43　肩肌和臂肌后群

三角肌位于肩外侧部,呈三角形,起自锁骨外侧端、肩峰和肩胛冈,肌束从前、后和外侧包围肩关节,集中止于肱骨外侧的三角肌粗隆,形成肩部的膨隆。该肌收缩时,可使肩关节外展。三角肌瘫痪出现"方肩"现象。三角肌外 1/3 部肌质肥厚且无重要血管、神经通过,常选作肌内注射部位。

 考点提示:
三角肌的位置和功能。

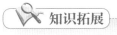 知识拓展

方　肩

肱骨外科颈骨折、肩关节脱位或腋杖的压迫都可损伤腋神经而致三角肌瘫痪, 使臂不能外展及三角形区皮肤感觉丧失。 由于三角肌瘫痪萎缩, 肩部骨突耸起, 失去圆隆的外观而呈"方肩"。

2. 臂肌

（1）肱二头肌:位于肱骨前方,呈梭形。具有屈肘关节的作用。

（2）肱三头肌:位于肱骨后方。具有伸肘关节的作用。

3. 前臂肌　前臂肌位于尺、桡骨的周围,共 19 块,分前、后两群。前群位于前臂的前面

和内侧,共 9 块,该肌群主要作用是屈肘、屈腕作用;后群位于前臂的后面,共 10 块,具有伸肘、伸腕的作用。

4. 手肌 手肌位于手掌,主要运动手指。

（二）下肢肌

下肢肌分为髋肌、大腿肌、小腿肌和足肌。

1. 髋肌 髋肌位于髋关节周围,起自骨盆,止于股骨,主要运动髋关节。髋肌分为前群和后群。

（1）前群:主要有髂腰肌,由腰大肌和髂肌组成,起自腰椎体侧面和髂窝。两肌向下会合,经腹股沟韧带深面止于股骨小转子。具有使髋关节前屈和旋外的作用。下肢固定时还可使躯干前屈。

（2）后群:主要位于臀部,又称臀肌。主要有臀大肌、臀中肌、臀小肌和梨状肌等。其中臀大肌位于臀部浅层,大而肥厚,形成特有的隆起。起自骶骨背面和髂骨翼外面,止于股骨臀肌粗隆和髂胫束。使髋关节伸和外旋,下肢固定时能防止躯干前倾。臀大肌位置表浅,肌质肥厚,其外上 1/4 区常选作肌内注射的部位。

2. 大腿肌 大腿肌分为前群、内侧群和后群。

（1）前群:主要有缝匠肌和股四头肌。缝匠肌呈扁带状,是全身最长的肌,起自髂前上棘,斜向内下方,止于胫骨上端内侧面,具有屈髋和屈膝关节的作用。股四头肌是全身体积最大的肌,有 4 个头:股直肌、股内侧肌、股外侧肌和股中间肌。4 头合并向下移行为腱,包绕髌骨前面和两侧,向下续为髌韧带,止于胫骨粗隆。具有伸膝关节的作用,股直肌还可屈髋关节。

（2）内侧群:位于大腿内侧,共 5 块,包括耻骨肌、长收肌、股薄肌、短收肌和大收肌。内侧群肌具有使髋关节内收的作用。

（3）后群:位于大腿后部,包括股二头肌、半腱肌和半膜肌。具有屈膝关节和伸髋关节的作用。

3. 小腿肌 小腿肌分为前群、外侧群和后群。

（1）前群:位于小腿前面。从内侧向外侧依次为胫骨前肌、跛长伸肌和趾长伸肌。胫骨前肌能使足背屈、内翻,其余两肌作用与名称一致,并能使足背屈。

（2）外侧群:位于腓骨外侧,由浅入深依次为腓骨长肌和腓骨短肌。两肌的腱经外踝后方至足底,长肌止于内侧楔骨和第 1 跖骨,短肌止于第 5 跖骨粗隆。具有使足外翻和跖屈的作用。此外,两肌对维持足弓起重要作用。

（3）后群:位于小腿后面,分浅、深两层。浅层有小腿三头肌,在小腿后方形成膨隆的外形,由腓肠肌和比目鱼肌构成。腓肠肌以 2 个头分别起自股骨内、外侧髁,比目鱼肌在腓肠肌深面,起自胫、腓骨上端,两肌在小腿中部会合,向下移行为粗大的跟腱,止于跟骨结节。具有使足跖屈的作用,腓肠肌还能屈膝关节。站立位时,能固定踝关节和膝关节,防止身体前倾。深层由内侧向外侧依次为趾长屈肌、胫骨后肌和跛长屈肌。具有使足跖屈和内翻以及屈趾的作用。

4. 足肌 足肌分为足背肌和足底肌。足背肌包括跛短伸肌和趾短伸肌。足底肌的主要作用在于维持足弓。

（三）四肢的主要肌性标志

四肢的主要肌性标志有三角肌、肱二头肌、肱三头肌、肱桡肌、鱼际、小鱼际、臀大肌、股四头肌、股二头肌、小腿三头肌等。

（吴　波）

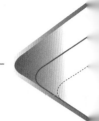

第四章

消化系统

1. 掌握消化系统的组成；各段消化管的形态、分部、位置和主要结构；肝、胰、胆囊、阑尾的形态、位置及体表投影；胆汁的排出途径；腹膜腔定义，男、女盆腔腹膜陷凹的位置。
2. 熟悉直肠、肛管的位置及形态结构特点；输胆管道的组成及开口部位；胰管的开口部位；腹膜与腹腔、盆腔脏器的关系，腹膜形成的各种结构。
3. 了解内脏的概念和组成；消化管的一般结构。
4. 识别各段消化管和消化腺。
5. 学会对食管解剖知识的学习，在鼻饲病人中注重人文关怀。
6. 具有尊重、爱护消化系统标本和模型的职业素养。

📑 案例

　　病人，男，32 岁。反复发作上腹痛 3 年余，无节律性，伴反酸。曾作钡餐检查见十二指肠球部变形。近 1 个月右上腹持续隐痛，药物治疗无效。1h 前饱餐后突然右上腹疼痛难忍，后转移至右侧腹部又蔓延至全腹，伴恶心、呕吐，发病以来大小便均正常。

　　体格检查：体温 37.2℃，脉搏 93 次/min，血压 115/70mmHg。急性病容，面色苍白，神清，查体合作，双肺呼吸音清晰。心音低钝，心律整齐，心率为 93 次/min。腹部饱满，肝脾未触及，全腹压痛、反跳痛均阳性，腹肌紧张呈板状，肝肺相对浊音界消失，移动性浊音阳性，肠鸣音减弱。

　　辅助检查：血常规 WBC 11.2×10^9/L，淋巴细胞占 10%，中性粒细胞占 90%。

请问：

1. 病人的哪个器官发生了疾病？
2. 消化性溃疡的好发部位在哪里？

第一节　概　　述

一、内脏的概念及一般结构

内脏是消化、呼吸、泌尿和生殖 4 个系统器官的总称。内脏器官大部分位于胸腔、腹腔和盆腔内,并借孔道与外界相通,其主要功能是实现机体与外界的物质和气体交换,以保证人体的新陈代谢和繁殖后代。

1. 中空性器官 中空性器官的内部有空腔,呈管状或囊状,如消化管、呼吸道、泌尿道和生殖道。

2. 实质性器官 实质性器官多为腺体,具有分泌功能,如肝、胰、肾及生殖腺等。

二、胸部标志线和腹部分区

内脏大部分器官在胸腔、腹腔和盆腔内部占据相对固定的位置,为了从体表确定内脏各器官的正常位置,通常在胸腹部体表画出若干标志线和分区,这对描述内脏的正常位置、临床诊断和病理检查都有重要的实用价值(图 4-1)。

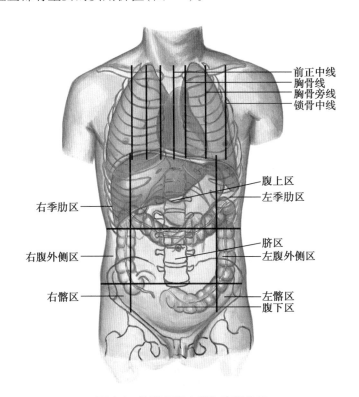

图 4-1 胸腹部标志线和腹部分区

(一)胸部标志线

1. 前正中线 沿身体前面正中所画的垂直线,称前正中线。

2. 胸骨线 沿胸骨外侧缘所画的垂直线,称胸骨线。

3. 锁骨中线 通过锁骨中点所画的垂直线,称锁骨中线。

4. 胸骨旁线 在胸骨线与锁骨中线之间的中点所画的垂直线,称胸骨旁线。

5. 腋前线 沿腋前襞向下所画的垂直线,称腋前线。

6. 腋后线 沿腋后襞向下所画的垂直线,称腋后线。

7. 腋中线 沿腋前线和腋后线之间的中点所画的垂直线,称腋中线。

8. 肩胛线 通过肩胛骨下角所画的垂直线,称肩胛线。

9. 后正中线 沿身体后面正中线所画的垂直线,称后正中线。

（二）腹部分区（图4-1）

为了便于描述腹腔脏器的所在位置,可将腹部分为9个区或4个区。在腹部用两条横线和两条垂线将腹部分为9个区。上横线一般为通过左、右肋弓最低点的水平线,下横线为通过两侧髂结节的水平线;两条垂

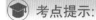

考点提示:
①内脏是哪些系统器官的总称？②腹部的分区（九分法）。

线为左、右腹股沟韧带中点向上的垂线。以上四条线将腹部分成三部九区。其中两条水平线将腹部分为腹上、中、下三部,再由两条垂线与上述两条水平线相交,将腹部分成九区。即腹上部中间的腹上区和左、右季肋区;腹中部中间的脐区和左、右腹外侧区(侧腹);腹下部中间的耻区(腹下区)和左、右腹股沟区(髂区)。

临床上,通过脐画一条水平线与垂直线,两线相交将腹部分为四区,即左、右上腹部和左、右下腹部。

三、消化系统的组成和功能

（一）消化系统的组成

消化系统的组成见图4-2、表4-1。

1. 消化管 消化管由口腔至肛门,为粗细不等的弯曲管道,长约9m,包括口腔、咽、食管、胃、小肠(十二指肠、空肠和回肠)和大肠(阑尾、盲肠、结肠、直肠和肛管)等部分。临床上通常把从口腔到十二指肠的一段,称为上消化道;空肠到肛门的一段,称为下消化道。

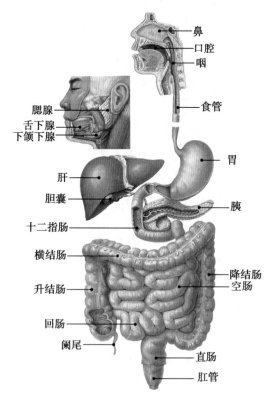

图4-2 消化系统概观

表 4-1 消化系统的组成

消化管	上消化道:口腔、咽、食管、胃、十二指肠
	下消化道:空肠、回肠、大肠(阑尾、盲肠、结肠、直肠、肛管)
消化腺	大消化腺:肝、胰、大唾液腺
	小消化腺:食管腺、胃腺、肠腺

2. 消化腺　消化腺是分泌消化液的腺体,包括大、小两种。大消化腺有大唾液腺、肝和胰;小消化腺则位于消化管壁内,如食管腺、胃腺和肠腺等。

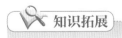 **知识拓展**

消化性溃疡

消化性溃疡主要指发生在胃和十二指肠的慢性溃疡,即胃溃疡和十二指肠溃疡。 消化性溃疡可发生于任何年龄,以中年最常见。 胃溃疡多见于青壮年,十二指肠溃疡多见于中老年。 秋冬和冬春之交是本病的好发季节。 消化性溃疡在临床上以慢性病程、周期性发作、节律性上腹痛为特点。

（二）消化系统的功能

从外界摄取食物,进行物理和化学性消化,吸收营养物质并排出食物残渣。此外,口腔、咽等还与呼吸、发音和语言等活动有关。

 考点提示:
　消化系统的组成;上、下消化道的划分。

第二节　消　化　管

一、消化管的（一般）微细结构

消化管各段的形态和功能不同,其构造也各有特点,但从整体来看,却有类似之处。除口腔和咽外,消化管壁都分为 4 层,即由内向外分为黏膜、黏膜下层、肌层和外膜(图 4-3)。

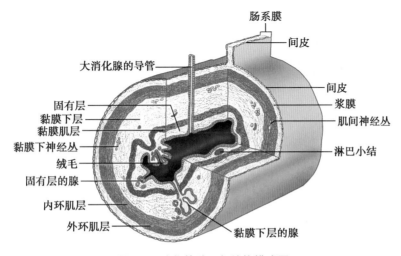

图 4-3　消化管壁一般结构模式图

（一）黏膜

黏膜是消化管壁最内层结构,也是消化管各段结构差异最大、功能最重要的部分。黏膜由上皮、固有层和黏膜肌层构成,具有保护、吸收、分泌等功能。

1. 上皮 上皮构成黏膜的表层,口腔、咽、食管和肛管下部为复层扁平上皮,具有保护功能;消化管其他部分为单层柱状上皮,以消化、吸收为主。

2. 固有层 固有层由结缔组织构成,其内含腺、血管、淋巴管和淋巴组织。

3. 黏膜肌层 黏膜肌层由1~2层平滑肌构成。平滑肌的收缩和舒张可以改变黏膜形态,促进分泌物的排出和血液、淋巴的运行,有助于食物的消化和营养物质的吸收。

（二）黏膜下层

黏膜下层为较细密的结缔组织,有较大的小血管、淋巴管和黏膜下神经丛。食管及十二指肠的黏膜下层内分别有食管腺和十二指肠腺。在食管、胃和小肠等部位的黏膜与部分黏膜下层共同向肠腔内突起,形成纵行或环形的皱褶称皱襞,从而扩大了黏膜的表面积。

（三）肌层

除口腔、咽、食管上段的肌层和肛门外括约肌为骨骼肌外,其余大部分为平滑肌。肌层一般可分为内环、外纵两层。环肌、纵肌交替收缩,可推动食物逐渐下移。

（四）外膜

腹腔内大部分消化管外膜主要为一层间皮,称为浆膜。浆膜能分泌浆液,减少器官之间的摩擦。

二、口腔

口腔为消化管的起始部分,口腔前壁及侧壁为口唇和颊,上壁为腭与鼻腔相隔,下壁为口腔底。口腔向前借口裂通向体外,向后经咽峡与咽腔相通。

口腔借上、下牙弓和牙齿分为前外侧部的口腔前庭和后内侧部的固有口腔。当上、下牙咬合时,口腔前庭和固有口腔仍借上、下牙弓后方的间隙相通。临床病人牙关紧闭时,可通过此间隙将导管送入固有口腔及咽腔,注入营养物质或急救灌药等(图4-4)。

（一）口唇

口唇分上唇和下唇,由皮肤、口轮匝肌和黏膜构成。口唇的游离缘共同围成口裂,口裂的两端称为口角。上唇表面正中线上有一条纵行浅沟称为人中,其上、中1/3交界处为人中穴,抢救昏迷病人时常在此穴进行针刺。在上唇的外面两侧,从鼻翼两旁至口角两侧各有一条斜行的浅沟,称为鼻唇沟,是唇与颊的分界线。面神经麻痹的病人,鼻唇沟变浅或消失。唇的颜色可作为观察人的健康与疾病,如缺氧、唇的颜色为暗红色,临床称发绀。

（二）颊

颊是口腔的两侧壁,其构造与唇相似。颊黏膜在平对上颌第二磨牙的牙冠处,有

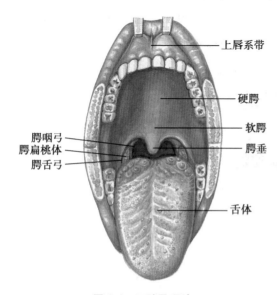

图4-4 口腔及咽峡

上唇系带

硬腭

软腭

腭咽弓
腭扁桃体
腭舌弓

腭垂

舌体

一处小的黏膜隆起,其上有腮腺导管的开口,正常不易看到。

（三）腭

腭为口腔上壁,分隔鼻腔与口腔。可分硬腭和软腭两部分。

1. 硬腭　硬腭占前 2/3,以骨质作为基础,表面覆以黏膜而成。

2. 软腭　软腭占后 1/3,连于硬腭之后,由肌和黏膜组成。其后缘中央有一个向下垂的突起,称为腭垂。自腭垂向两侧各有一对弓形黏膜皱襞,前方的向下连于舌根部,称为腭舌弓;后方的向下连于咽侧壁,称为腭咽弓。两弓之间的三角形凹陷区称为腭扁桃体窝,窝内有腭扁桃体(图 4-4)。腭垂、左右腭舌弓及舌根共同围成咽峡,是口腔与咽的分界。

（四）牙

1. 牙的形态　牙是人体最坚硬的器官,具有咀嚼食物和辅助发音作用。每个牙都分为牙冠、牙颈、牙根三部分(图 4-5)。牙冠是露于口腔的部分,洁白而有光泽;牙根嵌入牙槽内,借牙周膜与骨质结合,牙根尖部有一个孔,称为根尖孔,有血管、神经出入;牙颈为牙冠和牙根之间稍细部分,外包以牙龈。

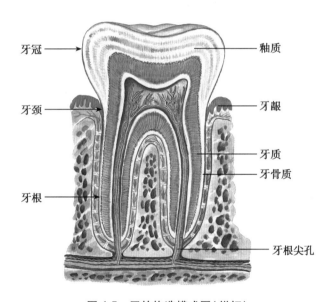

图 4-5　牙的构造模式图(纵切)

2. 牙的构造　主要由牙质构成,在牙根部和牙颈部牙质的外面包有一层黏合质(牙骨质),而在牙冠部表面有白色、光亮、坚硬的釉质。

釉质是人体中钙化程度最高的组织。口腔内的乳酸杆菌能使糖类酵解产酸,导致釉质脱落,而产生空洞,临床称为龋齿。牙内部的腔隙称为牙腔或牙髓腔,包括牙冠腔和牙根管,其内容纳牙髓。牙髓由神经、血管、淋巴管和结缔组织组成。若龋洞不断加深,涉及牙髓的神经,则可引起剧痛。

3. 牙的分类　根据牙的形态和功能不同,可分为切牙、尖牙、磨牙三种;恒牙分为前磨牙和磨牙。

4. 出牙和牙式　人一生有两套牙齿,即乳牙和恒牙。乳牙自出生 6 个月开始萌出,2~3 岁内出齐。乳牙共 20 个。上、下颌左右各 5 个,由前向后为切牙 2 个、尖牙 1 个、磨牙 2 个。恒牙自 6 岁开始替换乳牙,至 14 岁左右除第三磨牙外,全部出齐。第三磨牙一般在 18~28

岁萌出,故称智牙或迟牙,也可终生不出。因此恒牙为 28~32 个均属正常。恒牙在上、下颌左右各 8 个,由前向后为切牙 2 个、尖牙 1 个、前磨牙 2 个、磨牙 3 个。

乳牙和恒牙的牙式排列见图 4-6 和图 4-7。

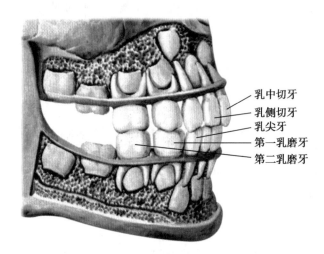

图 4-6 乳牙的名称及排列

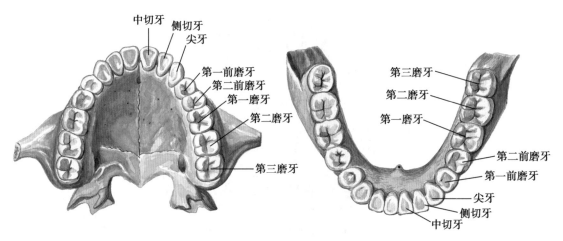

图 4-7 恒牙的名称及排列

临床上,为了记录牙的位置,常以被检查者的方位为准,以"十"记号划分上、下颌及左、右两半,共 4 区,乳牙以罗马数字 Ⅰ~Ⅴ 标示,恒牙用阿拉伯数字 1~8 标示,如"Ⅳ|"表示右下颌第一乳磨牙;"|6"表示左上颌第一磨牙。

5. 牙周组织　牙周组织包括牙周膜、牙槽骨和牙龈三部分,对牙起保护、固定和支持作用。牙周膜是介于牙槽骨与牙根之间的致密结缔组织膜,具有固定牙根和缓解咀嚼时产生的压力。牙龈是口腔黏膜的一部分,紧贴于牙颈周围及邻近的牙槽骨上,血管丰富,呈淡红色,坚韧而有弹性。

（五）舌

舌是位于口腔底的肌性器官,由纵、横和垂直三种不同方向的骨骼肌为基础,表面覆以黏膜而成,具有感受味觉、协助咀嚼、吞咽食物和辅助发音等功能。

1. 舌的形态　舌的上面有一条 V 形的界沟,将舌分成后 1/3 的舌根和前 2/3 的舌体,舌体的前端称为舌尖。

2. 舌黏膜 舌黏膜淡红湿润。舌背的黏膜表面有许多小的突起,称为舌乳头。按其形状分为丝状乳头、菌状乳头及轮廓乳头(图4-8)。丝状乳头数量最多,呈白色丝绒状,具有一般感觉功能;菌状乳头数量较少,为红色钝圆形的小突起,散在丝状乳头之间,内含有味蕾,司味觉;轮廓乳头最大,有7~11个,排列在界沟的前方,乳头中央隆起,周围有环状沟,沟壁内含有味蕾。丝状乳头浅层的上皮细胞不断角化脱落,脱落的上皮细胞与唾液,食物残渣、细菌等混杂在一起,附于黏膜表面,形成淡薄的白色舌苔。舌苔的厚薄和色泽可反映人体的健康与疾病状况。舌的下面正中有一个黏膜皱襞,称为舌系带,在舌系带根部的两侧有一对小的隆起,称为舌下阜,阜顶上有下颌下腺管和舌下腺管的共同开口;由舌下阜向后外侧延伸的黏膜隆起,称为舌下襞,此襞深面藏有舌下腺(图4-9)。

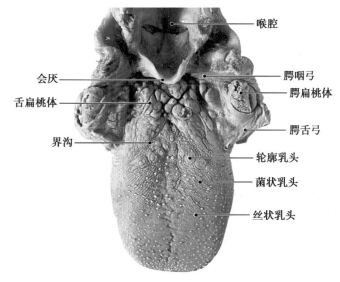

图4-8 舌(背面)

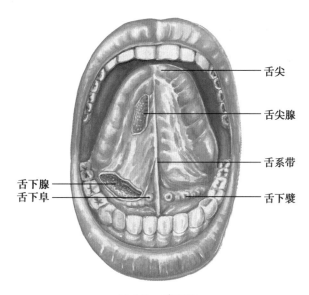

图4-9 舌下面

3. 舌肌 舌肌为骨骼肌,分舌内肌和舌外肌。舌内肌的起止点均在舌内,构成舌的主体,肌束呈纵、横、垂直三个方向排列,收缩时可改变舌的外形,舌外肌起自舌周围的结构而止于舌内,收缩时可改变舌的位置。其中最重要的舌外肌是颏舌肌,该肌左右各一,起自下颌骨体内面中线的两侧,肌束向后上呈扇形进入舌内。两侧颏舌肌同时收缩,舌前伸;一侧收缩时,舌尖伸向对侧。临床可以判断脑神经的损伤。

三、咽

(一)咽的形态和位置

咽是一前后略扁的漏斗形肌性管道,位于第1~6颈椎前方,上附于颅底,下至第6颈椎椎体的下缘平面与食管相续,全长12cm。咽有前壁、后壁及侧壁,其前壁不完整,向前分别与鼻腔、口腔及喉腔相通。咽具有吞咽、呼吸、保护、防御等功能。此外,咽也是一个重要的发音共振器官,对发音起辅助作用(图4-10)。

(二)咽腔的分部和结构

咽以腭帆游离缘和会厌上缘平面为界,分为鼻咽、口咽、喉咽三部分,其中口咽和喉咽两部是消化管和呼吸道的共同通道(图4-11)。

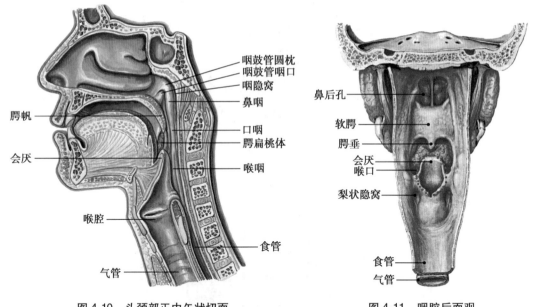

图 4-10 头颈部正中矢状切面   图 4-11 咽腔后面观

1. 鼻咽 鼻咽是咽的上部,位于鼻腔后方,向前借鼻后孔与鼻相通。在侧壁上,相当于下鼻甲的后方有咽鼓管咽口,空气由此口经咽鼓管进入中耳的鼓室,以维持鼓膜内、外压力的平衡。咽鼓管咽口前、上、后方的弧形隆起,成为咽鼓管圆枕,是寻找咽鼓管咽口的标志。咽鼓管咽口的后方有一个凹陷,称为咽隐窝,是鼻咽癌的好发部位。

2. 口咽 口咽位于腭帆游离缘与会厌上缘平面之间,向前经咽峡与口腔相通。

3. 喉咽 喉咽是咽的最下部,稍狭窄,上起自会厌上缘平面,向前借喉口与喉腔相

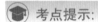 考点提示:

①咽的分部及各部主要结构;②**鼻咽癌的好发部位**。

通,向下至第 6 颈椎下缘平面与食管相续。在喉口的两侧各有一个深窝,称为梨状隐窝,是异物易滞留之处。

四、食管

（一）食管的位置和分部

食管是一前后略扁的肌性管道,是消化管最狭窄的部分,长约 25cm。上端在第 6 颈椎体下缘与咽相续,下端约平第 11 胸椎高度与胃的贲门连接,食管依其行程分为颈部、胸部、腹部三部分(图 4-12)。

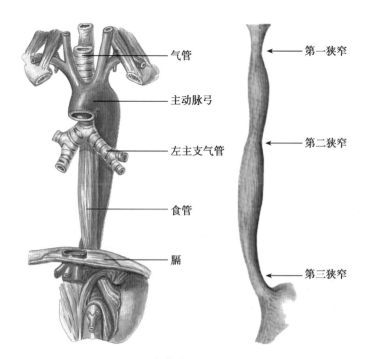

图 4-12　食管的位置及三个狭窄

（二）食管的狭窄部位

食管的管径并非上下均匀一致,全长有三处生理性狭窄(图 4-12)。第一狭窄为食管起始处,相当于第 6 颈椎体下缘,距中切牙 15cm;第二狭窄为食管与左主支气管交叉处,相当于第 4、5 胸椎之间的平面,距中切牙约 25cm;第三狭窄位于食管穿过膈的食管裂孔处,相当于第 10 胸椎平面,距中切牙约 40cm。这些狭窄处是异物容易滞留的部位,也是食管癌的好发部位。临床进行食管内插管时,要注意食管的狭窄部位,根据食管镜插入的距离可判断到达的部位。

（三）食管壁的形态和微细结构特点

食管腔面有 7～10 条纵行皱襞,当食物通过时,管腔扩大,皱襞消失。食管壁可分为 4 层结构(图 4-13)。食管的黏膜上皮为复层扁平上皮,具有保护功能。黏膜下层含有食管腺。食管腺分泌黏液,黏液经导管排入食管腔内,可润滑管壁,使食团易于下行。食

🎓 **考点提示:**
　　①食管三个生理狭窄的位置及与切牙的距离;②在施行食管插管时应注意什么?

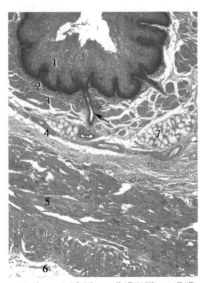

1.上皮；2.固有层；3.黏膜肌层；4.黏膜下层；5.肌层；6.纤维膜；7.食管腺；↑食管腺导管。

图 4-13 食管的微细结构

管肌层的上段为骨骼肌,下段为平滑肌,中段由骨骼肌和平滑肌混合构成。食管的外膜为纤维膜,较薄。

五、胃

胃是消化管中最膨大的部分。食物由食管入胃,混以胃液经初步消化后,再逐渐输送至十二指肠。胃除有受纳食物和分泌胃液的作用外,还有内分泌功能。

（一）胃的形态及分部

胃的形状和大小随内容物多少而有不同。成人胃的容量约 1 500ml,胃特别充满时,其容量约有3 000ml,但在极度收缩时,又可缩成管状。胃有入出两口、前后两壁、上下两缘(图 4-14)。入口为食管与胃移行处,称为贲门,出口为胃与十二指肠移行处,称为幽门;上缘称为胃小弯,是胃溃疡的好发部位;其最低点的转折处形成一切迹,称为角切迹;胃的下缘较长,大部分凸向左下方,称为胃大弯。

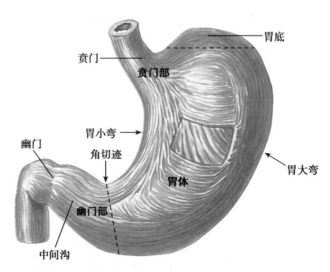

图 4-14 胃的形态、分部和胃肌

胃通常分为贲门部、胃底、胃体和幽门部 4 部分。靠近贲门周围的部分,称为贲门部;位于贲门平面以上,向左上方膨起的部分称为胃底;胃底与角切迹之间的中间大部分称为胃体;角切迹与幽门之间的部分称为幽门部。幽门部中紧接幽门而呈管状的部分,称为幽门管;幽门管左侧稍膨大的部分,称为幽门窦。

 考点提示:
胃的分部与胃溃疡的好发部位

（二）胃的位置和毗邻

胃充满到中等程度时,约 3/4 位于左季肋区,1/4 位于腹上区。其贲门较为固定,约在第

11 胸椎的左侧,幽门约在第 1 腰椎的右侧。胃前壁只有一小部分直接贴于腹前壁,胃前壁的右侧份与肝左叶相邻;左侧份与膈相邻,并为左肋弓所遮掩,剑突下肝与左肋弓之间的部分,直接与腹前壁相贴,此处是胃的触诊部位。胃后壁邻近左肾、左肾上腺、胰、脾等器官。

（三）胃壁的构造

胃壁分四层。胃黏膜柔软,在胃空虚时黏膜有许多皱襞(图 4-15),充盈时,则皱襞减少或变平坦。胃的肌层发达,由外纵、中环和内斜三层平滑肌构成(图 4-14)。在幽门处,胃的环行肌特别增厚,形成幽门括约肌,黏膜在此处形成环形皱襞称为幽门瓣,具有防止肠内容物逆流入胃的作用。

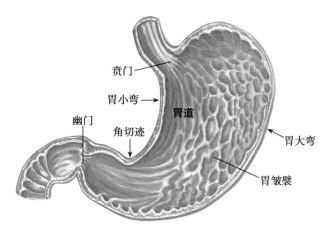

图 4-15　幽门瓣及胃的黏膜

（四）胃的微细结构

1. 黏膜　胃黏膜表面有许多浅沟,将黏膜分成许多直径 2~6mm 的胃小区。黏膜表面还遍布约 350 万个不规则的小孔,称胃小凹。每个胃小凹底部与 3~5 条腺体通连(图 4-16、图 4-17)。

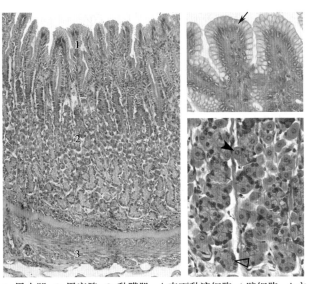

1. 胃小凹;2. 胃底腺;3. 黏膜肌;↑ 表面黏液细胞;▲壁细胞;△主细胞。

图 4-16　胃底部黏膜光镜像

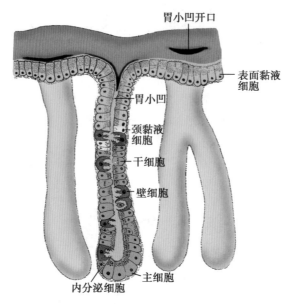

图 4-17　胃上皮和胃底腺立体模式图

（1）上皮：为单层柱状上皮，无杯状细胞，柱状细胞能分泌黏液，参与黏液-碳酸氢盐屏障的构成。

（2）固有层：固有层的结缔组织中，含有大量紧密排列的胃腺，根据所在部位和结构的不同，胃腺可分为胃底腺、贲门腺和幽门腺 3 种。

胃底腺又称泌酸腺，分布于胃底和胃体的固有层内，是胃黏膜中数量最多，功能最重要的腺体。胃底腺由主细胞、壁细胞、颈黏液细胞、未分化细胞和内分泌细胞等构成。①主细胞，又称胃酶细胞，数量多，细胞呈柱状，核圆形，靠近细胞基底部。主细胞分泌胃蛋白酶原。②壁细胞，又称盐酸细胞，数量较少，细胞较大，呈圆形或锥体形，核圆形，位于细胞中央，有的可见双核，胞质呈酸性。壁细胞能分泌盐酸和内因子。③颈黏液细胞数量少，位于腺体的上部，能分泌黏液，参与黏膜屏障的构成，对胃黏膜有保护作用。④未分化细胞，能分化成胃腺的各种细胞。

（3）黏膜肌层：由内环行与外纵行两薄层平滑肌组成。

2. 黏膜下层　为较致密的结缔组织，内含较粗的血管、淋巴管和神经，还可见成群的脂肪细胞。

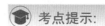 考点提示：
构成胃底腺的主要细胞及分泌物及作用。

3. 肌层　肌层较厚，一般由内斜、中环和外纵三层平滑肌构成。环行肌在贲门和幽门处增厚，分别形成贲门括约肌和幽门括约肌。

4. 外膜　胃的外膜为浆膜。

六、小肠

小肠上起自幽门，下续接盲肠和结肠，全长 5～7m，分十二指肠、空肠和回肠 3 部分，是消化食物和吸收营养的主要场所。

（一）十二指肠

十二指肠紧贴腹后壁，为小肠起始段，呈 C 形从右侧包绕胰头，长约 25cm，分为上部、降

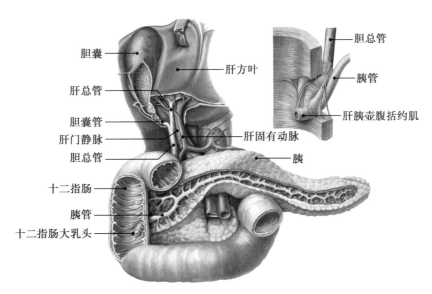

图 4-18 十二指肠、胰和胆道

部、水平部和升部 4 部分（图 4-18）。

1. 上部　十二指肠上部在第 1 腰椎的右侧起自幽门,向右后方至胆囊颈后下方转折向下移行为降部。上部近幽门处的一段肠管,壁薄内面光滑,环状皱襞少,称十二指肠球,是十二指肠溃疡的好发部位。

2. 降部　十二指肠降部在右肾内侧下降至第 3 腰椎水平,转折向左续于水平部。降部左侧贴胰头,其后内侧壁上有十二指肠纵襞,其下方有十二指肠大乳头,是胆总管和胰管的共同开口,距中切牙约 75cm,可作为插放十二指肠引流管深度的参考值。大乳头稍上方,可见十二指肠小乳头,是副胰管的开口。

3. 水平部　十二指肠水平部自右向左横过第 3 腰椎,至左侧续于升部。

4. 升部　十二指肠升部自第 3 腰椎左侧上升至第 2 腰椎左侧,急转向前下方,形成十二指肠空肠曲,移行为空肠。十二指肠空肠曲由十二指肠悬肌连于膈右脚,此肌是手术时确定空肠起点的标志。

（二）空肠和回肠

空肠和回肠由肠系膜连于腹后壁,又称系膜小肠,其活动度较大。空肠与回肠的比较和区别见图 4-19 与表 4-2。

表 4-2　空肠与回肠的区别

	空肠	回肠
位置	位于左上腹部	位于右下腹部
长度	占全长的 2/5	占全长的 3/5
管腔	较粗	较细
管壁	较厚	较薄
颜色	较红	较淡
环状皱襞	密而高	疏而低
淋巴滤泡	孤立淋巴滤泡	集合淋巴滤泡
血管弓	少	多

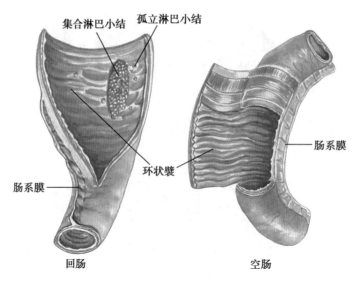

图 4-19　空肠与回肠的比较

（三）小肠黏膜形态与微细结构特点

小肠壁由黏膜、黏膜下层、肌层和外膜构成。小肠腔面有许多环状皱襞和绒毛（图 4-20）。

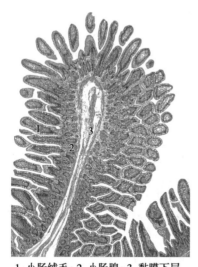

1. 小肠绒毛；2. 小肠腺；3. 黏膜下层。

图 4-20　小肠皱襞的光镜像

1. 皱襞　除十二指肠球部黏膜较光滑外，其余各段小肠腔面有许多环状黏膜。环状皱襞由黏膜和黏膜下层向肠腔突出而成。

2. 绒毛　绒毛是由小肠黏膜上皮和固有层向肠腔突出而形成的指状突起。

（1）上皮：为单层柱状上皮。在柱状细胞游离面有明显的纹状缘，电镜观察，纹状缘是由许多密集的微绒毛组成的。环状皱襞、绒毛和微绒毛极大地扩大了小肠表面积，有利于营养物质的吸收。

（2）固有层：构成绒毛的中轴，内有毛细淋巴管，称中央乳糜管，在中央乳糜管周围有丰富的毛细血管网。

3. 肠腺　肠腺是绒毛根部的上皮下陷至固有层所形成的管状腺，能分泌多种消化酶。

4. 淋巴组织　小肠固有层内含有淋巴组织。空肠的淋巴组织多为孤立淋巴滤泡，回肠则多为集合淋巴滤泡。

七、大肠

大肠是消化管的最下段，起始段与回肠相续，末端终于肛门。长约 1.5m，分为盲肠、阑尾、结肠、直肠、肛管 5 部分（图 4-21）。盲肠和结肠有 3 种特征性结构：①结肠带有 3 条，沿肠管的纵轴排列，3 条带均汇集于阑尾根部；②结肠袋是因结肠带短于肠管，使肠壁皱缩向外膨出形成的袋状结构；③肠脂垂为结肠带上附着的脂肪突起（图 4-22）。

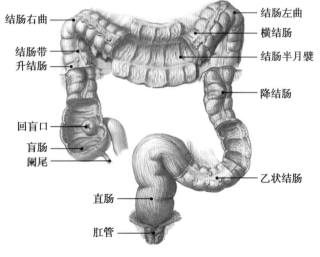

图 4-21 大肠

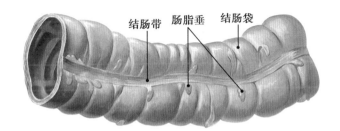

图 4-22 大肠的特征性结构

（一）盲肠

盲肠位于右髂窝内,为大肠的起始部,长 6~8cm,与回肠、结肠、阑尾连接。回肠末端开口于盲肠,称回盲口。在回盲口上、下方有两个半月形的皱襞,称回盲瓣,可控制小肠内容物进入大肠的速度和防止盲肠内容物逆流。在回盲瓣的下方约 2cm 处,有阑尾的开口（图 4-23）。

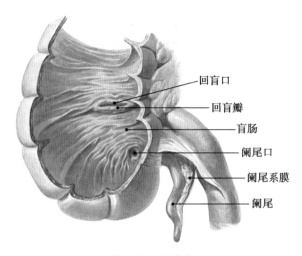

图 4-23 回盲部

（二）阑尾

阑尾形如蚯蚓，根部连于盲肠的后内侧壁，末端游离，长 6～8cm。三条结肠带汇集在阑尾根部，是手术中寻找阑尾的方法。阑尾的体表投影通常在脐和右髂前上棘连线的中、外 1/3 交界处，临床上称为麦氏点（McBurney point），急性阑尾炎时该处可有压痛（图 4-23、图 4-24）。

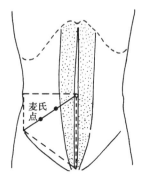

图 4-24　阑尾体表投影

（三）结肠

结肠起于盲肠，续于直肠，围绕空肠和回肠，呈 M 形排列（图 4-21）。

1. 升结肠　升结肠在右髂窝起于盲肠，上升至结肠右曲（肝曲）。

2. 横结肠　横结肠从结肠右曲向左至结肠左曲（脾曲），有系膜连于腹后壁。

3. 降结肠　降结肠自结肠左曲下降至左髂嵴平面续于乙状结肠。

4. 乙状结肠　乙状结肠从左髂嵴水平转入盆腔内，至第 3 骶椎平面续于直肠。乙状结肠是结肠癌的好发部位。

（四）直肠

直肠位于盆腔后部，从第 3 骶椎平面下降至盆膈，长 10～14cm。直肠不直，在矢状面上有两个弯曲，即骶曲和会阴曲，骶曲凸向后，会阴曲凸向前。直肠下部膨大，称直肠壶腹，有 2 个或 3 个直肠横襞，中间一条大而明显，位置恒定，位于直肠右壁，距肛门 7cm，临床上进行乙状结肠镜检查时，应顺着直肠的两个弯曲方向将镜插入，以免损伤肠壁（图 4-25）。

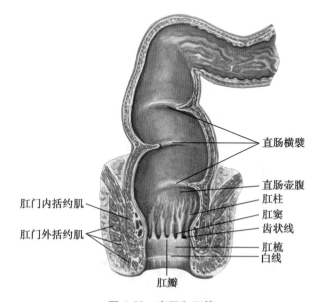

直肠横襞

直肠壶腹
肛柱
肛窦
齿状线
肛梳
白线

肛门内括约肌

肛门外括约肌

肛瓣

图 4-25　直肠和肛管

（五）肛管

肛管上界为盆膈平面，下界止于肛门，长约 4cm，平时处于收缩状态。肛管上段的黏膜形成 6～10 条纵行的黏膜皱襞，称为肛柱。各柱的下端有半月形的小皱襞相连，称为肛瓣。

在肛瓣与相邻肛柱下端之间有小凹陷,称为肛窦。各肛瓣与肛柱下端,共同连成锯齿状的环形线,称为齿状线,为皮肤和黏膜相互移行的分界线。齿状线以上的腔面被覆黏膜,齿状线以下的腔面被覆无角化层的复层扁平上皮。齿状线上、下两个区域的动脉供应、静脉回流和神经支配均不相同,具有重要的临床意义。齿状线以下光滑而略有光泽的环形区域,称为肛梳或痔环。痔环和肛柱的深面有丰富的静脉丛,此丛若淤血扩张则易形成痔,在齿状线以上者称为内痔,以下者称为外痔。

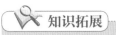 考点提示:
①结肠与盲肠的特征性结构;②阑尾根部的体表投影。

直肠周围有内、外括约肌围绕。肛门内括约肌由直肠壁环行平滑肌增厚而成,收缩时能协助排便。肛门外括约肌是位于肛门内括约肌周围的环行肌束,为骨骼肌,可随意括约肛门(图4-25)。

知识拓展

肠 梗 阻

肠内容物不能正常运行、顺利通过肠道,称为肠梗阻,是外科常见的急腹症之一。 常见的机械性肠梗阻:

1. 粘连性肠梗阻　粘连性肠梗阻是肠粘连或肠管被粘连带压迫所致的肠梗阻,较为常见。

2. 蛔虫性肠梗阻　蛔虫性肠梗阻由于蛔虫聚集成团并刺激肠管导致痉造成致肠腔堵塞,多见于2~10岁儿童。

3. 肠扭转　肠扭转指一段肠管沿其系膜长轴旋转而形成的闭袢性肠梗阻,常发生于小肠,其次是乙状结肠。

4. 肠套叠　肠套叠指一段肠管套入与其相连的肠管内。 肠套叠多见于2岁以下的幼儿。 典型表现为阵发性痛、果酱样血便和腊肠样肿块。

第三节 消 化 腺

一、唾液腺

 案例

男性,45岁,多年前诊断为乙型肝炎。 近5年全身乏力、食欲不振,常有牙龈出血,鼻出血,半年来间断出现腹胀、下肢水肿和少尿。 近3d腹胀明显,腹部持续隐痛,发热。 查体:体温38.6℃,脉搏94次/min,呼吸20次/min,血压120/70mmHg。 面色晦暗黝黑,巩膜轻度黄染。心肺无异常。 蛙形腹,腹壁静脉显露。 肝脏触不清,肝颈静脉反流征阴性,脾肋下6cm,移动性浊音阳性。 左侧腹部有局限性压痛,轻度肌紧张和反跳痛,肠鸣音5次/min。 可见肝掌。

腹水检查:淡黄色,比重为1.021,蛋白质38g/L,Rivalta试验阳性,细胞总数700×10^6/L,中性粒细胞占80%,淋巴细胞占20%。

请问:

1. 这位男性病人哪个器官发生了问题?

2. 该器官位置与结构有什么特点?

　　唾液腺能分泌唾液,有清洁口腔与湿润食物的作用,唾液中含有淀粉酶,能帮助食物中的淀粉进行消化。唾液腺分为大、小唾液腺。大唾液腺有 3 对,均独立于口腔周围,通过导管开口于口腔黏膜。小唾液腺数量众多,如唇腺、腭腺等。

　　1. 腮腺　腮腺的体积最大,呈不规则的三角形,位于耳垂的前下方,上达颧弓,下至下颌角附近。腮腺分泌物通过腮腺管从前缘离开腮腺,在颧弓下方一横指处横过咬肌表面,至咬肌前缘转向深部,穿过颊肌,开口于平对上颌第二磨牙牙冠部的颊黏膜处。

　　2. 下颌下腺　下颌下腺呈卵圆形,位于下颌体深面的下颌下腺窝内,其导管沿口腔底黏膜深面前行,开口于舌下阜。

　　3. 舌下腺　舌下腺是最小的一对唾液腺,略扁而长,位于口腔底舌下襞深面。其导管分两种,小管有数条,开口于舌下襞;大管只有 1 条,常与下颌下腺管汇合,共同开口于舌下阜(图 4-26)。

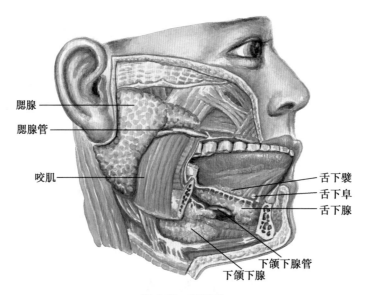

图 4-26　唾液腺

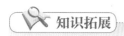

唾液的作用

　　唾液中含有淀粉酶、溶菌酶、过氧化物酶、黏液蛋白、磷脂、磷蛋白氨基酸、钠、钾、钙、镁等物质,这些物质具有清洁口腔、湿润食物、消化食物、杀菌、保护胃黏膜等作用。

二、肝

　　肝是人体内最大的腺体,也是人体内最大的消化腺,重 1 200～1 500g,是机体新陈代谢最活跃的器官。肝的血液供应丰富,活体的肝呈棕红色,质软而脆,肝易受外力冲击而破裂,从而引起腹腔内大出血。

　　肝的主要功能不仅是分泌胆汁促进脂肪的消化和吸收,同时也参与蛋白质、脂类、糖类和维生素以及激素、药物等物质的合成、分解、转化;具有吞噬、防御、解毒的功能,胚胎时期肝脏还有造血的功能。

（一）肝的形态

肝呈不规则的楔形，可分为上、下两面与前、后两缘。上面与膈肌相贴，称为膈面，前部借镰状韧带连于腹前壁，并把肝分为左、右两叶。肝的下面朝向下后方，称为脏面。在肝的脏面，可见H形的三条沟：左纵沟、右纵沟和横沟，将肝分为左叶、右叶、方叶与尾状叶4个叶。位于脏面H形正中的横沟内有肝左右管、肝固有动脉、肝门静脉和神经、淋巴管出入，称为肝门。由结缔组织包绕出入肝门的这些结构，称肝蒂（图4-27、图4-28）。

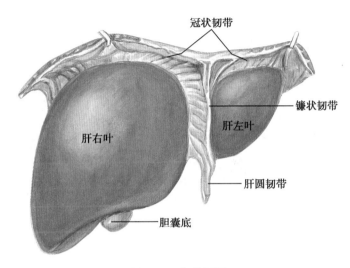

图4-27 肝的膈面

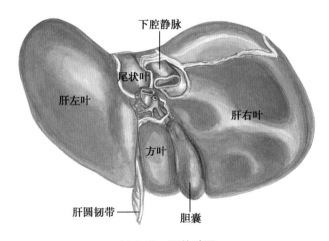

图4-28 肝的脏面

（二）肝的位置和毗邻

肝大部分位于右季肋区和腹上区，小部分位于左季肋区。肝大部分被肋弓掩盖（儿童时期肝下界可低于右肋弓下缘1~2cm，因此儿童时期肝易触及）。肝上界与膈穹窿一致，最高点约在右锁骨中线与第5肋交点处。肝下界也是肝前缘，在右锁骨中线与右肋弓大体一致，在腹上区，肝前缘突出于剑突下2~3cm。肝左叶下面与胃前壁相邻，右叶下面前部与结肠右曲相接，中部近肝门处邻接十二指肠上曲，后部邻接右肾上腺和右肾。

（三）肝的微细结构

肝表面由结缔组织被膜覆盖,被膜均为浆膜,结缔组织随肝门处的血管和肝管的分支伸入肝实质,将肝实质分成许多肝小叶(图4-29)。

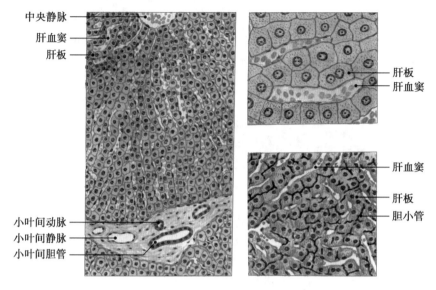

图4-29 肝的微细结构

1. 肝小叶 肝小叶是肝的结构和功能的基本单位,呈多面棱柱状,成人的肝有50万~100万个肝小叶。每个肝小叶中央有一条纵行的中央静脉,肝细胞以中央静脉为中心呈放射状排列形成板状结构,所以称为肝

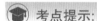
考点提示:
①肝的位置;②肝结构与功能的基本单位。

板,在切片中,肝板的断面呈索状,因此又称为肝索。肝板与肝板之间相邻的空隙称为肝血窦。中央静脉与肝血窦内含血液,肝血窦内有肝巨噬细胞,形状较大,形态不规则,有很强的吞噬功能,对清除病原体、衰老的红细胞起很重要的作用。肝血窦与肝细胞板之间的狭小间隙称窦周隙,光镜下不容易辨识,窦周隙是肝细胞与血液之间进行物质交换的场所(图4-30)。

（1）肝细胞:呈多边形,体积较大,细胞核圆形,位于细胞的中央,核仁明显。肝细胞具有多种功能,细胞器发达:线粒体为肝细胞的功能活动提供能量;粗面内质网成群分布,能合成白蛋白、纤维蛋白原、凝血酶原等多种蛋白质;滑面内质网具有合成胆汁,参与脂肪代谢、固醇类激素的灭活及解毒等多方面的功能。高尔基复合体数量甚多,与肝细胞的分泌活动有关。溶酶体较多,能消化分解肝细胞吞饮的物质、退化的细胞器等,对更新肝细胞结构和维持肝细胞正常功能起着重要的作用。此外,肝细胞内还含有糖原、脂滴等。

（2）肝血窦:是位于肝板之间的网状管道,其内充满血液,其壁由内皮细胞构成。内皮细胞有孔,细胞之间有较大的间隙,内皮外面无基膜,因此肝血窦壁的通透性较大,有利于肝细胞从血液中摄取物质和向血液排出分泌物。肝血窦内散在分布有多突起的肝巨噬

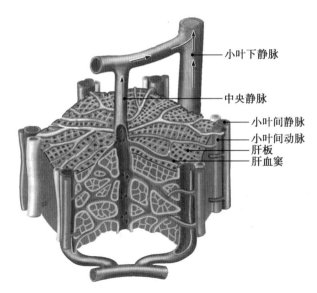

图 4-30　肝板和肝血窦示意图

细胞(Kupffer 细胞)。肝巨噬细胞具有很强的吞噬能力,能吞噬血液中的细菌、异物和衰老的红细胞等,肝血窦的血液来自肝固有动脉和肝门静脉,血液在肝血窦内从小叶的中央,汇入中央静脉。

电镜观察显示,肝血窦的内皮细胞与肝细胞之间有极狭窄的间隙,称为窦周间隙,其内充满由肝血窦渗出的血浆,肝细胞的微绒毛伸入窦周间隙,浸于血浆中。窦周间隙是肝细胞与血液之间进行物质交换的场所。此外,窦周间隙内还有一种散在的贮脂细胞,有贮存维生素 A 的功能。

(3) 胆小管:在相邻肝细胞质膜局部凹陷围成的微细管道称胆小管,胆小管在肝脏内部连接成网,行走于肝板内。在胆小管的两侧,相邻的肝细胞形成紧密连接,可阻止胆小管内容物溢出管外。肝细胞分泌的胆汁直接进入胆小管,胆汁循胆小管从肝小叶的中央流向周边,汇入小叶间胆管。当肝的病变引起肝细胞的紧密连接破坏时,胆汁可经肝细胞之间的间隙溢入窦周间隙和肝血窦,导致血液内出现胆汁。

每个肝细胞具有三种不同的面,即:相邻肝细胞之间的连接面,细胞间有缝隙连接等结构;与肝血窦相邻面,称血窦面,此面有许多微绒毛伸至窦周间隙。在形成胆小管处,肝细胞通过这三种面实现其多种功能。

2. 门管区　由相邻肝小叶之间的结缔组织所围绕的区域称门管区,主要含三种管道,即小叶间动脉、小叶间静脉、小叶间胆管。小叶间动脉是肝固有动脉的分支,小叶间静脉是肝门静脉在肝内的分支,小叶间胆管为胆小管汇集而成。

3. 肝的血管　肝的血液有两个来源:肝固有动脉,属于肝的营养性血管;肝门静脉收集不成对腹腔脏器的静脉血,为功能性血管。肝固有动脉移行为小叶间动脉,肝门静脉移行为小叶间静脉,最后均汇入肝血窦,在肝小叶内由周边流向中央静脉,再离开肝小叶流进小叶下静脉,小叶下静脉独立行走于小叶间结缔组织内,最后流入肝静脉出肝(图 4-30),其血流途径见图 4-31。

肝固有动脉→小叶间动脉

肝门静脉 → 小叶间静脉

}→肝血窦→中央静脉

→小叶下静脉→肝静脉→下腔静脉

图 4-31　肝的血流途径

（四）肝外胆道系统

是指肝细胞分泌的胆汁排出并流经的器官和结构,包括胆囊和输胆管道(肝左管、肝右管、肝总管、胆囊管和胆总管)(图 4-32)。

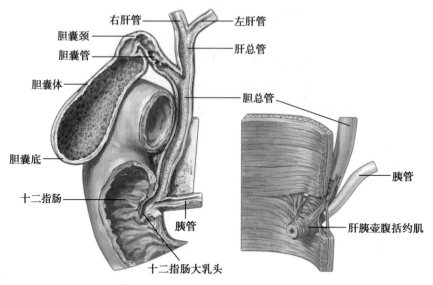

图 4-32 胆囊及输胆管道

1. 胆囊 胆囊位于肝脏面的胆囊窝内,呈长梨形的囊状器官,长 10～15cm,容量 40～60ml,与结肠右曲和十二指肠上曲相邻。胆囊分底、体、颈、管 4 部分,胆囊颈和胆囊

> 考点提示:
> ①胆囊的功能;②胆囊底的体表投影。

管内的黏膜形成螺旋状的皱襞,称螺旋襞,有调节胆汁排出的作用,胆结石易嵌顿于此处。在肝总管、胆囊管和肝脏面围成的三角形区域,称胆囊三角,胆囊动脉一般从中间穿过,是胆囊手术过程寻找胆囊动脉的标志。胆囊有暂时贮存和浓缩胆汁的作用。胆囊底在体表有一个投影点,位于右锁骨中线与右侧肋弓交点下缘附近。胆囊炎时,该处可有压痛,临床称 Murphy 征阳性。

2. 肝管与肝总管 肝管分左、右肝管,出肝门后汇合为肝总管。肝总管下行与胆囊管汇成胆总管。

> 考点提示:
> 胆汁的排出途径。

3. 胆总管 胆总管由肝总管和胆囊管汇合而成,向下至十二指肠降部中份,与胰管汇合,形成一略膨大的共同管道称肝胰壶腹,开口于十二指肠大乳头(图 4-32)。胆汁的排泄途径见图 4-33。

胆囊
↑↓
胆囊管
↗ ↘
肝细胞→胆小管→小叶间胆管→左、右肝管→肝总管→胆总管→肝
胰壶腹→十二指肠大乳头

图 4-33 胆汁的排出途径

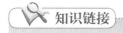

知识链接

胆道蛔虫与胆绞痛

因驱蛔不当、发热、胃肠道功能紊乱等原因，使寄生于小肠中的蛔虫受刺激而向上窜动，经过十二指肠乳头钻入胆道，使括约肌痉挛引起引起剧痛和继发感染，如堵塞胰管开口则发生急性胰腺炎。主要症状突发性剑突右下方阵发性"钻顶样"绞痛，可向右肩背部放射，伴呕吐，有时呕吐出蛔虫。此外还可并发胆道出血、胆结石、胆囊穿孔等并发症。

三、胰

胰是人体第二大消化腺，由外分泌部和内分泌部组成。胰的外分泌部（腺细胞）能分泌胰液，内含多种消化酶（如蛋白酶、脂肪酶及淀粉酶等），有分解消化蛋白质、脂肪和糖类等作用；其内分泌部即胰岛，散在于胰腺实质内，在胰尾部较多，主要分泌胰岛素，起调节血糖浓度的作用。

（一）胰的位置与形态

胰位于胃的后方，平对第 1~2 腰椎水平横贴于腹后壁。呈长棱柱形，质地柔软，灰红色（图 4-18）。

（二）胰的分部

胰可分头、体、尾 3 部分，各部之间无明显界线。胰头较大，被十二指肠以 C 形环绕，头部在腹中线右侧，体、尾部在腹中线左侧。胰中间有一根收集胰液的导管，称胰管，胰管贯穿于胰的长轴，出胰后与胆总管汇集于肝胰壶腹，开口于十二指肠大乳头。在胰头上部常有一根小管，位于胰管上方，称副胰管，开口于十二指肠小乳头。

（三）胰的微细结构

胰腺表面由薄层结缔组织覆盖，结缔组织伸入胰腺实质内，将胰腺分成许多小叶，称胰腺小叶。胰腺实质由外分泌部与内分泌部组成。

1. 外分泌部　外分泌部主要由胰腺腺泡组成，为浆液性腺体，是典型的蛋白质分泌细胞，产生的液体称胰液。胰液内含有各种消化酶，如胰蛋白酶原、糜蛋白酶原、胰淀粉酶、胰脂肪酶、DNA 酶和 RNA 酶等，分别消化食物中的营养成分。胰液排出的腺腔称为闰管，逐渐收集胰液汇入小叶间导管，再汇入胰管。正常情况下，胰液里的蛋白酶以酶原的形式存在，不具有活性，但在某些病理情况下，蛋白酶原会在胰腺内被激活，可导致胰腺组织自我消化，引起胰腺炎。胰液的排出途径见图 4-34。

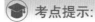

胰液→闰管→小叶间导管→胰管→与胆总管汇合，开口于十二指肠大乳头

图 4-34　胰液的排出途径

2. 内分泌部（胰岛）　胰岛位于胰腺腺泡的内部，呈大小不等的浅色细胞团，分泌多种激素。主要有 A、B、D、PP 四种细胞，其中以 B 细胞数量最多，主要分泌胰岛素，有调节血糖代谢的作用（图 4-35）。

考点提示：
①胰的位置、分部、功能；②胰的内、外分泌部结构的区别。

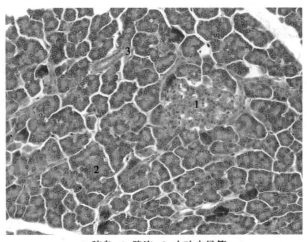

1. 胰岛；2. 腺泡；3. 小叶内导管。

图 4-35　胰腺的微细结构

第四节　腹　　膜

　　腹膜是全身面积最大、配布最复杂的浆膜，位于腹、盆壁内面和腹、盆腔器官表面，由间皮细胞及少量结缔组织构成，薄而光滑，呈半透明状。根据分布不同，将衬于腹、盆壁内表面的腹膜称为壁腹膜，将覆盖于腹、盆腔器官表面的部分称为脏腹膜。壁腹膜和脏腹膜相互移行，共同围成潜在的不规则腔隙，称腹膜腔，腔内有少量浆液（图 4-36）。女性腹膜腔可借输卵管、子宫和阴道与体外相通，而男性腹膜腔则是封闭的。

　　腹膜有分泌、吸收、保护、支持、修复等多种功能。正常腹膜能分泌少量浆液，起润滑和减少器官间摩擦的作用。由于腹膜的吸收能力以上部最强，下部较弱，故腹膜炎或腹部手

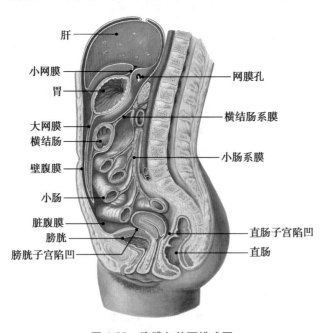

图 4-36　腹膜矢状面模式图

术后的病人多采取半坐卧位,使炎性渗出液积于下腹部,从而减缓腹膜对毒素的吸收。腹膜有很强的修复和再生能力,腹腔液体中有大量的巨噬细胞和纤维素,纤维素可促进伤口愈合。

一、腹膜与脏器的关系

根据腹、盆腔脏器被腹膜覆盖的多少不同,可将腹、盆腔器官分为 3 类(图 4-37)。

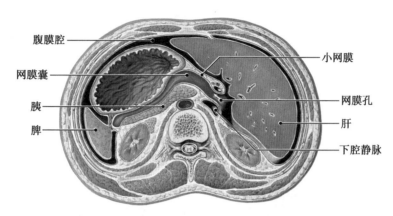

图 4-37　腹膜与脏器的关系示意图

1. **腹膜外位器官**　器官只有一面被腹膜覆盖,位置固定,几乎不能活动。如肾、输尿管、空虚的膀胱、胰、十二指肠降部和下部等。

2. **腹膜间位器官**　器官表面大部分被腹膜覆盖,器官活动度较小。如肝、胆囊、升结肠、降结肠、子宫和充盈的膀胱等。

3. **腹膜内位器官**　器官表面均被腹膜覆盖,活动度最大。如胃、脾、空肠、回肠、阑尾、横结肠、乙状结肠和输卵管等。

二、腹膜形成的主要结构

脏腹膜、壁腹膜在相互移行的过程中,形成了网膜、系膜、韧带和陷凹等结构,对器官起连接、支持和固定作用。

（一）网膜

网膜包括小网膜和大网膜,为连于胃小弯和胃大弯的双层腹膜结构,内有血管、神经、淋巴管和结缔组织等。

1. **小网膜**　小网膜为肝门至胃小弯和十二指肠上部之间的双层腹膜结构。分为肝胃韧带和肝十二指肠韧带两部分。在肝门与胃小弯之间的,称肝胃韧带,内有胃左、右血管,淋巴结和神经。连于肝门和十二指肠上部之间的部分,则为肝十二指肠韧带,内有肝门静脉、肝固有动脉和胆总管通过(图 4-38)。

2. **大网膜**　大网膜为连于胃大弯与横结肠之间的 4 层腹膜结构,呈围裙状,悬挂于横结肠、小肠前面(图 4-39)。大网膜内有丰富的血管、脂肪等,活动度大,其中含有许多巨噬细胞,有重要的防御功能。当腹膜腔内有炎症时,大网膜可向病变处移动,包裹并限制病变扩散。手术时,可根据大网膜的移动情况,探查病变部位。小儿的大网膜较成人短,当下腹部有炎症或阑尾炎穿孔时,大网膜难以包裹病灶,而造成弥漫性腹膜炎。

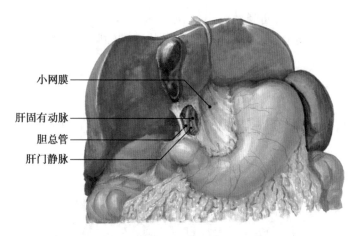

小网膜

肝固有动脉

胆总管

肝门静脉

图 4-38 小网膜

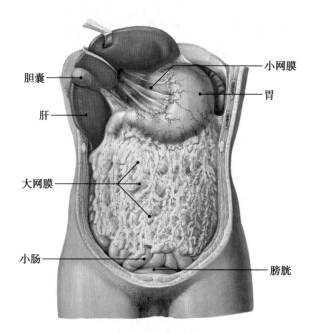

胆囊

肝

大网膜

小肠

小网膜

胃

膀胱

图 4-39 大网膜

3. 网膜囊　网膜囊为位于小网膜和胃后方的扁窄间隙,又称小腹膜腔(图 4-36)。网膜囊较深,借网膜孔与大腹膜腔相通,网膜孔一般仅可通过 1、2 根手指。胃后壁穿孔时,胃内容物常聚集于囊内,给早期诊断造成困难。

 考点提示:
大网膜的位置、形状。

(二)系膜

系膜是将肠管连于腹后壁的双层腹膜结构,内含出入器官的血管、神经、淋巴管和淋巴结等。包括肠系膜、阑尾系膜、横结肠系膜和乙状结肠系膜等。

1. 肠系膜　肠系膜是将空、回肠固定于腹后壁的双层腹膜结构。其中回肠的系膜较长,所以肠系膜扭转多发生于该部。

2. 横结肠系膜　横结肠系膜是将横结肠固定于腹后壁的双层腹膜结构。横结肠系膜根常作为划分腹腔上、下部的标志。

3. 乙状结肠系膜 乙状结肠系膜是将乙状结肠固定于盆壁的腹膜结构。由于乙状结肠活动度较大,加之系膜较长,故易发生系膜扭转而致肠梗阻。

4. 阑尾系膜 阑尾系膜是将阑尾连于肠系膜下端的双层腹膜结构。阑尾系膜呈三角形,将阑尾系于小肠系膜下端。

（三）韧带

韧带是连于腹壁与脏器或脏器与脏器之间的腹膜结构,起固定或悬吊的作用。

1. 肝的韧带 肝下方有肝胃韧带和肝十二指肠韧带,肝上方有镰状韧带、冠状韧带和三角韧带。

2. 脾的韧带 脾的韧带主要有胃脾韧带、脾肾韧带和膈脾韧带。

（四）腹膜陷凹

腹膜陷凹是腹膜在盆腔器官之间,形成的凹陷（图 4-36）。男性在膀胱与直肠之间有直肠膀胱陷凹,凹底距肛门约 7.5cm。女性有膀胱子宫陷凹和直肠子宫陷凹,其中直

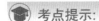
考点提示:
男性、女性腹膜腔的最低部位及临床作用。

肠子宫陷凹与阴道穹后部间仅隔以薄的阴道壁,凹底距肛门约 3.5cm。站立或半坐卧位时,男性直肠膀胱陷凹和女性直肠子宫陷凹是腹膜腔最低部位,故积液多存在于这些陷凹内,临床可经直肠或阴道穹后部穿刺进行诊断和治疗。

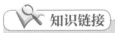
知识链接

阴道后穹窿穿刺术

阴道后穹窿穿刺术是经阴道后穹窿向腹腔最低部位穿刺,以协助诊断或进行治疗。 在妇科检查中尤其是检查盆腔肿块时此项技术常被广泛运用。

如抽出暗红色或鲜红色不凝血液,内混细小血块者,则证实腹腔内有出血,大多数是由输卵管妊娠流产或输卵管破裂所引起,少数亦可由经血倒流或黄体破裂出血而引起。 若抽出脓液或黄色渗出液则提示盆腔可能有炎症（盆腔脓肿、阑尾穿孔等）;穿刺液可涂片寻找癌细胞,用于诊断有无盆腔恶性肿瘤存在。

（陈秀文）

04章
习题

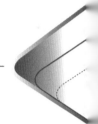

第五章

呼吸系统

学习目标

1. 掌握呼吸系统的组成及上、下呼吸道的概念；鼻旁窦的名称、位置及开口；气管的位置及气管切开的部位；左、右主支气管的形态结构；肺的位置、形态及分叶；胸膜及肋膈隐窝的位置及意义。
2. 熟悉呼吸系统的功能；鼻腔的分部及形态结构；喉腔的形态、分部；肺的微细结构；胸膜和肺的体表投影。
3. 了解外鼻的形态；喉的连结和喉肌；纵隔的概念、分部。
4. 学会运用呼吸系统的理论知识分析相关的临床疾病的能力。
5. 具有尊重、爱护标本和模型的职业素养。

案例

患儿，女性，3岁，因咳嗽咳痰 2d，呼吸困难伴喉鸣，急诊入院。查体：患儿口唇发绀，呼吸困难，鼻翼扇动，脉搏加快，体温 39℃，咽喉红肿，胸部听诊有湿啰音。诊断：急性呼吸道感染。

请问：

1. 什么是呼吸道？
2. 若患儿症状加重，为缓解症状，需气管切开，请问在何处进行气管切开？

呼吸系统由呼吸道和肺组成。呼吸道由鼻、咽、喉、气管、左右主支气管及各级支气管组成，其主要功能是传送气体。临床上通常将鼻、咽、喉称为上呼吸道，气管及各级支气管称为下呼吸道。肺由肺实质和肺间质构成(图 5-1)。肺的主要功能是进行气体交换。此外，呼吸系统还有嗅觉、发音等功能。

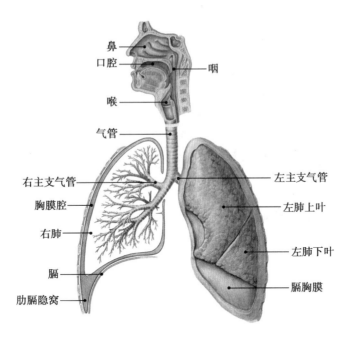

图 5-1 呼吸系统全貌

第一节 呼 吸 道

一、鼻

鼻是呼吸道的起始部,也是嗅觉器官,可分外鼻、鼻腔和鼻旁窦三个部分。

(一)外鼻

外鼻位于面部中央,由鼻骨和鼻软骨作为支架,外被皮肤,内覆黏膜。外鼻与额相连的狭窄部分称鼻根,鼻根向下延伸的部分称鼻背,其末端的隆突称为鼻尖。鼻尖两侧的隆起称为鼻翼(图 5-2)。当病人呼吸困难时,可出现鼻翼扇动。

从鼻翼的外下方至口角的浅沟称为鼻唇沟,正常人鼻唇沟左右对称,面瘫病人患侧的鼻唇沟会变浅或消失。外鼻下方有一对鼻孔,气体由此进出呼吸道。

(二)鼻腔

鼻腔由骨、软骨及表面覆盖的皮肤和黏膜围成,是呼吸道的起始部。鼻腔被鼻中隔分成左右两腔,向前经鼻孔通外界,向后经鼻后孔通鼻咽部。每侧

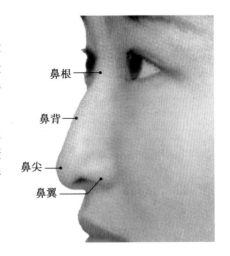

图 5-2 外鼻

鼻腔以鼻阈为界,分为前方的鼻前庭和后方的固有鼻腔(图 5-3)。

1. 鼻前庭 鼻前庭内由皮肤覆盖,富含皮脂腺和汗腺,生有鼻毛,有滤过和净化空气的功能。

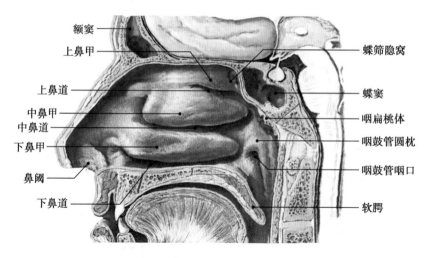

图 5-3　鼻腔外侧壁

2. 固有鼻腔

（1）鼻腔内侧壁：鼻中隔是鼻腔的内侧壁，由筛骨垂直板、犁骨和鼻中隔软骨构成支架，表面覆以黏膜而成。鼻中隔的前下部黏膜内血管丰富，位置表浅，天气干燥或外伤均易引起出血，约 90% 的鼻出血好发于此区，临床称为易出血区（又称 Little 区）（图 5-4）。

（2）鼻腔外侧壁：自上而下可见三个隆起，分别是上、中、下鼻甲，每个鼻甲下方的凹陷分别为上、中、下鼻道。在上鼻甲的后上方与蝶骨体间的凹陷称为蝶筛隐窝。下鼻道的前端有鼻泪管开口。

> 考点提示：
> **鼻出血的好发部位。**

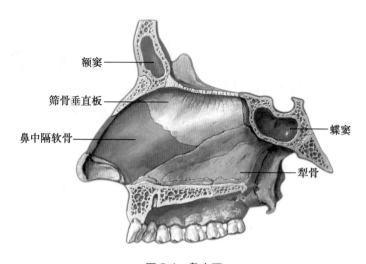

图 5-4　鼻中隔

（3）鼻黏膜：按其生理功能分为呼吸区和嗅区。嗅区是指位于上鼻甲和与其相对的鼻中隔以及二者上方鼻腔顶部区域的黏膜，内含能接受嗅觉刺激的嗅细胞，故称为嗅区。呼吸区是指除嗅区以外的鼻黏膜区域,内含丰富的鼻腺,对吸入的空气起到加温、湿润和净化的作用。

（三）鼻旁窦

鼻旁窦是指鼻腔周围含气的颅骨空腔,内衬以黏膜而构成,与鼻腔黏膜相延续。起到温暖、湿润空气以及对发音产生共鸣的作用。鼻旁窦共有 4 对,包括额窦、筛窦、蝶窦、上颌窦(图 5-5)。其中筛窦又分为前、中、后三群。蝶窦开口于蝶筛隐窝;筛窦后群开口于上鼻道;额窦、上颌窦、筛窦的前群和中群开口于中鼻道(图 5-6)。

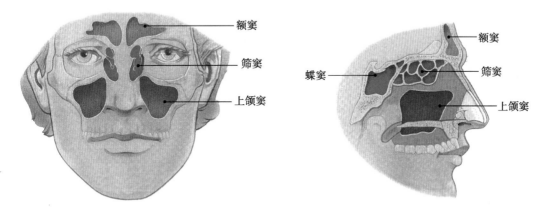

图 5-5　鼻旁窦示意图

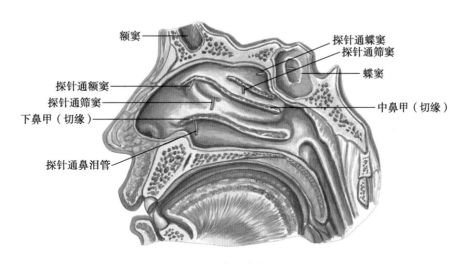

图 5-6　鼻旁窦的开口

因为鼻旁窦黏膜与鼻黏膜相延续,故鼻腔的炎症可以蔓延到鼻旁窦引起鼻窦炎。其中上颌窦是最大的一对鼻旁窦,其开口位置高于窦底,故上颌窦的炎性分泌物不易排出,因此临床上最常见的鼻窦炎是上颌窦炎。

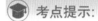 考点提示:
鼻旁窦的开口部位、鼻窦炎的好发部位。

二、咽（见消化系统）

三、喉

喉既是呼吸的通道,也是发音的器官。以喉的软骨为支架,借喉肌、关节和韧带连结,内覆黏膜而构成。喉位于颈前部正中,喉咽部的前方。成年人喉位于第 3～6 颈椎前方。喉的上方通咽,下方与气管相延续,前方被皮肤、筋膜及舌骨下肌群覆盖,喉的后方紧邻喉咽部,两侧与颈部血管、神经和甲状腺侧叶相邻。

（一）喉软骨

喉由不成对的甲状软骨、环状软骨、会厌软骨和成对的杓状软骨构成支架(图 5-7)。

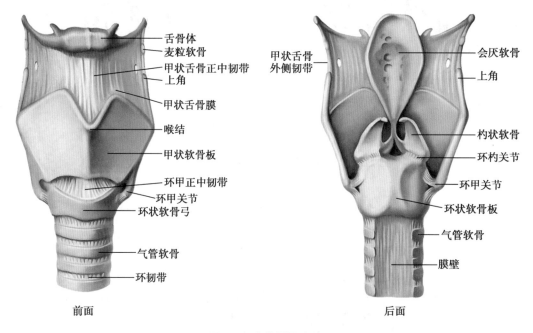

前面　　　　　　　　　　　　　　　　后面

图 5-7　喉软骨及连结

1. 甲状软骨　甲状软骨是最大的喉软骨,位于舌骨的下方,环状软骨的上方,构成喉的前壁和侧壁。甲状软骨由左右两块软骨板组成,左右软骨板汇合处称前角,前角上端向前突出,称为喉结,成年男性特别明显。

2. 环状软骨　环状软骨是喉软骨中的环形软骨,位于甲状软骨的下方,气管的上方。环状软骨由前方的环状软骨弓和后方的环状软骨板构成。环状软骨弓平对第 6 颈椎高度,是颈部的重要标志之一。环状软骨有支撑呼吸道,保持其通畅的作用,若损伤会引起喉腔狭窄。

3. 会厌软骨　会厌软骨位于甲状软骨的后上方,上宽下窄形似树叶,上端游离,下端借甲状会厌韧带连于甲状软骨前角的后方。会厌软骨外被黏膜覆盖构成会厌。当吞咽运动时,喉随咽上提,会厌遮盖喉口,阻止食物误入喉腔。

4. 杓状软骨　杓状软骨位于环状软骨板的上方中线两侧,形似三棱锥体,左右各一,是成对的喉软骨。杓状软骨底有向前的突起称声带突,声韧带附着于此。

（二）喉的连结

喉的连结包括喉软骨之间的连结以及舌骨、喉、气管之间的连结，下面介绍三种喉软骨间的连结。

1. 环甲关节　环甲关节由环状软骨两侧的关节面与甲状软骨下角构成。在喉肌的牵引下，甲状软骨可以在冠状轴上做前倾和复位运动。甲状软骨前倾可以使声韧带紧张；甲状软骨复位可以使声韧带松弛。

2. 环杓关节　环杓关节由环状软骨上缘和杓状软骨底构成。杓状软骨可沿该关节垂直轴做旋内或旋外运动。杓状软骨旋内，使声带突靠近，从而缩小声门裂；杓状软骨旋外使声带突分开，声门裂开大。

3. 弹性圆锥　弹性圆锥是喉腔内呈圆锥形的弹性结缔组织膜，又称环甲膜或环声膜。起于甲状软骨前角内面，向下向后止于杓状软骨声带突和环状软骨上缘。弹性圆锥上缘游离增厚，位于甲状软骨和杓状软骨声带突之间，称为声韧带（图 5-8）。声韧带与声带肌及其覆盖在表面的黏膜一起构成声带。弹性圆锥前面中部弹性纤维增厚称为环甲正中韧带。当病人出现急性喉梗阻时，可选择在环甲正中韧带处进行穿刺，以建立暂时性呼吸通道。

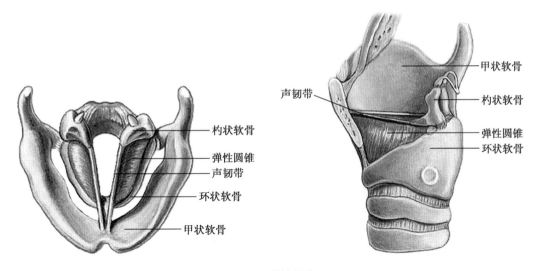

图 5-8　弹性圆锥

（三）喉肌

喉肌属于骨骼肌，是发音的动力器官。喉肌分为喉内肌和喉外肌。附着于喉及邻近结构的为喉外肌，其作用是使喉升降。附着于喉软骨间的为喉内肌。其主要作用是紧张或松弛声带、开大或缩小声门裂。

（四）喉腔

喉腔是由喉软骨及连结、喉肌、喉黏膜等共同围成的管腔。喉腔向上借喉口通喉咽部，向下与气管相续。喉腔的侧壁上有两对黏膜皱襞，上方的一对皱襞称为前庭襞，下方的一对皱襞称为声襞。两侧前庭襞之间的裂缝称为前庭裂，两侧声襞之间的裂缝称为声门裂。声门裂较前庭裂长而窄，是喉腔最狭窄的部位。气流通过声门裂，可引起声带振动，从而发出声音。

喉腔借前庭襞和声襞，分成喉前庭、喉中间腔和声门下腔三个部分（图 5-9）。喉口至前庭襞之间的部分称为喉前庭。前庭襞和声襞之间的部分称为喉中间腔，其向两侧伸出的裂隙称为喉室。声襞以下与环状软骨下缘之间的部分，称为声门下腔。声门下腔黏膜下组织较疏松，炎症时易发生水肿，尤其婴幼儿喉腔较窄，炎症水肿时更易发生急性喉梗塞，造成呼吸困难。

 考点提示：
喉腔的分部、喉腔最狭窄的部分。

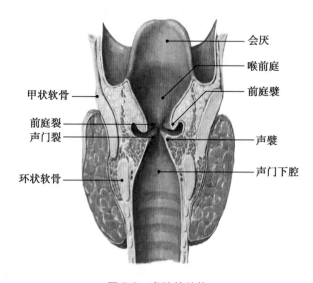

图 5-9　喉腔的结构

四、气管与支气管

气管与主支气管是连接喉与肺之间的通气管道，由一些 C 形缺口向后的气管软骨环和韧带连接而成，气管软骨环后端的缺口由结缔组织和平滑肌封闭（图 5-10）。

（一）气管

气管由 14~17 个 C 形气管软骨环构成，位于食管的前方，上端起自环状软骨下缘，下端至胸骨角平面分叉形成左、右主支气管，此分叉处称为气管杈。在气管杈的内表面，有一处矢状位向上凸出呈半月形的嵴称气管隆嵴，是气管镜检查时判断气管分叉的标志。

以胸廓上口为界，气管全长分为气管颈部和气管胸部。气管颈部位于颈前部正中，位置表浅，可触摸到。在第 2~4 气管软骨的前方有甲状腺峡，临床进行气管切开术时，常选择在第 3~5 气管软骨环之间施行。

 考点提示：
气管杈的位置、气管切开的常选部位。

（二）主支气管

支气管是气管发出的各级分支。主支气管是气管的一级分支。

1. 左主支气管　左主支气管是气管杈与左肺门之间的通气管道，形态细而长，长 4~5cm，走行较水平。

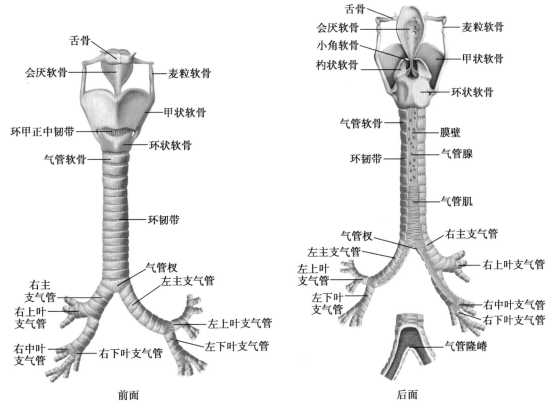

图 5-10　气管与支气管

2. 右主支气管　右主支气管是气管杈
与右肺门之间的通气管道,形态粗而短,长
约 2cm,走行较陡直,故临床上气管异物多坠
入右主支气管。

 考点提示:

左右主支气管的区别。

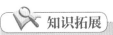 知识拓展

气管异物急救处理小常识

　　任何物品进入气管内均称为气管异物。 通常为幼儿、顽童在进食时打闹、哭笑、戏弄,异物随
吸气而进入气管、支气管。 昏迷病人偶见呕吐物误吸入气管;拔牙时误将牙齿吸入气管等。 异物
误吸入气管后,病人常表现为呛咳、憋喘、口唇青紫,严重者可出现呼吸困难甚至窒息。

　　有些家长会使劲拍打孩子的后背,有些甚至将手伸进孩子的嘴里或咽喉部。 以上两种做法都禁
忌使用。 因为那样可能将异物震到或推到气管更深部位。 什么是正确的做法呢?

　　1974 年美国海姆立克医师发明了急症医学标准急救法——海姆立克手法:接诊医师通过快速挤
压腹部,使腹腔压力急速增大,膈肌上移,导致胸腔压力骤增,将气管异物喷出。

（三）气管与支气管的微细结构

　　气管与支气管的管壁结构相似,由内向外分为三层,依次为黏膜、黏膜下层、外膜
（图 5-11）。

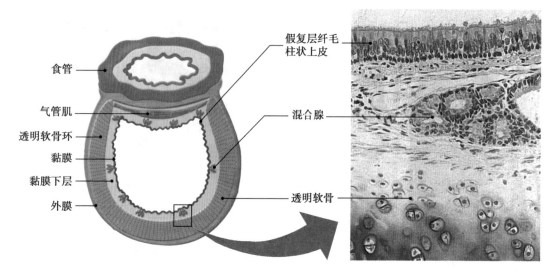

图 5-11　气管壁微细结构

1. 黏膜　黏膜由上皮和固有层组成。上皮为假复层纤毛柱状上皮,由纤毛细胞、杯状细胞等构成。纤毛细胞是气管上皮中数量最多的,呈柱状,游离面有大量的纤毛。纤毛向咽部摆动,可以将黏液及黏液中的尘埃、细菌等向咽部推进并咳出,从而净化吸入的空气。固有层由含弹性纤维较多的结缔组织构成,常见淋巴组织,具有免疫防御功能。

2. 黏膜下层　黏膜下层为疏松结缔组织,与固有层和外膜没有明显的界线,其中含有较多的混合性气管腺。

3. 外膜　外膜较厚,由多个 C 形透明软骨环、平滑肌和结缔组织构成。

第二节　肺

一、肺的位置和形态

(一)肺的位置

肺位于胸腔内,纵隔的两侧,膈的上方,左右各一,分为左肺和右肺(图 5-12)。

(二)肺的形态

肺组织质地柔软,富有弹性。幼儿的肺呈淡红色,随着年龄的增长,吸入肺内空气里的大量灰尘不断沉积,肺的颜色逐渐变灰暗,长期吸烟者肺呈棕黑色。两肺外形略有不同,因受肝脏和心脏的影响,左肺狭长,右肺宽短。两肺均呈圆锥形,包括一尖(肺尖)、一底(肺底)、两面(内侧面、外侧面)、三缘(前缘、后缘、下缘)。

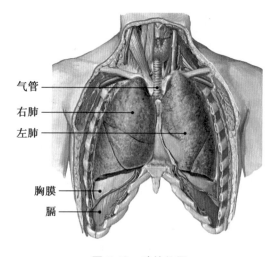

图 5-12　肺的位置

肺尖即肺的上端,钝圆,经胸廓上口进入颈根部,到达锁骨内侧 1/3 段上方 2~3cm。肺底即肺的下面,与膈相贴,受膈压迫肺底呈半月形凹陷,又称膈面。肺的内侧面因与纵隔相邻又称纵隔面。肺中央的凹陷称为肺门,是主支气管、肺动脉、肺静脉、神经和淋巴管等出入肺的部位,这些结构被结缔组织包裹在一起构成肺根。肺的外侧面因与肋及肋间肌相邻又称肋面。前缘较锐利,是肋面与纵隔面在前方的移行处,左肺前缘下部有一处弧形的切迹称心切迹。后缘钝圆,是肋面与纵隔面在后方的移行处。下缘较锐利,是肋面与膈面和膈面与纵隔面的移行处,其位置会随呼吸运动的变化而变化。

肺借叶间裂分叶,左肺的叶间裂由肺门后上斜向前下,称为斜裂,将左肺分为肺上叶和肺下叶。右肺的叶间裂除了斜裂还有水平裂,将右肺分为肺上叶、肺中叶和肺下叶(图 5-13、图 5-14)。

考点提示:
肺的位置、形态、分叶。

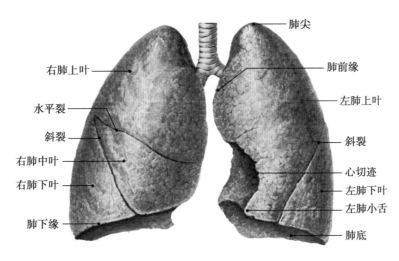

图 5-13　肺的形态

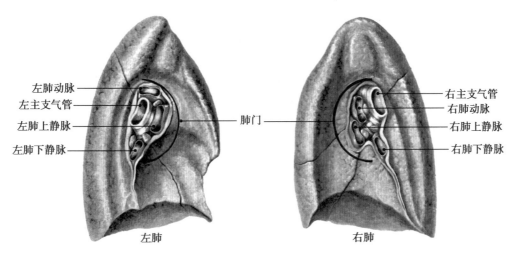

图 5-14　肺的内侧面

二、肺内支气管和支气管肺段

（一）肺内支气管

在肺门处,左、右主支气管分出2级支气管,称为肺叶支气管。左肺有肺上叶和肺下叶支气管;右肺有肺上叶、肺中叶和肺下叶支气管。肺叶支气管进入肺叶后,继续发出分支3级支气管,称为肺段支气管。肺段支气管在肺内反复分支,越分越细,直达肺泡管,呈树枝状,称支气管树(图5-15)。

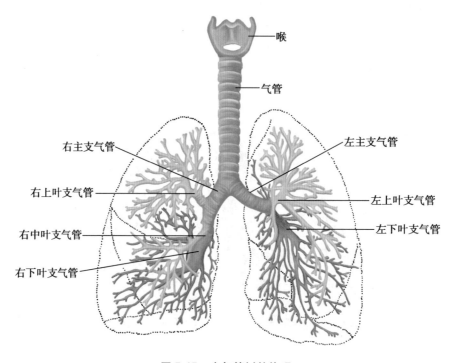

图5-15　支气管树整体观

（二）支气管肺段

每一个肺段支气管及其分支和它连属的全部肺组织共同构成一个支气管肺段,简称肺段。通常每侧肺各有10个肺段。支气管肺段呈圆锥形,尖朝向肺门,底朝向肺的表面,相邻支气管肺段间以薄层的结缔组织隔开,各肺段均为一个独立的结构功能单位,因此,临床上以支气管肺段作为单位进行病变的定位诊断和手术切除(图5-16)。

三、肺的微细结构

肺的表面有一层光滑的浆膜,即胸膜的脏层。肺组织分为肺实质和肺间质两部分。肺间质指的是肺内的结缔组织、血管、淋巴管及神经等。肺实质包括肺内支气管的各级分支及其终末的大量肺泡。主支气管经肺门进入肺内,依次经过的分支为:肺叶支气管、肺段支气管、小支气管、细支气管、终末细支气管、呼吸性细支气管、肺泡管、肺泡囊及肺泡。按其功能不同,肺实质又分为肺导气部和肺呼吸部(图5-17)。

（一）肺导气部

肺导气部包括肺叶支气管、肺段支气管、小支气管、细支气管、终末细支气管,主要的功

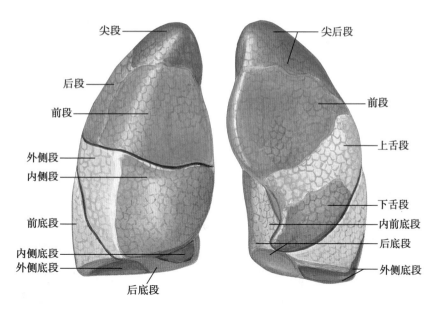

图 5-16　肺段（前面观）

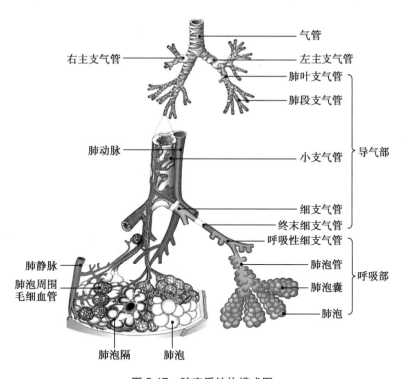

图 5-17　肺实质结构模式图

能是输送气体,不能进行气体交换。每个细支气管连同它的各级分支和所属肺泡称为肺小叶(图 5-17)。临床上,若病变仅累及若干个肺小叶的炎症,称为小叶性肺炎。

　　肺导气部的各级支气管管壁的结构与主支气管管壁基本相似,但随着分支,管径变细,管壁变薄,管壁的结构也有变化。肺叶支气管至小支气管的管壁上皮仍为假复层纤毛柱状上皮,但逐渐变薄,腺体和软骨都逐渐减少,平滑肌纤维相对增多,环绕管壁。细支气管内径约1mm,上皮逐渐移行为单层纤毛柱状上皮,腺体和软骨进一步减少或消失,环形平滑肌更为明显。终末细支气管内径约0.5mm,上皮变为单层柱状上皮,腺体和软骨全部消失,有完整的环形平滑肌,其收缩或舒张可以改变管径,从而调节进入肺内的气流量。

（二）肺呼吸部

肺呼吸部是呼吸性细支气管至肺泡的各级分支,包括呼吸性细支气管、肺泡管、肺泡囊、肺泡(见图5-17、图5-18)。肺泡是进行气体交换的场所,为半球形的小囊,开口于肺泡囊、肺泡管及呼吸性细支气管。

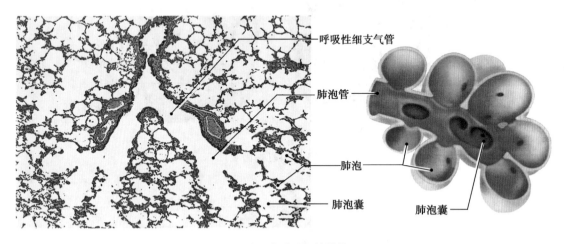

呼吸性细支气管

肺泡管

肺泡

肺泡囊

图5-18　肺呼吸部的结构

1. 呼吸性细支气管　呼吸性细支气管为终末细支气管的分支。管壁上连有少量肺泡,故具有换气功能。管壁上皮为单层立方上皮,上皮下有少量环形平滑肌纤维。

2. 肺泡管　肺泡管的管壁上连有大量肺泡,故其自身的管壁结构很少,在组织学切片上呈现为相邻肺泡开口之间的结节状膨大。膨大的表面覆有单层立方或扁平上皮,内部有被横切的环形平滑肌束。

3. 肺泡囊　肺泡囊与肺泡管相连,是若干肺泡的共同开口处。相邻肺泡开口之间无平滑肌。

4. 肺泡　肺泡是支气管树的终末部分,也是构成肺的主要结构。成人肺有3亿~4亿个肺泡,肺泡壁很薄,由单层肺泡上皮和基膜组成。

肺泡上皮有两种类型:一种是Ⅰ型肺泡细胞,呈扁平形,覆盖了肺泡约95%的表面积,是进行气体交换的部位;另一种是Ⅱ型肺泡细胞,呈圆形或立方体形,散在分布于Ⅰ型肺泡细胞之间,能分泌表面活性物质,具有降低肺泡表面张力,稳定肺泡容积的作用。

相邻肺泡之间的薄层结缔组织称为肺泡隔,其内含有丰富的毛细血管和弹性纤维以及散在分布的肺巨噬细胞、成纤维细胞、肥大细胞等(图5-19)。其中弹性纤维起到回缩肺泡的作用。肺的巨噬细胞来源于单核细胞,具有很强的吞噬功能,吞噬进入肺内的尘粒后,称尘细胞。

肺泡内的气体与血液中的气体进行交换所通过的结构,称为气-血屏障,又称呼吸膜(图5-20)。由肺泡表面活性物质液体层、Ⅰ型肺泡细胞、基膜、薄层结缔组织、毛细血管基膜和内皮组成。气血-屏障很薄,总厚度为0.2~0.5μm,有利于气体迅速交换。

 考点提示:

肺导气部和呼吸部的组成;呼吸膜的概念。

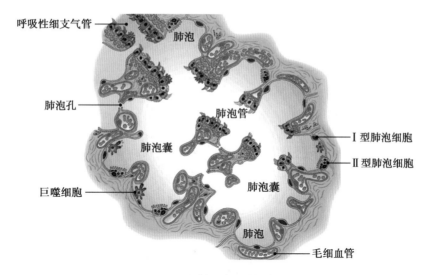

图 5-19　肺泡结构模式图

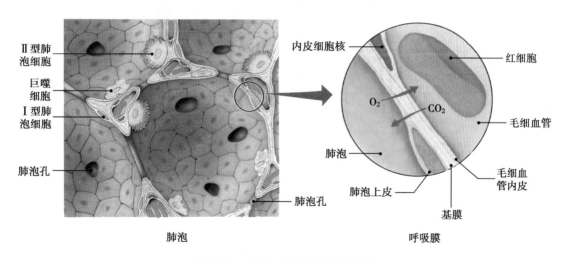

图 5-20　肺泡和呼吸膜结构模式图

第三节　胸膜与纵隔

一、胸腔、胸膜与胸膜腔

（一）胸腔

胸腔是由胸廓与膈围成的空腔,上界是胸廓上口,与颈部相通;下界借膈与腹腔分隔。胸腔内可分为三部分,分别是左、右两侧胸膜腔和肺,中间为纵隔。

（二）胸膜

胸膜是一层薄而光滑的浆膜,可分为脏胸膜和壁胸膜两部分。脏胸膜紧贴于肺表面。壁胸膜贴附于胸壁内面、纵隔两侧面和膈上面。

（三）胸膜腔

胸膜腔是脏、壁两层胸膜在肺根处相互移行而形成的一个潜在的密闭性腔隙,左右各一,互不相通。胸膜腔内呈负压,仅有少量浆液,可以减少呼吸时脏、壁两层胸膜间的摩擦。

二、胸膜的分部及胸膜隐窝

（一）胸膜的分部

壁胸膜根据其贴附部位不同分为肋胸膜、纵隔胸膜、膈胸膜和胸膜顶四部分（图5-21）。胸膜顶是肋胸膜与纵隔胸膜突至胸廓上口平面以上,覆盖于肺尖上方的部分,高出锁骨内测1/3段上方2.5cm。在锁骨上方进行针刺等操作时,应注意胸膜顶的位置,以免误刺而造成气胸。

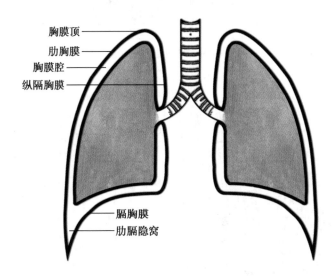

胸膜顶
肋胸膜
胸膜腔
纵隔胸膜
膈胸膜
肋膈隐窝

图5-21 胸膜和胸膜腔示意图

（二）胸膜隐窝

胸膜隐窝是各部分壁胸膜返折并相互移行处的胸膜腔。其中最大最重要的胸膜隐窝是肋膈隐窝。肋膈隐窝是肋胸膜与膈

 考点提示:
胸膜腔的最低部位。

胸膜返折形成的半环形间隙,左、右各一,是人体直立状态下胸膜腔的最低位,胸腔积液首先积聚于此处。

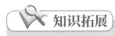 知识拓展

气 胸

正常情况下,胸膜腔是密闭的不含气体的潜在腔隙,当胸部损伤破坏胸膜腔的完整性时,导致气体进入胸膜腔造成积气的状态,称为气胸。诱发气胸的因素很多,比如抬举重物用力过猛、剧咳、钝器伤等。气胸症状的轻重与肺的基础功能状态、胸膜腔内积气量及压力、气胸发生的速度有关。严重时病人会出现呼吸循环功能障碍。此类病人需要及时进行胸膜腔穿刺抽气或闭式引流。

三、肺与胸膜的体表投影

（一）肺的体表投影

肺尖的体表投影是高出锁骨内侧 1/3 部上方 2.5cm。两肺下缘的体表投影相同,在锁骨中线处与第 6 肋相交,在腋中线处与第 8 肋相交,在肩胛线处与第 10 肋相交。

（二）胸膜的体表投影

胸膜的体表投影是指壁胸膜各部相互移行形成的返折线在体表的投影位置,投影位置标志着胸膜腔的范围,最有意义的是胸膜下界的体表投影。两侧胸膜下界的体表投影比两肺下缘的体表投影低两个肋骨的高度(图 5-22、表 5-1)。

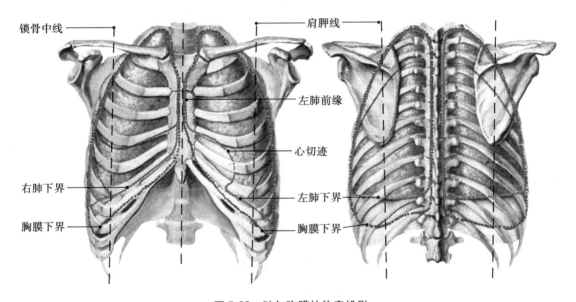

图 5-22　肺与胸膜的体表投影

表 5-1　肺下界与胸膜下界的体表投影

	锁骨中线	腋中线	肩胛线	后正中线
肺下界	第 6 肋	第 8 肋	第 10 肋	第 10 胸椎棘突
胸膜下界	第 8 肋	第 10 肋	第 11 肋	第 12 胸椎棘突

四、纵隔

纵隔是左、右纵隔胸膜之间的全部器官、结构和组织的总称。纵隔前界为胸骨,后界为脊柱胸段,两侧为纵隔胸膜,上界为胸廓上口,下界为膈(图 5-23)。

纵隔通常以胸骨角平面为界,分为上纵隔和下纵隔两部分(图 5-23)。下纵隔又以心包为界分为前纵隔、中纵隔和后纵隔。前纵隔位于胸骨体和心包之间,内有胸腺、淋巴结等。中纵隔位于前、后纵隔之间,内有心包、心及出入心的大血管、膈神经等。后纵隔位于心包与脊柱胸段之间,内有气管杈、左、右主支气管、食管、胸导管等结构(图 5-24)。

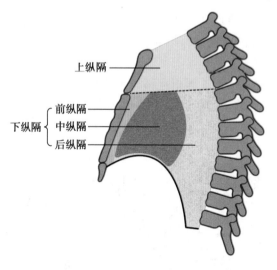

图 5-23 纵隔的分部

上纵隔

下纵隔 { 前纵隔
中纵隔
后纵隔

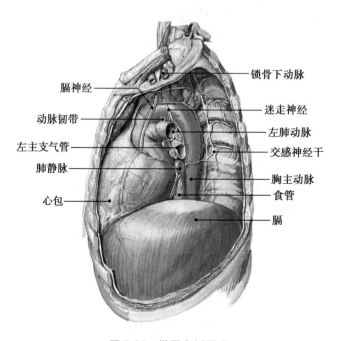

膈神经

动脉韧带

左主支气管

肺静脉

心包

锁骨下动脉

迷走神经

左肺动脉

交感神经干

胸主动脉

食管

膈

图 5-24 纵隔左侧面观

（占小多）

05章
考点微课

05章
习题

06章 数字内容

第六章

泌尿系统

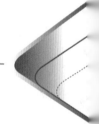

学习目标

1. 掌握肾的形态、位置和结构；肾单位的组成及微细结构特点，滤过膜的概念；输尿管狭窄的位置及临床意义；膀胱三角的概念及临床意义；女性尿道的结构特点及临床意义。
2. 熟悉膀胱的形态和位置；输尿管的分部。
3. 了解肾的被膜；集合管、球旁复合体、膀胱壁的微细结构特点。
4. 学会运用泌尿系统理论知识指导后续相关课程的学习和分析、解释相关临床案例。
5. 具有尊重、爱护标本和模型的职业素养。

案例

病人，女，35 岁，反复眼睑水肿 20 年。近 6 年来排尿次数增多，每天 10 余次，夜尿 4、5 次，2 000ml/d。近 10d 来尿少、水肿加重入院。

请问：

1. 肾为什么会生成尿液？
2. 尿液排出经过哪些结构？

泌尿系统由肾、输尿管、膀胱和尿道组成。其主要功能是生成尿液，并以尿液形式排出体内的部分代谢产物（如尿酸、尿素等）、多余的水分和无机盐等，从而维持机体内环境的相对稳定。肾生成尿液，输尿管输送尿液至膀胱，膀胱为储存尿液的器官，尿液经尿道排出体外（图 6-1）。

肾不仅是机体主要的排泄器官，同时也是调节机体水盐代谢、酸碱平衡的器官，当肾功能发生障碍时，代谢产物在体内蓄积，破坏内环境的相对稳定，严重时可出现尿毒症而危及生命。

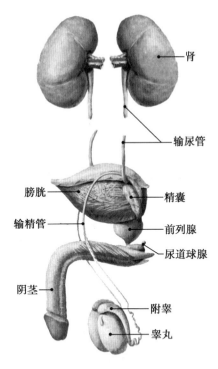

图 6-1 泌尿系统概观

图中标注：肾、输尿管、膀胱、精囊、输精管、前列腺、尿道球腺、阴茎、附睾、睾丸

第一节 肾

一、肾的形态

肾是实质性器官,左、右各一,形似蚕豆,呈红褐色,表面光滑。肾长约 10cm(8~14cm)、宽约 6cm(5~7cm)、厚约 4cm(3~5cm),重 130~150g。肾分为上、下两端、前、后两面与内、外侧两缘。一般肾的上端宽而薄,下端窄而厚;肾的前面较凸,后面较平;外侧缘隆凸,内侧缘中部的凹陷称肾门,是肾盂、肾动脉、肾静脉、神经及淋巴管出入的部位。出入肾门的结构被结缔组织包裹在一起,称肾蒂。肾门向肾内凹陷形成的腔隙,称肾窦,内含肾血管、神经、淋巴管、肾小盏、肾大盏、肾盂和脂肪组织等(图 6-2)。

考点提示:
肾门、肾窦、肾蒂的概念。

二、肾的位置和毗邻

肾位于腹腔的后上部,紧贴腹后壁脊柱的两侧,属于腹膜外位器官。肾的位置有个体差异,一般女性略低于男性,儿童低于成人,新生儿则更低。成人左肾上端平第 11 胸椎体下缘,下端平第 2 腰椎体下缘,第 12 肋斜过左肾后面的中部;右肾因受肝脏的影响,比

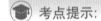
考点提示:
肾的位置;肾门的体表投影及其临床意义。

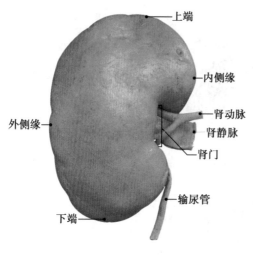

图 6-2　肾的形态

左肾略低半个椎体,上端平第 12 胸椎体上缘,下端平第 3 腰椎体上缘,第 12 肋斜过右肾后面的上部(表 6-1)。成人肾门约在第 1 腰椎体平面,距后正中线约 5cm。肾门的体表投影一般在腰部竖脊肌外侧缘与第 12 肋之间的夹角内,临床上称为肾区,当肾患某些疾病时,叩击或触压此区常有疼痛(图 6-3~图 6-5)。

两肾上端邻肾上腺;后面上 1/3 与膈相邻,下 2/3 与腰大肌、腰方肌及腹横肌相邻;左肾前上部与胃底后面相邻,中部与胰尾和脾血管接触,下部邻近空肠和结肠左曲;右肾前上部与肝相邻,下部与结肠右曲相接触,内侧缘邻近十二指肠降部(图 6-6)。

表 6-1　肾的位置

	上端	下端	第 12 肋
左肾	平第 11 胸椎体下缘	平第 2 腰椎体下缘	斜过其后面中部
右肾	平第 12 胸椎体上缘	平第 3 腰椎体上缘	斜过其后面上部

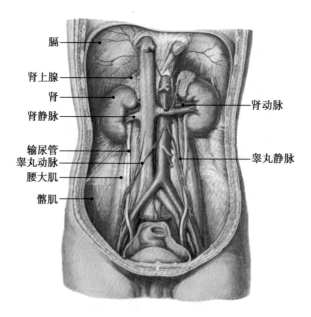

图 6-3　肾的位置(前面观)

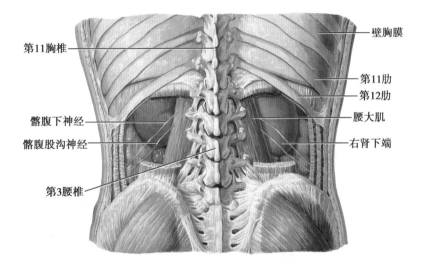

图 6-4　肾的位置(后面观)

第11胸椎

髂腹下神经

髂腹股沟神经

第3腰椎

壁胸膜

第11肋

第12肋

腰大肌

右肾下端

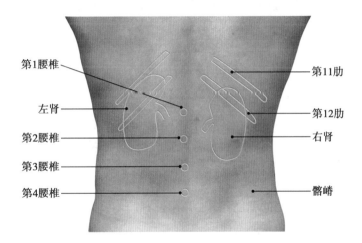

图 6-5　肾的体表投影示意图

第1腰椎

左肾

第2腰椎

第3腰椎

第4腰椎

第11肋

第12肋

右肾

髂嵴

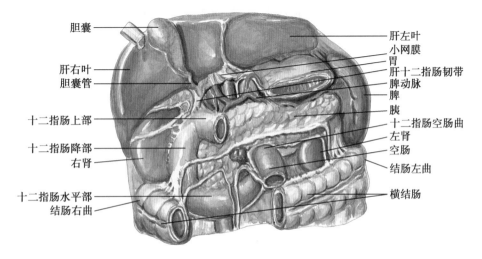

图 6-6　肾的位置和毗邻(前面观)

胆囊

肝右叶

胆囊管

十二指肠上部

十二指肠降部

右肾

十二指肠水平部

结肠右曲

肝左叶

小网膜

胃

肝十二指肠韧带

脾动脉

脾

胰

十二指肠空肠曲

左肾

空肠

结肠左曲

横结肠

123

三、肾的被膜

肾的外面包有三层被膜,由内向外依次为纤维囊、脂肪囊和肾筋膜(图 6-7)。

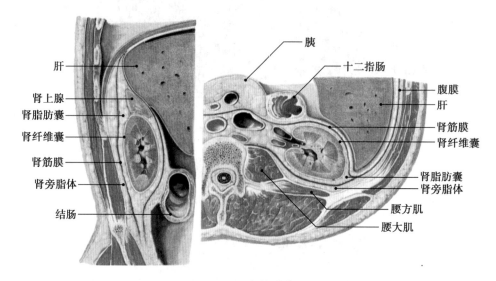

图 6-7 肾的被膜

（一）纤维囊

纤维囊包于肾实质的表面,由致密结缔组织和弹性纤维构成,薄而坚韧。肾破裂或部分切除时需缝合此膜。正常情况下纤维囊与肾连接疏松,易于剥离,但在病理情况下则与肾实质发生粘连,不易剥离。

（二）脂肪囊

脂肪囊是包在纤维囊外面的脂肪组织,并通过肾门与肾窦内脂肪组织相连续。脂肪囊有缓冲外力的作用。临床上做肾囊封闭时,就是将药液注入脂肪囊内。

（三）肾筋膜

肾筋膜位于脂肪囊的外面,分前、后两层包裹肾和肾上腺。在肾上腺上方和肾的外侧缘,肾筋膜前后两层均相互融合;在肾的内侧,肾筋膜前层经肾血管、腹主动脉、下腔静脉前面与对侧肾筋膜前层相移行,肾筋膜后层经肾血管、输尿管后面与腰大肌筋膜汇合,附于椎体前面;在肾的下方,肾筋膜前后两层分开,其间有输尿管通过。肾筋膜向深面发出许多结缔组织小束,穿过脂肪囊与纤维囊相连,对肾起固定作用。

肾的正常位置依赖于肾的被膜、肾血管、肾的邻近器官、腹膜和腹内压等多种因素来维持,当这些因素异常时,可引起肾下垂或游走肾。

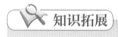

肾 下 垂

正常肾脏的活动度,在深吸气与呼气、站立位与平卧位时相差可达 2～5cm。 肾下垂指肾活动度超过正常活动范围。 当肾筋膜下端开放,腹壁肌肉萎缩、肾周围脂肪减少时,肾移动性增大,肾可向下移动,导致肾下垂,多见于女性和右肾下垂。 大部分肾下垂病例无症状,常在腹部检查或病人无意中发现。

四、肾的剖面结构

肾实质可分为肾皮质和肾髓质两部分。在肾的冠状切面上,肾皮质主要位于肾的浅层,呈红褐色,血管丰富,伸入相邻肾锥体之间的肾皮质,称肾柱。肾髓质位于肾皮质的深部,色淡红,由 15~20 个肾锥体组成。肾

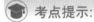 考点提示:
肾柱、肾锥体;乳头管内的尿液流入输尿管要经过的结构。

锥体呈圆锥形,底朝向肾皮质,尖突入肾窦,称肾乳头,肾乳头顶端有许多小孔,称乳头孔,是乳头管的开口,尿液经乳头孔排入肾小盏。肾小盏呈漏斗形,包绕肾乳头,共有 7~8 个。相邻 2 个或 3 个肾小盏合成 1 个肾大盏,2 个或 3 个肾大盏合成一个扁漏斗状的肾盂。肾盂出肾门并向下弯曲,逐渐变细,移行为输尿管(图 6-8)。

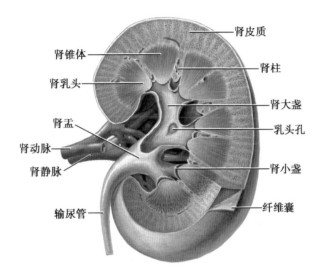

图 6-8 肾的冠状切面

五、肾的微细结构

肾由肾实质和肾间质两部分构成。肾实质主要由大量泌尿小管组成,肾间质由血管、神经和少量结缔组织等构成。泌尿小管由肾单位和集合管组成(图 6-9、图 6-10)。

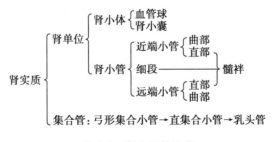

图 6-9 肾实质的组成

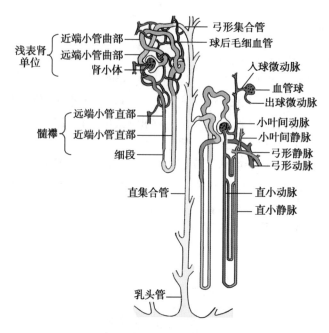

图 6-10　肾单位和集合管模式图

（一）肾单位

肾单位是肾的基本结构和功能单位,由肾小体和肾小管两部分组成,每个肾有100万~150万个肾单位。

1. 肾小体　肾小体又称肾小球,位于肾皮质内,由血管球和肾小囊组成(图 6-11)。

（1）血管球:呈球形,是入球微动脉和出球微动脉之间反复分支盘曲形成的一团球状毛细血管,管壁由一层有孔内皮细胞和基膜构成。入球微动脉较粗短,出球微动脉较细长。

（2）肾小囊:是肾小管起始部膨大并凹陷而成的双层囊,分壁层和脏层,两层之间的腔隙称肾小囊腔,与近端小管曲部管腔相通。壁层由单层扁平上皮构成,与近端小管曲部上皮相延续,在入球微动脉和出球微动脉根部返折移行为脏层。脏层由足细胞构成,足细胞胞体伸出几个较大的初级突起,每个初级突起又发出许多指状的次级突起,相邻次级突起互相嵌合,呈栅栏状紧贴在毛细血管基膜外。次级突起间有宽约 25nm 的裂隙,称裂孔,裂孔上覆盖一层极薄的裂孔膜(图 6-12)。血管球毛细血管的有孔内皮、基膜和裂孔膜这三层结构称为滤过膜(又称滤过屏障)。当血液流经血管球毛细血管时,血液中(除血细胞、血浆蛋白等大分子外)的小分子物质通过滤过膜滤入肾小囊腔成为原尿。若滤过膜受损,可出现蛋白尿或血尿(图 6-13)。

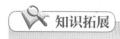 知识拓展

肾小球肾炎

肾小球肾炎又称肾炎,是发生在双侧肾脏肾小球的变态反应性疾病,常由链球菌感染之后引起,分为急性和慢性两种。急性肾炎起病急,病程短,好发于 4 ~ 14 岁儿童,男性多于女性。病变部位主要在肾小球毛细血管的基膜上,导致滤过膜受损,可引起水肿、少尿、无尿、血尿、蛋白尿、高血压甚至氮质血症等临床症状。

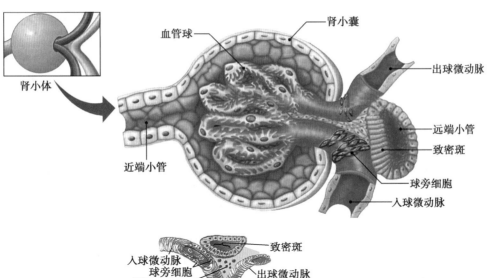

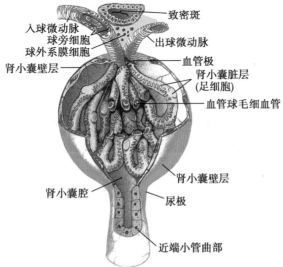

图 6-11 肾小体结构模式图

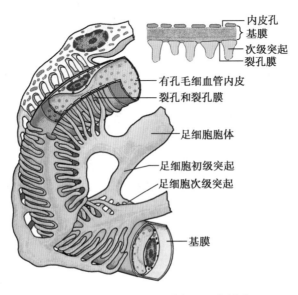

图 6-12 足细胞与毛细血管超微结构模式图

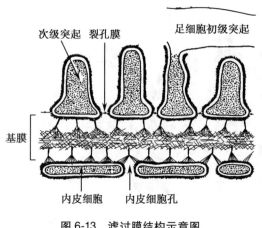

次级突起　裂孔膜　　　　足细胞初级突起

基膜

内皮细胞　内皮细胞孔

图 6-13　滤过膜结构示意图

2. 肾小管　肾小管为细长而弯曲的管道,近端与肾小囊相延续,远端与集合管相连接,依次分为近端小管、细段和远端小管三部分(见图 6-10)。具有重吸收、分泌和排泄功能。

(1) 近端小管:近端小管是肾小管中最长、最粗的一段,分曲部和直部。管壁较厚,管腔较小而不规则,管壁上皮细胞为单层立方形或锥形,细胞分界不清,游离面有刷状缘(见图 6-13)。电镜下,刷状缘由大量微绒毛整齐排列而成。近端小管是原尿重吸收的主要部位。

(2) 细段:细段的管径细,管壁薄,由单层扁平上皮构成。细段可减缓原尿在肾小管内的流速。

(3) 远端小管:远端小管分为直部和曲部。管壁较薄,管腔较大而规则,管壁由单层立方上皮构成,细胞分界较清楚,游离面无刷状缘(图 6-14)。远端小管是离子交换的重要部位。

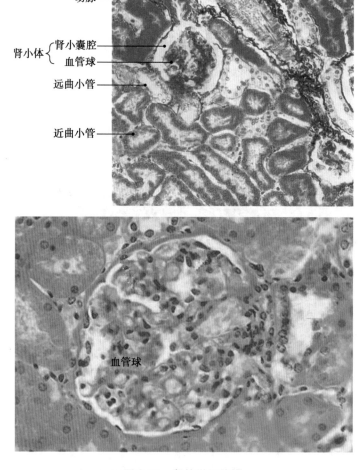

动脉

肾小体 { 肾小囊腔
          血管球

远曲小管

近曲小管

血管球

图 6-14　肾的微细结构

由近端小管直部、细段和远端小管直部构成的 U 形结构称髓袢,又称肾单位袢(见图 6-10)。

（二）集合管

集合管与远端小管曲部相延续,管径由细逐渐变粗,最后汇集成乳头管,开口于肾乳头。其管壁上皮由单层立方上皮渐变为单层柱状上皮。集合管有重吸收水和交换离子的作用,并受抗利尿激素和醛固酮的调节。

正常成人安静时两肾每昼夜形成的原尿量约为 180L。原尿经过肾小管和集合管的重吸收和分泌作用后,最终形成终尿,每天为 1~2L,仅占原尿的 1% 左右。

（三）球旁复合体

球旁复合体包括球旁细胞、致密斑和球外系膜细胞,也称球旁器(图 6-11)。

1. 球旁细胞　球旁细胞在肾小体附近处,是入球微动脉管壁的平滑肌纤维演变成的上皮样细胞。球旁细胞呈立方形,细胞核大而圆,胞质内含有分泌颗粒,能分泌肾素。

2. 致密斑　致密斑为远端小管靠近肾小体侧的管壁上皮细胞变为柱状、排列紧密而形成的椭圆形结构。它是钠离子感受器,能感受远端小管内 Na^+ 浓度变化。当 Na^+ 浓度降低时,将信息传递给球旁细胞并促进其分泌肾素。

3. 球外系膜细胞　球外系膜细胞又称极垫细胞,位于致密斑、入球微动脉和出球微动脉组成的三角区内。它在球旁复合体功能活动中,起信息传递作用。

六、肾的血液循环特点

肾的血液循环具有两种作用,一是营养肾组织,二是参与尿的形成(图 6-15)。因此,肾的血液循环具有以下特点:

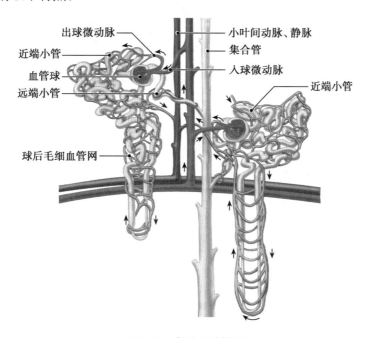

图 6-15　肾的血液循环

1. 肾动脉粗而短,直接起于腹主动脉,血压高,血流量大,每4~5min 人体内的血液全部经肾而被滤过一遍,有利于生成尿液,排出代谢产物。

2. 入球微动脉粗短,出球微动脉细长,因而血管球内的压力较高,有利于肾小体的滤过作用(图6-15)。

3. 在肾实质内,动脉形成两次毛细血管,第一次是入球微动脉形成血管球,有利于形成原尿。第二次是出球微动脉在肾小管周围形成球后毛细血管网,有利于肾小管重吸收原尿(图6-15)。

第二节　输　尿　管

输尿管是将尿液输送到膀胱的肌性管道,左右各一,约平第2腰椎上缘起自肾盂,终于膀胱。全长20~30cm,管径0.5~1.0cm(见图6-3、图6-16)。

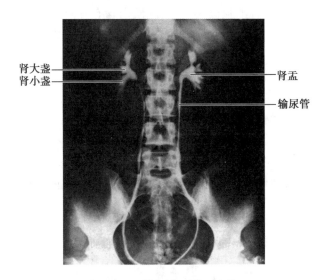

肾大盏
肾小盏
肾盂
输尿管

图 6-16　肾和输尿管 X 线片

一、输尿管的分部

根据输尿管的走行,其全长可分为输尿管腹部、输尿管盆部和输尿管壁内部三部分。

1. 输尿管腹部　输尿管腹部起自肾盂末端,在腹后壁沿腰大肌前面下行,达骨盆入口处。在此处,左侧输尿管越过左髂总动脉末端前方,右侧输尿管则越过右髂外动脉起始部的前方。

2. 输尿管盆部　输尿管盆部自小骨盆入口处,沿盆腔侧壁向后下走行,然后转向前至膀胱底穿入膀胱壁内(图6-17)。

3. 输尿管壁内部　输尿管壁内部是输尿管斜行穿过膀胱壁的部分,以输尿管口开口于膀胱底内面,长约1.5cm。

二、输尿管的生理狭窄

输尿管全长有三处狭窄,分别位于:
①肾盂与输尿管的移行处;②小骨盆入口、

 考点提示:
输尿管狭窄的位置及其临床意义。

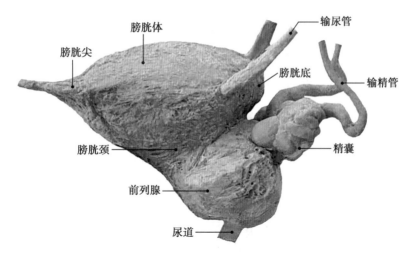

图 6-17 膀胱(侧面观)

跨越髂血管处;③穿膀胱壁处。在狭窄处,输尿管的管径只有 0.2~0.3cm,当尿路结石下降时,易嵌顿于这些狭窄处,引起剧烈疼痛。

第三节 膀 胱

膀胱是储存尿液的肌性器官,伸缩性很大,其大小、形状和位置随尿液充盈程度而异。正常成人膀胱的容量为 350~500ml,新生儿膀胱的容量约为成人的 1/10,女性膀胱的容量略小于男性,老年人因膀胱肌张力降低而容量增大。

一、膀胱的形态

膀胱空虚时呈锥体形,分膀胱尖、膀胱体、膀胱底和膀胱颈。膀胱尖朝向前上方;膀胱底朝向后下方;膀胱尖与膀胱底之间的部分为膀胱体;膀胱的最下部称膀胱颈,其下端有尿道内口与尿道相连接(图 6-17)。

二、膀胱的位置

成人膀胱位于小骨盆腔内、耻骨联合的后方。膀胱空虚时,膀胱尖不超过耻骨联合上缘(图 6-18)。膀胱充盈时向上隆凸,腹前壁折向膀胱的腹膜返折线可上移至耻骨联合上方,此时在耻骨联合上方行膀胱穿刺术,不会损伤腹膜。新生儿膀胱的位置高于成人,大部分在腹腔内;老年人膀胱的位置较低。在男性,膀胱后面与精囊、输精管壶腹和直肠相邻,膀胱下面与前列腺相接;在女性,膀胱后面邻子宫和阴道,下面邻接尿生殖膈。

三、膀胱的结构

膀胱壁由黏膜、肌层和外膜构成,黏膜上皮为变移上皮。膀胱空虚时,上皮变厚,黏膜形成很多皱襞;膀胱充盈时,上皮变薄,皱襞消失。在膀胱底的内面,左、右输尿管

 考点提示:
膀胱三角的概念及其意义。

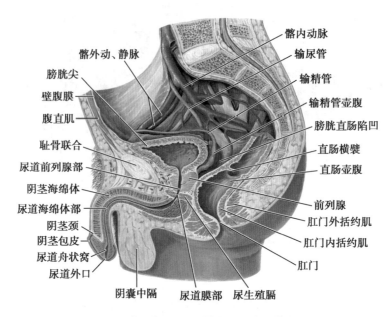

髂外动、静脉
膀胱尖
壁腹膜
腹直肌
耻骨联合
尿道前列腺部
阴茎海绵体
尿道海绵体部
阴茎颈
阴茎包皮
尿道舟状窝
尿道外口
阴囊中隔
尿道膜部
尿生殖膈

髂内动脉
输尿管
输精管
输精管壶腹
膀胱直肠陷凹
直肠横襞
直肠壶腹
前列腺
肛门外括约肌
肛门内括约肌
肛门

图 6-18 膀胱的位置(男性盆腔正中矢状切面)

口与尿道内口之间的三角形区域,称膀胱三角(图 6-19)。无论膀胱充盈或空虚,此处黏膜始终平滑无皱襞,是肿瘤、结核和炎症的好发部位,膀胱镜检查时应特别注意。

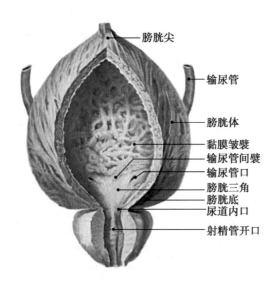

膀胱尖
输尿管
膀胱体
黏膜皱襞
输尿管间襞
输尿管口
膀胱三角
膀胱底
尿道内口
射精管开口

图 6-19 膀胱内面观

第四节 尿 道

男性尿道具有排尿和排精功能,见男性生殖系统。

女性尿道仅有排尿功能,长 3~5cm,较男性尿道短、宽而直,易于扩张。女性尿道起自膀胱的尿道内口,经阴道前方下行,穿过尿生殖膈,终于阴道前庭的尿道外口(图 6-20)。尿道外口位于阴道口前方,距离阴道口和肛门较近,故女性尿路感染较为多见。女性尿道下行穿尿生殖膈时,周围有尿道括约肌环绕,尿道括约肌有控制排尿和紧缩阴道的作用。在尿道下端有尿道旁腺,其导管开口于尿道周围,尿道旁腺发生感染时可形成囊肿,并可压迫尿道,导致尿路不畅。

 考点提示:
女性尿道的特点。

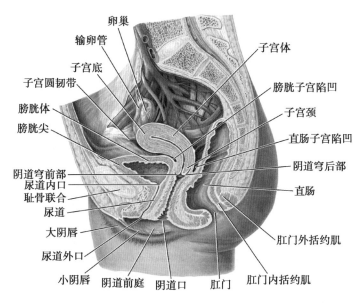

图 6-20 女性尿道(女性盆腔正中矢状切面)

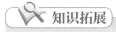 知识拓展

尿 路 感 染

尿路感染是指病原体在尿路中生长繁殖,并侵犯泌尿道黏膜或组织而引起的炎症,是最常见的感染之一,好发于女性且易反复发作。 不洁的性生活、不正确的擦肛方向以及不清洁的内裤、盆浴均能引起尿路感染。 所以,女性要注意会阴部的清洁卫生,尤其在月经期间。

(陈文苑)

06 章
习题

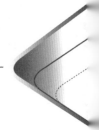

第七章

生殖系统

生殖系统包括男性生殖系统和女性生殖系统,具有产生生殖细胞(配子)、分泌性激素、形成和保持第二性征等功能。

男、女性生殖系统所属的器官虽有差异,但均可按部位分为内生殖器和外生殖器两部分。内生殖器在体内,包括产生生殖细胞并分泌性激素的生殖腺、排出生殖细胞的管道及附属腺;外生殖器露于体表。

案例

病人男性,55 岁。10 年前无明显原因出现尿线变细,无尿频、尿急、尿痛,当时未出现排尿困难。近 20d 来逐渐出现排尿困难,表现为尿滴沥、尿等待、尿不尽,夜尿次数增多,每晚多达 6 次。于近日到医院就诊。肛门指检:前列腺增生Ⅱ度、双侧肿大、上极不清、中央沟消失、表面光滑、质韧无压痛。腹部 B 超:前列腺增生(50mm×37mm×30mm),残余尿为 170ml。
请问:

1. 病人为何会出现尿滴沥、尿等待、尿不尽、排尿困难等症状?
2. 男性尿液经肾产生后到排出体外要经过哪些结构?

第一节　男性生殖系统

男性内生殖器包括睾丸、输精管道(附睾、输精管、射精管、男性尿道)、附属腺(精囊、前列腺和尿道球腺)。外生殖器为阴囊和阴茎(图 7-1)。

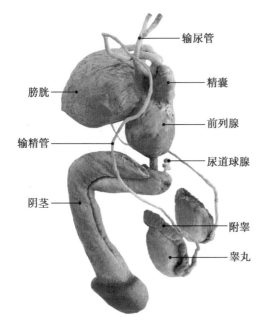

图 7-1　男性生殖系概况

一、男性内生殖器

（一）睾丸

睾丸为男性的生殖腺,具有产生精子和分泌雄激素的功能。

1. 位置和形态　睾丸位于阴囊内,左、右各一。呈微扁椭圆形。分前、后两缘、上、下两端和内、外侧面。睾丸前缘和下端游离,后缘与附睾相邻并连有睾丸的血管、神经及淋巴管,上端被附睾头遮盖(图 7-2)。睾丸表面除后缘外都有睾丸鞘膜覆盖。睾丸鞘膜为一层浆膜,分脏层与壁层,脏层与睾丸表面紧贴,壁层衬于阴囊内面。脏层与壁层在睾丸后缘相互移行,形成一个密闭的鞘膜腔,内有少量浆液,起到润滑功能。在病理情况下腔内液体增多而形成睾丸鞘膜积液。若出生后 3~5 个月内双侧或单侧睾丸仍然未降到阴囊内,而滞留在腹腔或腹股沟管等处,称为隐睾症。新生男婴均要检查有无隐睾。

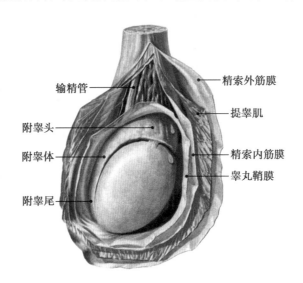

图 7-2　睾丸和附睾

2. 结构与功能

（1）白膜:睾丸表面为一层坚韧厚实的致密结缔组织膜。

（2）睾丸小叶:白膜在睾丸后缘增厚并发出许多结缔组织小隔,将睾丸实质分成 100~200 个锥状睾丸小叶(图 7-3)。

（3）精曲小管与精子的发生:每个睾丸小叶内有 2~4 条细长而弯曲的精曲小管。精曲小管汇成精直小管,进入睾丸纵隔交织成睾丸网,发出 12~15 条睾丸输出小管,经睾丸后缘的上部进入附睾(图 7-3)。

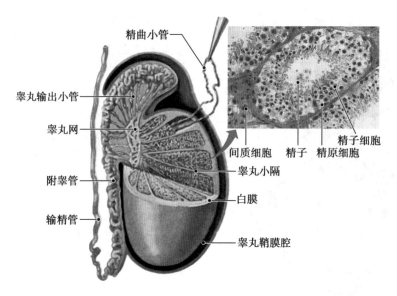

图 7-3 睾丸和附睾的微细结构

精曲小管是产生精子的部位,其管壁上皮由生精细胞和支持细胞组成。支持细胞为单层,呈长锥形,具有支持和营养生精细胞的功能。生精细胞是一系列不同发育阶段的圆形细胞,从基膜到管腔呈多层排列。靠近基膜排列的是幼稚阶段的精原细胞,其体积较小,核圆,核染色较深。自青春期开始,精原细胞不断分裂增殖发育成精子。其分化过程可分为 5 个阶级:①精原细胞;②初级精母细胞;③次级精母细胞;④精子细胞;⑤精子。它们从管壁的基膜向管腔依次排列,表明精子的繁殖、发育、分化的动态变化过程。精子细胞不再分裂,经过复杂的形态变化,形成精子(图 7-3、图 7-4)。

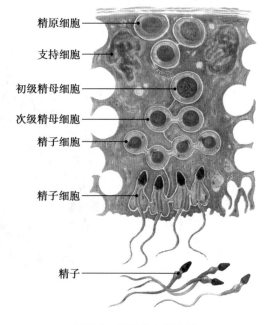

图 7-4 精子发生示意图

精子形似蝌蚪,分头、尾两部分。头部主要由精子细胞核浓缩而成,头前 2/3 有呈现扁平囊状的顶体覆盖,囊内有多种水解酶。尾细长,能摆动。

(4)间质细胞:间质细胞位于精曲小管间富含血管及淋巴管的疏松结缔组织内,形状为圆形或多边形,单个或成群分布,能分泌雄激素。雄激素的主要成分是睾丸酮,可促进精子形成,激发并保持男性第二性征。

(二)附睾

附睾紧贴睾丸的上端和后缘,呈新月形,上端膨大为附睾头,中部为附睾体,下端为附睾尾,附睾尾弯曲向上移行为输精管(见图 7-3)。

附睾具有储存精子,促进精子进一步发育成熟的功能,使其获得受精能力。

（三）输精管和射精管

1. 输精管 输精管延续于附睾管,长约50cm。起于附睾尾,沿睾丸后缘上行,经阴囊根部穿腹股沟管入腹腔,弯向内下入小骨盆腔,到膀胱底后方,在此两侧的输精管接近并膨大成输精管壶腹,与精囊腺排泄管合并成射精管。

输精管为输送精子的细长肌性管道,腔小壁厚,呈坚韧圆索状,在阴囊的根部,睾丸的后上方,位置浅表,活体触之有绳索感,为输精管结扎常选部位(图7-5、图7-6)。

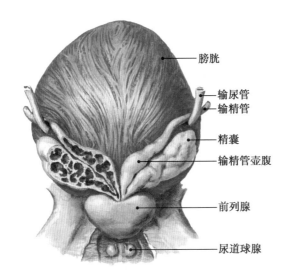

图 7-5 前列腺、精囊腺和尿道球腺

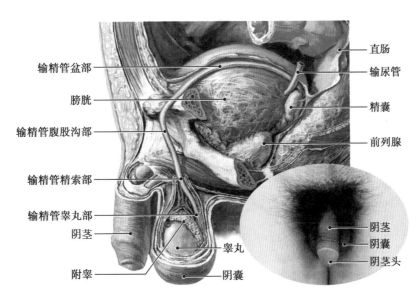

图 7-6 阴囊和阴茎

输精管自睾丸上端至腹股沟管深环之间,与睾丸动脉、蔓状静脉丛、神经、淋巴管等伴行,外面包有被膜共同组成圆索结构,称精索。

2. 射精管 输精管壶腹末端与精囊排泄管合并射精管,穿过前列腺的实质开口于尿道前列腺部,长约2cm(图7-5)。

（四）精囊

精囊也称精囊腺,位于膀胱底后方,输精管壶腹的外侧,左右各一。呈长椭圆形囊状腺体,其排泄管与输精管末端汇合成射精管。其分泌物是组成精液的主要成分(图7-5)。

（五）前列腺

前列腺位于膀胱与尿生殖膈之间,环包尿道的起始部。大小和形状如栗子,上端宽大,下端尖,两者之间的部分为前列腺体。前列腺的后面平坦,正中有一条纵行的浅沟称前列腺沟。前列腺后毗邻直肠,活体直肠指诊可触及(图7-5)。

前列腺为单个实质性器官,质地较硬,由腺组织和平滑肌组织构成。其分泌物直接进入尿道,参与组成精液。小儿前列腺甚小,到性成熟期增大。中老年男性因激素平衡失调,前列腺组织逐渐退化,腺内结缔组织增生,导致前列腺增生,压迫尿道引起排尿困难。

考点提示:
前列腺增生肥大,压迫尿道引起排尿困难。

（六）尿道球腺

尿道球腺是位于会阴深横肌内的一对豌豆大小的腺体,在尿道膜部的后外方,有细长的导管开口于尿道球部,其分泌物可润滑尿道,也参与形成精液(图7-5)。

精液主要由输精管道各部及附属腺体的分泌物混合而成,含大量精子,呈乳白色,弱碱性。一次正常排精量为2~5ml,含精子3亿~5亿个。输精管结扎后,精子排出的通路被阻断,各附属腺的分泌和排出则不受影响,但射出的精液中不含精子,达到绝育的目的。

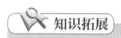
知识拓展

世界男性健康日

国内外大量的社会调查与医学统计显示,越来越多的疾病正快步向男性走来,并不断地严重威胁到男性同志的身心健康。例如前列腺炎、性功能障碍、前列腺增生、高血压、糖尿病、疲劳综合征、肥胖综合征、脱发、秃顶等。这一切表明,似乎男性更加脆弱。事实也是如此,全世界范围内男性的平均寿命比女性短2~3岁。这些危害男性健康的现状早已引起国际卫生组织的高度重视。

世界卫生组织确定每年10月28日为"世界男性健康日",在每年此日,世界各国加大对男性健康的宣传力度,呼吁社会再多一点对男性健康的关注、每个家庭再多一点对男性健康的关爱。

二、男性外生殖器

（一）阴囊

阴囊为皮肤囊袋,位于阴茎的后下方。阴囊壁主要由皮肤和肉膜两部分构成(图7-6)。

1. 皮肤 皮肤色泽深暗,薄而柔软,有少量阴毛。

2. 肉膜 肉膜由平滑肌和结缔组织构成,平滑肌可随外界温度的变化而收缩和舒张,调节阴囊的温度,利于精子的发育与生存。肉膜在正中线向深部发出阴囊中隔,将阴囊分为左右两部分,分别容纳两侧的睾丸和附睾。

（二）阴茎

阴茎为男性的排尿和性交器官（图7-7）。

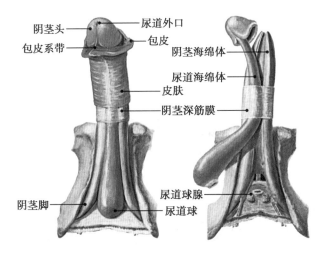

图 7-7 阴茎

1. 阴茎的分部 阴茎分为阴茎头、阴茎体、阴茎根三部分。阴茎头为阴茎前端膨大的部分，也称龟头。阴茎头富含神经末梢，为男性主要性敏感区。头部尖端有尿道外口。

2. 阴茎的构成 阴茎主要由三个海绵体外被筋膜和皮肤构成（图7-7、图7-8）。

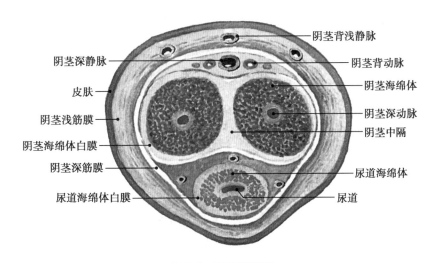

图 7-8 阴茎横断面

（1）阴茎海绵体：左右阴茎海绵体并列于阴茎背侧，紧密相连，是构成阴茎的主体。

（2）尿道海绵体：位于阴茎海绵体的腹侧，尿道贯穿其全长。

（3）皮肤：阴茎的皮肤薄而柔软，富有伸展性，皮下组织缺乏脂肪，在阴茎颈处，皮肤游离向前延伸返折成内外两层阴茎包皮，

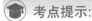 考点提示：

行包皮环切术时，注意不要损伤包皮系带。

包绕阴茎头。在尿道外口下方,有一个小皱襞与包皮相连,称包皮系带,由于包皮系带含丰富的神经末梢,故该系带及阴茎体部皮肤对触摸等刺激十分敏感。行包皮环切术时,注意不要损伤此系带。

三、男性尿道

男性尿道具有排尿和排精的功能(图 7-9)。

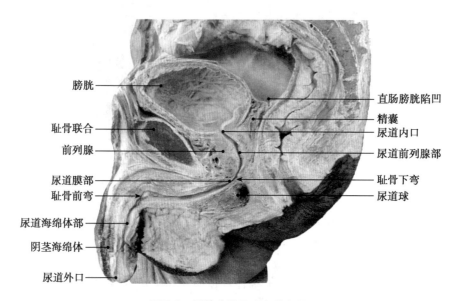

图 7-9 男性盆腔正中矢状切面

1. 男性尿道的起止 男性尿道起于膀胱的尿道内口,止于阴茎头的尿道外口,长 16~22cm,管径 0.5~0.8cm。

2. 男性尿道的分部 男性尿道可分为前列腺部、膜部和海绵体部。

(1) 前列腺部:为尿道穿经前列腺的部分,长约 2.5cm。其两侧有细小的射精管及前列腺排泄管的开口。

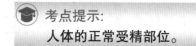

考点提示:
人体的正常受精部位。

(2) 膜部:为尿道穿过尿生殖膈的部分,此段短而窄,长约 1.5cm,其周围有尿道括约肌环绕,此肌收缩,可关闭尿道。膜部是尿道较固定的部分,骨盆骨折时易受损伤。

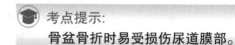

考点提示:
骨盆骨折时易受损伤尿道膜部。

(3) 海绵体部:为尿道穿过尿道海绵体的部分,长约 15cm,尿道球内的尿道最宽,称为尿道球部,有尿道球腺的开口。阴茎头内的尿道扩大成尿道舟状窝,终于尿道外口。

临床上常将尿道海绵体部称为前尿道,尿道膜部和前列腺部合称为后尿道。

3. 形态特点 男性尿道有三处狭窄和两个弯曲。

(1) 三处狭窄:分别位于尿道内口、膜部和尿道外口,其中尿道外口最为狭窄。

(2) 两个弯曲:当阴茎自然悬垂时,尿道呈现出两个弯曲,位于耻骨联合的下方,凹向前上者,称耻骨下弯,由尿道前列腺部、膜部和尿道海绵体部的后弯部形成,此弯曲恒定不变。

位于耻骨联合的前下方,凹向后下者,称耻骨前弯,提起阴茎与腹前壁成60°角或阴茎勃起时,此弯曲可消失。临床操作时要注意男性尿道的狭窄和弯曲,避免损伤尿道。导尿术时,可将阴茎向上提起与腹前壁成60°

> **考点提示:**
> 男性尿道器械检查时注意的狭窄和弯曲。

角,耻骨前弯可变直而消失,尿道形成一个凹向上的弯曲,将导尿器械轻轻从尿道外口插入20~22cm,有尿液流出后再插入2cm即可。

第二节 女性生殖系统

女性生殖系统由内生殖器和外生殖器组成。内生殖器由生殖腺、附属腺和生殖管道组成,外生殖器即女阴(图7-10)。

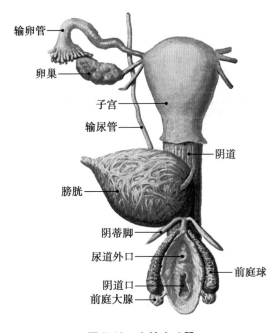

图7-10 女性生殖器

> **案例**
>
> 孕妇,28岁,妊娠38周,到医院妇产科就诊。经检查发现骨产道狭窄,医生决定行剖宫产术。
>
> 请问:
> 1. 骨盆是如何组成的? 如何划分大、小骨盆?
> 2. 行剖宫产术的切口通常选在何处?

一、女性内生殖器

(一)卵巢

卵巢为女性生殖腺,成对,主要作用是产生卵子和分泌性激素。

1. 位置和形态 卵巢位于盆腔侧壁髂总动脉分叉处的卵巢窝内。卵巢呈扁卵圆形(图7-11),分上、下两端,内、外两面和前、后两缘。上端借卵巢悬韧带固定于盆壁,下端借卵巢固有韧带连于子宫。内侧面与小肠相邻,外侧面紧贴卵巢窝。前缘的中部为卵巢门,有血管、神经等出入;后缘游离。卵巢的形态大小随年龄的增长而变化,幼女的卵巢较小,表面光滑,性成熟期体积最大,此后由于多次排卵,卵巢表面形成许多瘢痕,显得凹凸不平。35~40岁时,卵巢开始缩小,50 岁以后逐渐萎缩。

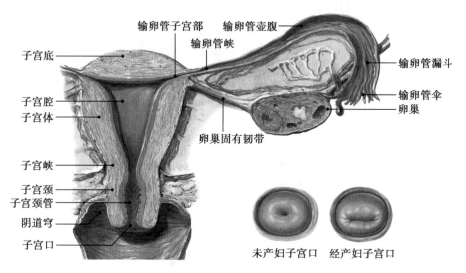

图 7-11 女性内生殖器

2. 卵巢的微细结构 卵巢表面为单层立方上皮或扁平上皮,上皮深部为白膜,卵巢的实质分为浅层的皮质和深层的髓质,二者无明确分界。皮质较厚,内含不同发育阶段的卵泡、黄体、白体等。髓质较薄,内含血管、淋巴管、神经等结构(图 7-12)。

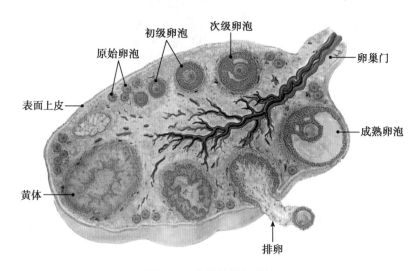

图 7-12 卵巢的微细结构

(1) 原始卵泡:位于皮质浅层,体积最小,数量最多,中央为 1 个较大的初级卵母细胞,周围有一层扁平的卵泡细胞。初级卵母细胞是在胚胎时期由卵原细胞分裂分化形成,此后长期滞留在第一次减数分裂前期,至排卵前才完成分裂。

（2）生长卵泡:青春期开始后,有部分原始卵泡生长发育,称生长卵泡。卵泡细胞增生,由扁平形变为立方形或柱状,单层变为多层。卵母细胞不断变大,在初级卵母细胞与卵泡细胞之间出现一环形嗜酸性带状结构,称透明带。随卵泡细胞不断增殖,卵泡细胞间开始出现一些大小不等的腔隙,称卵泡腔,腔内有卵泡液。随着卵泡不断增长,卵泡腔随之增大,卵泡液亦增多,卵母细胞、透明带及周围的卵泡细胞被推到卵泡腔一侧,形成一处突入卵泡腔内的隆起,称卵丘。紧靠透明带的一层高柱状卵泡细胞呈放射状排列,称放射冠。卵泡腔周围的卵泡细胞形成卵泡壁,当卵泡继续生长时,其周围的结缔组织形成卵泡膜包围卵泡,卵泡膜富含细胞和血管。卵泡细胞和卵泡膜细胞具有分泌雌激素和少量孕激素功能。

（3）成熟卵泡:是生长卵泡发育的最后阶段。由于卵泡液急剧增多,卵泡腔变大,使卵泡体积显著增大,直径达 7~10mm 并凸出卵巢表面(图 7-13)。排卵前初级卵母细胞完成第 1 次减数分裂,形成 1 个大的次级卵母细胞和 1 个小的第 1 极体。次级卵母细胞直接进入第 2 次减数分裂,并停滞在分裂中期。

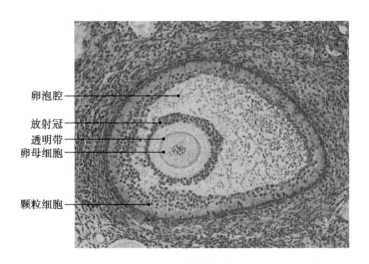

图 7-13　成熟卵泡

（4）排卵:成熟卵泡破裂,次级卵母细胞及其周围的透明带和放射冠从卵巢表面排出到腹膜腔的过程,称排卵。生育期内的妇女,一般每 28d 左右排卵一次,排卵时间约在每个月经周期的第 12~16d,常双侧卵

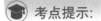
考点提示:
女性排卵时间约在每个月经周期的第 12~16d。

巢交替排卵。女性一生排出约 400 个卵,排卵后,若在 24h 内未受精,次级卵母细胞即退化消失。

（5）黄体:排卵后,残留的卵泡壁向卵泡腔内塌陷,在黄体生成素的作用下,发育成一个体积大而富含血管的内分泌细胞团,新鲜时呈黄色,称黄体(见图 7-12)。黄体的主要功能是分泌雌激素和孕激素。若排出的卵细胞未受精,则黄体只维持 12~14d 即退化,称月经黄体。若受精并妊娠,则黄体继续发育,称妊娠黄体,至妊娠 4~6 个月时,由胎盘取代黄体。无论何种黄体,最终均退化,被结缔组织取代成为白体。

（二）输卵管

输卵管为一对输送卵细胞的肌性管道，长10~12cm，位于子宫底的两侧。其内侧端借输卵管子宫口与子宫腔相通；外侧端借输卵管腹腔口开口于腹膜腔，故女性腹膜腔可借生殖管道与外界相通。输卵管由内侧向外侧分为4部。①输卵管子宫部：为输卵管穿过子宫壁的一段，管腔最为狭窄；②输卵管峡：紧接输卵管子宫部，短而细，管腔较狭窄，为输卵管

考点提示：
人体正常受精部位。

结扎术的常选部位；③输卵管壶腹：约占输卵管全长的2/3，粗而弯曲，为正常受精部位；④输卵管漏斗：为输卵管外侧端膨大的部分，呈漏斗状，其游离缘有许多细长的指状突起，称输卵管伞。输卵管伞有引导卵进入输卵管的作用，也是临床手术时识别输卵管的重要标志（见图7-11）。

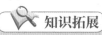 **知识拓展**

宫 外 孕

正常的胚胎应在子宫着床发育，如胚胎在子宫腔以外任何部位着床发育的均称"宫外孕"，输卵管妊娠最常见。病因常由于输卵管管腔或周围的炎症，引起管腔狭窄，阻碍孕卵正常运行，使之在输卵管内停留、着床、发育，导致输卵管妊娠流产或破裂。表现为急性剧烈腹痛，血压下降，甚至休克，若处理不及时可危及生命。

（三）子宫

子宫为一个中空肌性器官，壁厚腔小，是胚胎发育及产生月经的场所。

1. 子宫的形态、大小和分部 成年末孕的子宫呈前后略扁的倒置梨形，长约8cm，宽约4cm，厚约2cm。分为子宫底、子宫体、子宫颈3部分（图7-14）。前上圆凸的部分，称子宫底，为位于两侧输卵管子宫口以上的部分；下端圆柱状的部分，称子宫颈，子宫颈下端1/3伸入阴道内，称子宫颈阴道部，上端2/3位于阴道的上方，称子宫颈阴道上部。子宫颈阴道

考点提示：
产科剖宫产术常选部位。

部为肿瘤和炎症的好发部位。子宫底与子宫颈之间的部分，为子宫体。子宫体与子宫颈连接处较狭窄，称子宫峡，非妊娠期长约1cm，妊娠末期可显著增长至7~11cm，产科常在此行剖宫产术。

子宫的内腔狭窄，可分为上、下两部分（图7-14）。上部由子宫底、体围成，称子宫腔，呈倒三角形；下部位于子宫颈内，称子宫颈管，呈梭形，管的上口通子宫腔，下口通阴道称子宫口。未产妇的子宫口呈圆形，经产妇的子宫口则呈横裂状。

2. 子宫的位置和固定装置 子宫位于盆腔的中央，介于膀胱与直肠之间，两侧连有输卵管，下接阴道。临床常把输卵管和卵巢合称子宫附件。成年女性子宫的正常位置呈前倾前屈位（图7-14）。前倾是指子宫长轴与阴道长轴形成向前开放的钝角；前屈是指子宫体与子宫颈之间形成向前开放的钝角。

子宫的正常位置依赖韧带的牵拉和固定以及尿生殖膈和盆底肌的承托。维持子宫正常位置的韧带主要有4对（图7-15）：

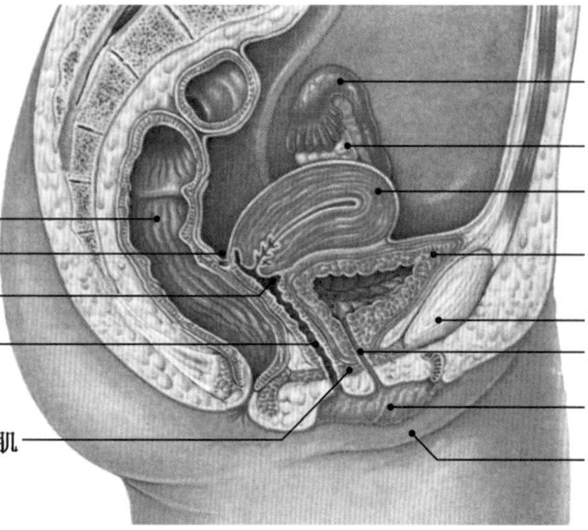
输卵管
卵巢
子宫
直肠
直肠子宫陷凹
膀胱
阴道穹
耻骨联合
阴道
尿道
小阴唇
尿道阴道括约肌
大阴唇

图 7-14　女性盆腔矢状切面

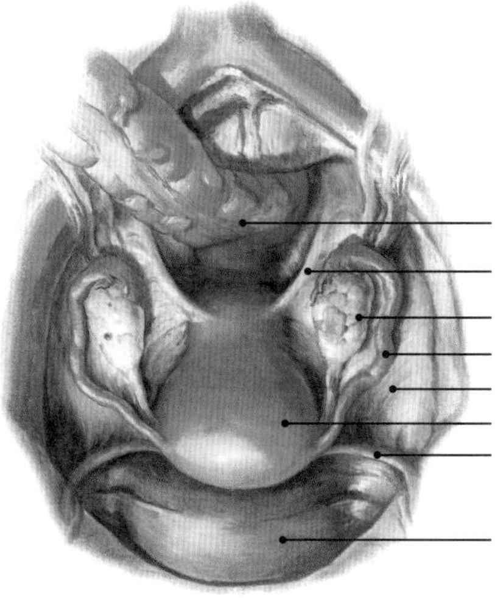
直肠
子宫骶韧带
卵巢
输卵管
子宫阔韧带
子宫
子宫圆韧带
膀胱

图 7-15　子宫的固定装置

（1）子宫阔韧带：为子宫两侧的双层腹膜皱襞，连于盆腔侧壁，可限制子宫向两侧移动。

（2）子宫圆韧带：为位于子宫阔韧带内的稍扁圆索状结构，由平滑肌和结缔组织构成。起于子宫角，止于大阴唇皮下，是维持子宫前倾位的主要结构。

（3）子宫主韧带：位于子宫阔韧带的下方，由致密结缔组织和平滑肌构成。起于子宫颈，连于盆腔侧壁，是防止子宫脱垂的主要结构。

（4）子宫骶韧带：由结缔组织和平滑肌构成。起于子宫颈的后面，向后绕过直肠的两侧，止于骶骨的前面。此韧带向后上方牵拉子宫颈，维持子宫的前屈状态。

3. 子宫壁的微细结构　子宫壁很厚，由内向外可分为子宫内膜、子宫肌层和子宫外膜三层（图 7-16）。

（1）子宫外膜：为浆膜。

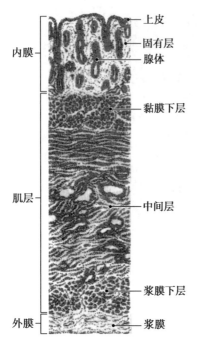

图 7-16 子宫壁的微细结构

（2）子宫肌层：由成束的平滑肌构成，较厚，平滑肌束交错行走。

（3）子宫内膜：由单层柱状上皮和固有层构成。固有层为结缔组织，较厚，内含子宫腺和螺旋动脉，子宫内膜可分为浅表的功能层和深部的基底层。其中功能层较厚，自青春期开始，在卵巢激素的作用下，呈周期性增生和剥脱。基底层较薄，不发生剥脱，有增生和修复功能层的作用。

4. 子宫内膜的周期性变化 由青春期到绝经期，在卵巢分泌的雌激素和孕激素的周期性作用下，子宫内膜功能层每 28d 发生周期性剥脱、出血、修复和增生，称月经周期。在典型的 28d 周期中，第 1～4d 为月经期，第 5～14d 为增生期，第 15～28d 为分泌期（图 7-17、表 7-1）。

（四）阴道

阴道为前后略扁的肌性管道，连接子宫与外生殖器，是导入精液、排出月经和娩出胎儿的管道（见图 7-14）。

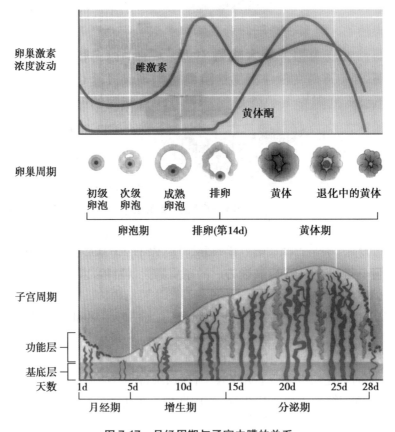

图 7-17 月经周期与子宫内膜的关系

表 7-1　子宫内膜周期性变化与卵巢周期性变化的关系

月经周期	月经期	增生期	分泌期
时间	第 1~4d	第 5~14d	第 15~28d
卵巢周期性变化	排出的卵未受精,黄体退化,白体形成	卵泡生长发育并成熟,在本期最后一天完成排卵	完成排卵,黄体形成
激素变化	雌激素、孕激素水平急剧下降	雌激素分泌水平逐步增高	雌激素分泌量进一步增多,孕激素分泌量逐渐增多并达高峰
子宫内膜周期性变化	螺旋动脉持续收缩,内膜功能层缺血坏死,坏死的功能层脱落与子宫动脉出血一同经阴道排出	子宫内膜功能层增生、修复,子宫腺增多,螺旋动脉增长并变曲	子宫内膜持续增厚;子宫腺弯曲,腔内充满分泌物,螺旋动脉变曲并充血,适于胚泡的植入和发育

　　阴道上端较宽,包绕子宫颈阴道部,两者之间的环形凹陷,称阴道穹,可分为前、后部和两侧部。其中后部最深,与直肠子宫陷凹紧紧相邻,与阴道后壁仅隔一层腹膜,当直肠子宫陷凹有积液时,可经阴道后穹穿刺或引流,以协助诊断和治疗。阴道下部较窄,以阴道口开口于阴道前庭。阴道口周围有一层环形的黏膜皱襞,称处女膜,处女膜破裂后可在阴道口周围留有处女膜痕。

二、女性外生殖器

　　女性外生殖器又称女阴,主要有阴阜、大阴唇、小阴唇、阴蒂等结构,两侧小阴唇之间的裂隙为阴道前庭,其前部有尿道外口,后部为阴道口(图 7-18)。

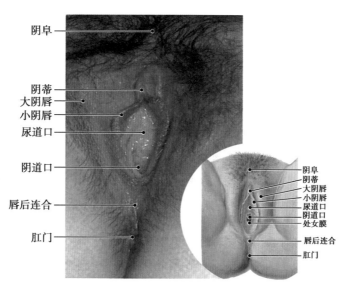

图 7-18　女性外生殖器

第三节　乳房和会阴

一、乳房

女性乳房在青春期开始生长发育,妊娠末期和哺乳期有分泌活动。男性乳房不发达,其乳头位置较为固定,一般位于第 4 肋间隙或第 5 肋与锁骨中线交界处,可作为体表定位标志(图 7-19)。

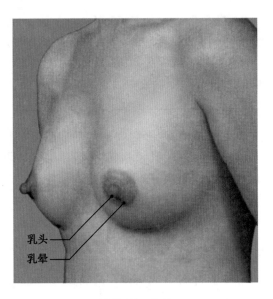

乳头 —

乳晕 —

图 7-19　乳房

（一）乳房的位置和形态

乳房位于胸大肌前面。第 3~6 肋之间的浅筋膜内。外侧至腋中线,内侧达胸骨旁线。成年女性的乳房一般呈半球形,紧张而富有弹性。乳房中央有乳头,乳头顶端有输乳管的开口,乳头周围的皮肤色素较多,形成环形色素沉着区,称乳晕。

（二）乳房的内部结构

乳房由皮肤、乳腺、脂肪组织和纤维组织构成(图 7-20)。脂肪组织向乳腺深部伸入许多小隔,将乳腺分隔成 15~20 个乳腺叶。乳腺叶以乳头为中心呈放射状排列,每个乳腺叶有一条输乳管,开口于乳头。行乳房手术时,应采用放射状切口,以避免损伤输乳管。

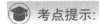 考点提示:

　　行乳房手术时,应采用放射状切口,以避免损伤输乳管。

乳腺位于皮肤与深部胸肌筋膜之间,乳房表面的皮肤与胸肌筋膜、乳腺之间分布有结缔组织束称乳房悬韧带,对乳房起固定和支持作用。当乳腺癌侵犯到此韧带时,可致韧带缩短,牵拉皮肤内陷,使皮肤出现不同程度凹陷区,形如"橘皮"样,是乳腺癌的常见体征之一。

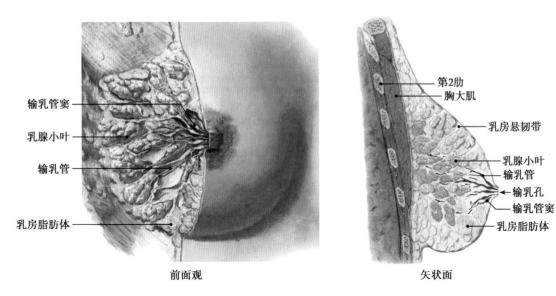

前面观　　　　　　　矢状面

图 7-20　乳房内部结构

二、会阴

　　会阴分为狭义会阴和广义会阴。狭义会阴专指产科会阴,是指外生殖器与肛门之间的狭窄区域。广义会阴则是指封闭骨盆下口的所有软组织。以两侧坐骨结节连线为界划分可为前、后两个三角区,前方三角区是尿生殖三角,有尿道通过,女性还有阴道通过;后方三角区为肛三角,有直肠通过。会阴的皮下富含脂肪组织,有弹性垫的作用。

(黄永存)

08章 数字内容

第八章

脉管系统

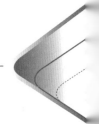

学习目标

1. 掌握体循环和肺循环的途径；心的位置、外形，心腔的形态结构，心脏瓣膜的位置及功能；心传导系的构成和功能；心的体表投影；常用血管的主要临床用途。

2. 熟悉心包的形态构造；各部位动脉干的起止、行程和分部；各部位主要静脉干的起止、位置；毛细血管的结构特点与功能；胸导管的位置、注入部位及其收集范围；下颌下淋巴结、腋淋巴结、腹股沟浅淋巴结的位置和收集范围；脾的位置和形态。

3. 了解各动脉分支的分布范围；各静脉分支的收纳范围；淋巴系统的构成和结构特点。

4. 具有尊重、爱护标本和模型的职业素养。

第一节 概　　述

案例

　　学生，李某，男，15岁，某中学学生，下雨天在树下躲雨，旁边的电线杆漏电导致其遭受电击，路过的行人救起时发现呼吸、心跳停止，经心肺复苏抢救无效死亡。
请问：
　　1. 心的正常起搏点在哪里？
　　2. 心的体表投影在人体哪个部位？
　　3. 体循环和肺循环怎样运行？

一、脉管系统的组成和功能

　　脉管系统是体内封闭的循环管道系统，分布于人体各部，脉管系统包括心血管系统和淋巴系统。心血管系统由心、动脉、毛细血管和静脉组成，血液在其中循环流动。淋巴系统由淋巴管道、淋巴器官和淋巴组织组成，淋巴沿着一系列淋巴管道向心流动，最终汇入静脉，因此，淋巴管道也可认为是静脉的辅助管道。

　　脉管系统的主要功能是运输物质，即不断地将消化器官吸收的营养物质和肺吸收的氧气以及内分泌器官分泌的激素运送到全身各器官和组织，同时将各器官和组织的代谢产物，如二氧化碳和尿素等运送到肺、肾和皮肤等器官排出体外，以保证人体新陈代谢的正常进行。

二、心血管系统概况

　　心血管系统由心和血管组成，血管分为动脉、静脉和毛细血管三类。

（一）心

心是中空的肌性器官,是连接动脉与静脉的枢纽,是心血管系统的动力装置,也具有重要的内分泌功能,如分泌心房钠尿肽等生物活性物质参与机体功能的调节。

（二）动脉

动脉是运送血液离开心的管道。动脉在行程中不断分支,分为大、中、小动脉,最后移行为毛细血管。动脉管壁较厚、管腔呈圆形,并随心舒缩而搏动。

（三）毛细血管

毛细血管是连于小动脉、小静脉之间,相互交织成网状的微细血管。毛细血管除了软骨、角膜等处外,遍布全身各部。

（四）静脉

静脉是引导血液流回心的血管,起始于毛细血管的静脉端,在回心的过程中不断接受其属支,逐渐汇合成中静脉和大静脉最后注入心房。

动脉、静脉和毛细血管共同构成了血液流通的管道,血管在运输血液、分配血液和物质交换等方面有重要的作用。

三、血液循环途径

血液从心室射出,经动脉、毛细血管和静脉返回心房。这种周而复始的循环流动,称为血液循环。血液循环可分为体循环和肺循环两部分(图 8-1)。

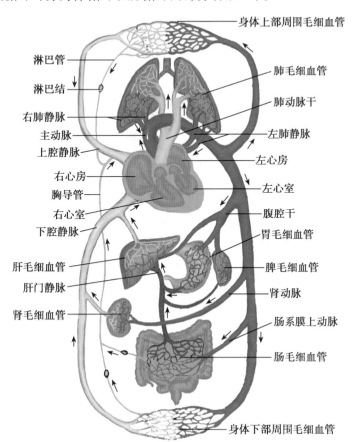

图 8-1 血液循环示意图

体循环(大循环):当心室收缩时,血液由左心室射入主动脉,再经主动脉的各级分支到达全身的毛细血管网、各级静脉,最后汇集到上、下腔静脉,流回到右心房。这一循环途径即为体循环,又称大循环。在体循环中,当血液流经身体各部分组织细胞的毛细血管时,不仅将运来的营养物质输送给细胞,将细胞产生的二氧化碳等废物带走,而且红细胞中的血红蛋白将它所结合的氧释放出来,供细胞利用。这样,血液就由含氧丰富、颜色鲜红的动脉血,变成了含氧较少、颜色暗红的静脉血。

肺循环(小循环):血液由右心室射出,经肺动脉主干及其各级分支,到达肺泡的毛细血管网,由肺静脉流回左心房。这一循环途径即为肺循环,又称小循环。血液流经肺部的毛细血管网时,血液中的二氧化碳进入肺泡,肺泡中的氧进入血液,血液由含氧较少、颜色暗红的静脉血变成了含氧丰富、颜色鲜红的动脉血(表 8-1)。

表 8-1　体循环和肺循环比较表

	肺循环(小循环)	体循环(大循环)
组成及血流途径	血液→右心室→肺动脉干→左、右肺动脉及其分支→肺毛细血管→肺静脉→左心房	血液→左心室→主动脉→各级动脉分支→全身毛细血管→各级静脉→上、下腔静脉和冠状窦→右心房
行程	短	长
主要作用	完成血液在肺部与肺泡之间的气体交换,使静脉血变成含氧丰富的动脉血	将氧气和营养输送给全身各组织细胞,将细胞产生的代谢产物二氧化碳运送到肺,将固体性产物运送到肾等排出体外

四、血管吻合与侧支循环

血管之间吻合广泛,且形式多样。动脉与动脉之间、静脉与静脉之间、动脉与静脉之间,可借血管支彼此连接形成血管吻合。吻合可使血液循环时间缩短,保证器官血液供应,并可调节局部血流量。

 考点提示:
体循环和肺循环的途径。

部分血管主干在行程中发出与其平行的侧支,侧支与同一主干远端发出的返支彼此吻合。正常情况下侧支比较细小,血流量少。当主干阻塞时,侧支逐渐增粗,血流可经扩大的侧支吻合到达阻塞远端的血管主干,使血管受阻区的血液供应得到不同程度的代偿和恢复。侧支循环的建立,对于保证器官在病理情况下的血液供应具有重要意义(图 8-2)。

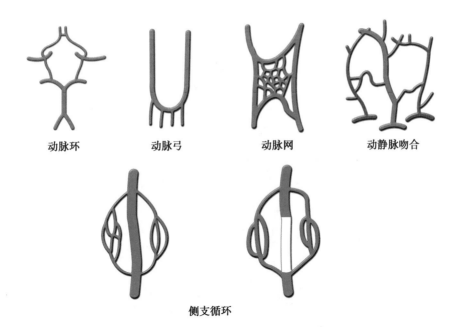

动脉环　　　　动脉弓　　　　动脉网　　　　动静脉吻合

侧支循环

图 8-2　血管吻合和侧支循环示意图

第二节　心血管系统

一、心

（一）心的位置、外形和毗邻

心位于胸腔的中纵隔内,膈肌的上方,两肺之间,约 2/3 居正中线的左侧,1/3 在正中线右侧。心前面大部分被肺和胸膜遮盖,只有小部分与胸骨体下部及左侧第 4~6 肋软骨相邻;心后方与食管及胸主动脉相邻;下方与膈相贴;两侧与胸膜腔和肺相依(图 8-3)。

心呈前后略扁的倒置圆锥形,大小约相当于本人的拳头。心有一尖、一底、两面和三缘。①心尖:钝圆,朝向左前下方,与胸前壁邻近,其体表投影在左胸前壁第 5 肋间隙,左锁骨中线内侧 1~2cm 处,故在此处可看到或触及心尖搏动。②心底:朝向右后上方,自右向左有上腔静脉、主动脉和肺动脉与之相连,与食管等后纵隔的器官相邻。③心的两面:心的前面朝向胸骨及肋软骨,又称胸肋面(图 8-4);心的下面与膈的中心腱相贴,又称膈面(图 8-5)。④心的三缘:左缘主要由左心室形成;右缘主要由右心房形成;下缘由左、右心室形成。心表面有三条浅沟,可作为心分界的表面标志。在心底附近有环形的冠状沟,分隔上方的心房和下方的心室。心室的前、后面各有一条纵沟,分别称为前室间沟和后室间沟,是左、右心室表面分界的标志。左右心房各向前内方伸出三角形的心耳(图 8-4、图 8-5)。

（二）心腔

心有左、右心房和左、右心室四个心腔。左、右两侧的心腔之间有房间隔和室间隔,故不直接相通。同侧心腔之间借房室口由心房通向心室。

1. 右心房　右心房位于心的右上部,壁薄腔大(图 8-6)。右心房有三个入口,其中居上方的为上腔静脉口;下方的为下腔静脉口;位于下腔静脉口前内侧的为冠状窦口。右心房的出口称右房室口,位于右心房的前下部,右心房由此通向右心室。

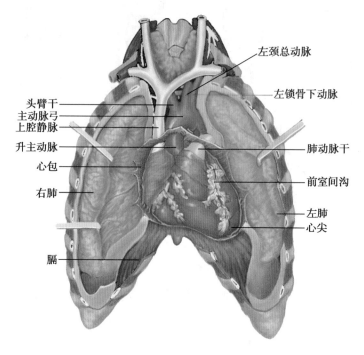

左颈总动脉
左锁骨下动脉
头臂干
主动脉弓
上腔静脉
升主动脉
心包
右肺
肺动脉干
前室间沟
左肺
心尖
膈

图 8-3　心的位置

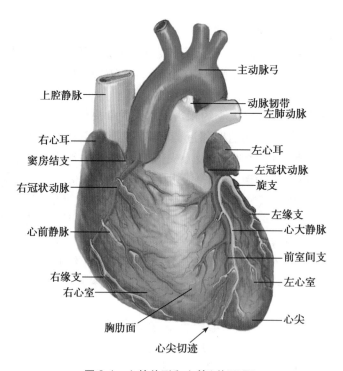

主动脉弓
上腔静脉
动脉韧带
左肺动脉
右心耳
窦房结支
左心耳
左冠状动脉
右冠状动脉
旋支
左缘支
心前静脉
心大静脉
前室间支
右缘支
右心室
左心室
胸肋面
心尖
心尖切迹

图 8-4　心的外形和血管 (前面观)

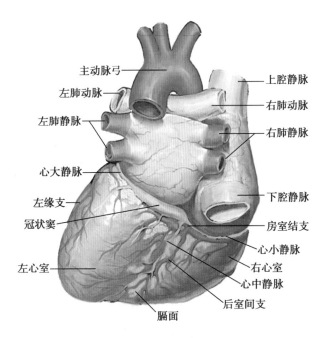

图 8-5　心的外形和血管(后下面观)

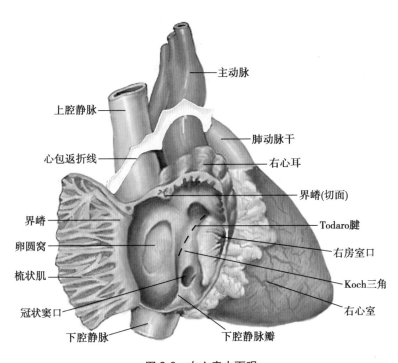

图 8-6　右心房内面观

　　房间隔右侧面中部有一处卵圆形的凹陷,名卵圆窝,为胚胎时期卵圆孔闭合后的遗迹,是房间隔缺损的好发部位(图8-6)。

　　2. 右心室　右心室位于右心房的左前下方,构成胸肋面的大部分(图8-7)。右心室的入口即右房室口,其周缘有三片三角形瓣膜,称右房室瓣(三尖瓣)。心室收缩时,瓣膜关闭右心室口,防止血液逆流入右心房。右心室的出口称肺动脉口,位于该室腔的左上部,通向肺动脉干。该口周缘有三片半月形瓣膜,称肺动脉瓣。该瓣膜与肺动脉干壁之间形成三个开口向上的袋状结构。当心室舒张时,三片瓣膜被回冲血液充满,使瓣的游离部互相贴紧,关闭肺动脉口,防止已进入肺动脉干的血液向右心室逆流。

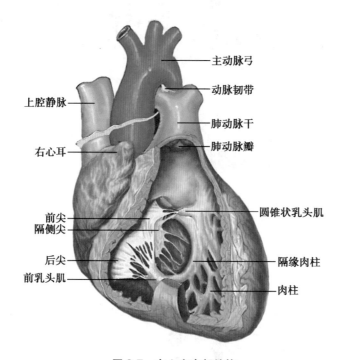

图8-7　右心室内部结构

　　3. 左心房　左心房构成心底的大部分,为最靠后的心腔。左心房有四个入口,一个出口。在左心房后部的两侧各有两个入口,称肺静脉口;左心房的出口,称左房室口,向下通向左心室(图8-8)。

　　4. 左心室　左心室大部分位于右心室的左后下方,其左前下部构成心尖(图8-9)。左心室的入口即左房室口,该口周缘处有两片三角形的瓣膜,称左房室瓣(二尖瓣),可防止血液从左心室逆流回左心房(表8-2)。

　　左心室的出口为主动脉口,位于左房室口的右前方,通向主动脉,该口周缘也附有三片半月形瓣膜,称主动脉瓣,具有防止血液从主动脉向左心室逆流的作用(图8-10)。

　　室间隔的大部分由心肌构成,称为肌部,其上部靠近心房处,有一个卵圆形区域缺乏肌质,称为膜部,是室间隔缺损的好发部位(图8-11)。

　　(三)心传导系

　　心传导系由特殊分化的心肌纤维构成,它的主要功能是产生和传导兴奋,控制心的节律性活动。心传导系包括:窦房结、结间束、房室结、房室束及其分支等(图8-12)。

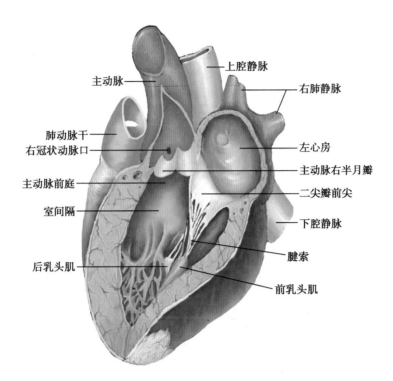

图 8-8 左心房和左心室

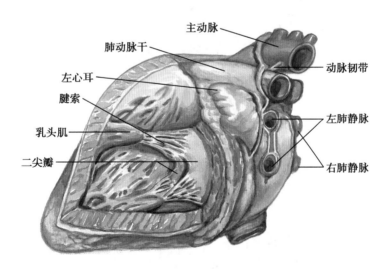

图 8-9 左心室

表 8-2 心瓣膜的位置及作用

瓣膜	位置	作用
二尖瓣	左房室口	防止血液从左心室逆流入左心房
三尖瓣	右房室口	防止血液从右心室逆流入右心房
主动脉瓣	主动脉口	防止血液从主动脉逆流入左心室
肺动脉瓣	肺动脉口	防止血液从肺动脉逆流入右心室

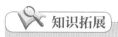

心 脏 瓣 膜

　　房室口和动脉口的瓣膜，是保证心腔血液定向流动的装置，当心室肌舒张时，房室瓣（三尖瓣、二尖瓣）开放，而动脉瓣（肺动脉瓣，主动脉瓣）关闭，血液由左、右心房流向左、右心室；心室肌收缩时则相反，房室瓣关闭，动脉瓣开放，血液由左、右心室泵入主动脉和肺动脉。这样形成了心内血液的定向循环，即：上、下腔静脉和冠状窦→右心房→右房室口（三尖瓣开放）→右心室→肺动脉口（肺动脉瓣开放）→肺动脉→肺毛细血管→肺静脉→左心房→左房室口（二尖瓣开放）→左心室→主动脉口（主动脉瓣开放）→主动脉→各级动脉分布至全身。

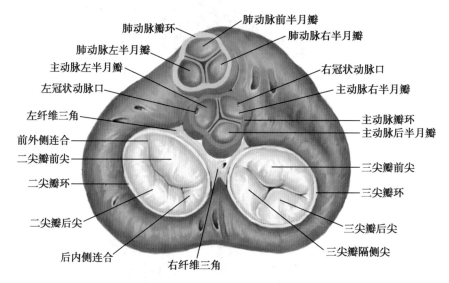

图 8-10　心瓣膜和纤维环

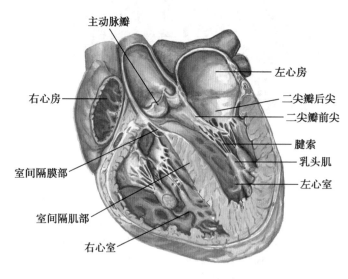

图 8-11　室间隔

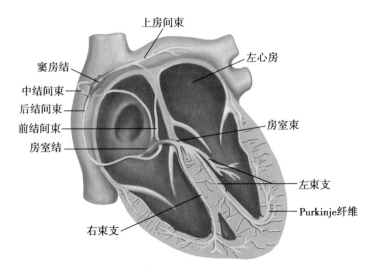

图 8-12　心传导系模式图

1. 窦房结　窦房结位于上腔静脉与右心房交界处前方的心外膜深面,呈长椭圆形,是心的正常起搏点。

2. 结间束　结间束将窦房结兴奋传至心房及房室结。

3. 房室结　房室结位于冠状窦口前上方的心内膜深面,呈扁椭圆形。其主要功能是将窦房结的兴奋传向心室。

4. 房室束及其分支　房室束又称 His 束,起自房室结,沿室间隔膜部下降,至肌部上缘分为左束支和右束支,分别沿室间隔两侧的心内膜深面下降,最后分散成 Purkinje 纤维(浦肯野纤维)分布于心室肌。

（四）心的血管

心的血液供应来自左、右冠状动脉;心的静脉血绝大部分经冠状窦口注入右心房,一部分直接流入右心房,极少部分流入左心房和左、右心室。心本身的循环称为冠状循环。

1. 冠状动脉

（1）左冠状动脉:起于主动脉左窦(图 8-13),向左前方行至冠状沟,随即分为前室间支和旋支。前室间支沿前室间沟下行,其分支主要供应左、右心室前壁和室间隔前 2/3。旋支沿冠状沟左行,绕过心左缘至左心室隔面,主要分布于左心房、左心室左侧面、膈面和窦房结等处。

（2）右冠状动脉:起于主动脉右窦(图 8-13、图 8-14),沿冠状沟向右下绕心的右缘至心的膈面,主干延续为后室间支,沿后室间沟下行。右冠状动脉主要分布于右心房、右心室、室间隔后 1/3、部分左心室后壁、房室结和窦房结等处。

2. 心的静脉　心的静脉血大部分回流到冠状窦。冠状窦位于冠状沟的后部,借冠状窦口开口于右心房。冠状窦的主要属支有心大静脉、心中静脉和心小静脉(图 8-15)。

（五）心包

心包是包裹心及出入心的大血管根部的膜性囊,分外层纤维心包和内层浆膜心包(图 8-16)。浆膜心包分脏层和壁层,脏、壁两层之间的潜在腔隙称心包腔,内含少量浆液,起润滑作用。

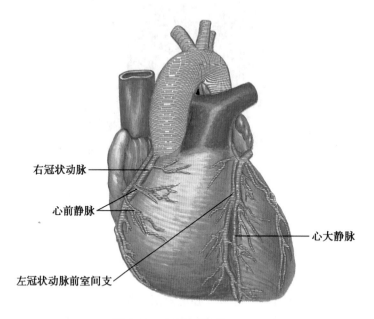

右冠状动脉

心前静脉

左冠状动脉前室间支

心大静脉

图 8-13 心的血管（前面观）

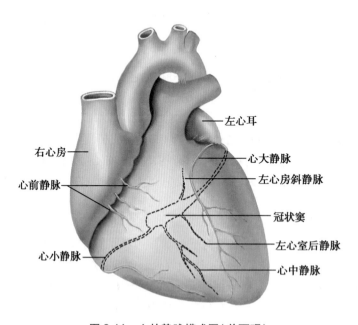

左心耳

右心房

心前静脉

心小静脉

心大静脉

左心房斜静脉

冠状窦

左心室后静脉

心中静脉

图 8-14 心的静脉模式图（前面观）

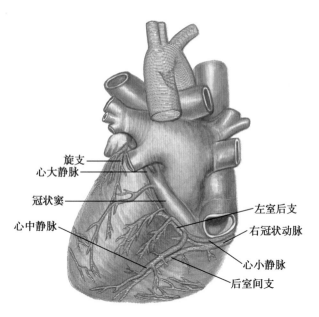

图 8-15 心的血管（后下面观）

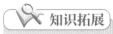知识拓展

冠状循环的特点

1. 心的重量约占体重的 0.5%，而全部冠状动脉的血流量占心输出量的 4% ~5%。因此，冠状循环具有十分重要的地位。

2. 左、右冠状动脉的小分支常以垂直于心表面的方向穿入心肌，容易在心肌收缩时受到压迫。

3. 心肌内毛细血管的密度很高，毛细血管和心肌纤维之比可达 1:1，使心肌与血液之间的物质交换迅速进行。当发生病理性心肌肥厚时，毛细血管数量并不相应增加，肥厚的心肌容易发生血供不足。

4. 正常人冠状动脉侧支虽在出生时已形成，但均较细小，血流量很少。当冠状动脉突然阻塞时，常不易很快建立起侧支循环而导致心肌梗死。

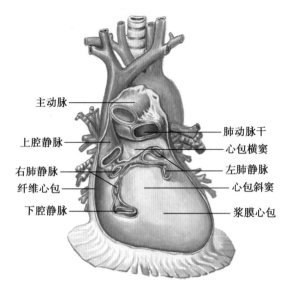

图 8-16 心包

（六）心的体表投影（图 8-17）

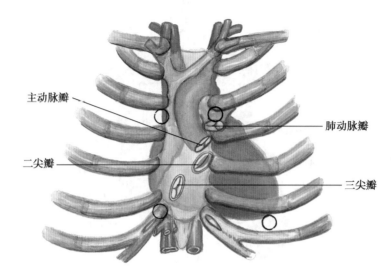

主动脉瓣
肺动脉瓣
二尖瓣
三尖瓣

图 8-17　心的体表投影

1. 心外形体表投影　一般情况下，成人心的体表投影，可用胸前壁四点及其连线表示。①左上点：左侧第 2 肋软骨下缘，距胸骨左缘 1.2cm 处；②右上点：右侧第 3 肋软骨上缘，距胸骨右缘约 1cm 处；③左下点（心尖）：左侧第 5 肋间隙，左锁骨中线内侧 1～2cm（距前正中线 7～9cm）处；④右下点：在右侧第 6 胸肋关节处。左、右上点连线为心上界，左、右下点连线为心下界，右上、下点连线为心右界，左上、下点连线为心左界。

2. 心瓣膜的体表投影

（1）肺动脉瓣（肺动脉口）：在左侧第 3 胸肋关节的稍上方，部分位于胸骨之后。

（2）主动脉瓣（主动脉口）：在胸骨左缘第 3 肋间隙，部分位于胸骨之后。

（3）二尖瓣（左房室口）：在左侧第 4 胸肋关节处及胸骨左半的后方。

（4）三尖瓣（右房室口）：在第 4 肋间隙胸骨正中线的后方。

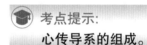

考点提示：
心传导系的组成。

二、动脉

（一）肺循环的动脉

肺动脉干短而粗，起于右心室，在升主动脉的前方向左后上方斜行，至主动脉弓的下方分为左、右肺动脉，经肺门入肺，随支气管的分支而分支，在肺泡壁的周围，形成稠密的毛细血管网（图 8-18）。

肺动脉分叉处与主动脉弓下缘之间有一条结缔组织索，称动脉韧带，是胚胎时期动脉导管的遗迹，出生后闭锁。

（二）体循环的动脉

体循环的动脉一般对称分布。躯干部动脉有脏支和壁支之分。行程中，多位于身体的屈侧、深部或比较安全的部位。常以最短的距离到达它所分布的器官。配布形式与它所供血器官的形态、大小和功能相适应，如关节周围的动脉网，胃、肠动脉环或动脉弓等（图 8-18）。

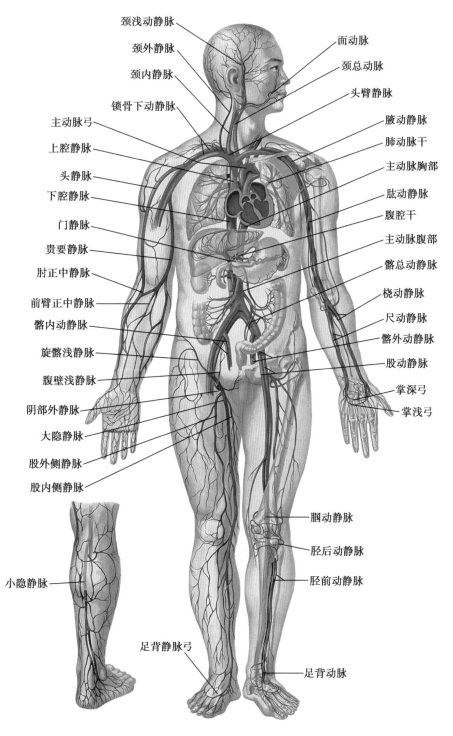

颈浅动静脉　　　　　　　　　　　　　面动脉

颈外静脉　　　　　　　　　　　　　颈总动脉

颈内静脉　　　　　　　　　　　　　头臂静脉

锁骨下动静脉　　　　　　　　　　腋动静脉

主动脉弓　　　　　　　　　　　　肺动脉干

上腔静脉　　　　　　　　　　　　主动脉胸部

头静脉　　　　　　　　　　　　　肱动静脉

下腔静脉　　　　　　　　　　　　腹腔干

门静脉　　　　　　　　　　　　　主动脉腹部

贵要静脉　　　　　　　　　　　　髂总动静脉

肘正中静脉　　　　　　　　　　　桡动静脉

前臂正中静脉　　　　　　　　　　尺动静脉

髂内动静脉　　　　　　　　　　　髂外动静脉

旋髂浅静脉　　　　　　　　　　　股动静脉

腹壁浅静脉　　　　　　　　　　　掌深弓

阴部外静脉　　　　　　　　　　　掌浅弓

大隐静脉

股外侧静脉

股内侧静脉

　　　　　　　　　　　　　　　腘动静脉

　　　　　　　　　　　　　　　胫后动静脉

小隐静脉　　　　　　　　　　　胫前动静脉

足背静脉弓

　　　　　　　　　　　　　　足背动脉

图 8-18　血管分布模式图

　　主动脉是体循环动脉的主干，是全身最粗大的动脉。主动脉由左心室发出，先斜向右上，再弯向左后，沿脊柱左前方下行，穿膈进入腹腔，至第 4 腰椎体下缘分为左、右髂总动脉。主动脉全长可分为升主动脉（主动脉升部）、主动脉弓和降主动脉三段：

1. 升主动脉 升主动脉为上升的一段,在其根部发出左、右冠状动脉。

2. 主动脉弓 主动脉弓为向左后方弯曲的一段。主动脉弓的凸侧自右向左依次发出了头臂干、左颈总动脉和左锁骨下动脉三大分支。头臂干向右斜行,又分为右颈总动脉和右锁骨下动脉。主动脉弓壁的外膜内有丰富的神经末梢,可感受血压的变化,称为压力感觉器(图 8-19)。主动脉弓的下方,有 2 个或 3 个粟粒样的小体,称为主动脉小球(又称为主动脉体),是化学感受器,可感受血液中 CO_2、O_2 和 H^+ 浓度的变化。

3. 降主动脉 降主动脉为下降的一段,以膈的主动脉裂孔为界,分为胸主动脉(主动脉胸部)和腹主动脉(主动脉腹部)。

1. 头颈部动脉

(1)颈总动脉:为头颈部的动脉主干,成对,右侧起自头臂干,左侧起自主动脉弓,分别沿颈部两侧上行,至甲状软骨上缘水平分为颈内动脉和颈外动脉。

在颈总动脉分叉处有两个重要的结构(图 8-19):

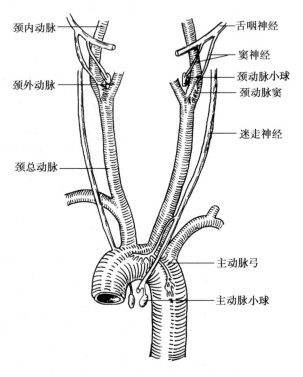

图 8-19 颈动脉小球与主动脉小球

颈动脉窦是颈总动脉的末端和颈内动脉的起始处管腔的膨大部分,壁内有压力感受器,可感受血压的变化。

颈动脉小球(又称为颈动脉体)是直径为 2~3mm 的粟粒样小体,借结缔组织连于颈总动脉分叉处的后方,为化学感受器,可感受血液中 CO_2、O_2 和 H^+ 浓度的变化。

1)颈外动脉:颈外动脉的分支主要有甲状腺上动脉、面动脉、颞浅动脉和上颌动脉(图 8-20)。

甲状腺上动脉分布到甲状腺和喉。面动脉沿途分支分布于面部和下颌下腺等处。在下颌骨下缘和咬肌前缘的交界处,可摸到面动脉的搏动,面部出血时,可在该处压迫止血。颞浅动脉分布于颞部和颅顶。在外耳门的前方颧弓根部可触及其搏动,当头前外侧部出血时,可在此压迫止血(表 8-3)。上颌动脉分布于鼻腔、口腔和硬脑膜等处。

2)颈内动脉:颈内动脉由颈总动脉发出后,垂直上行到颅底,经颈动脉管进入颅腔,分布于脑和视器。

(2)锁骨下动脉:锁骨下动脉左侧起于主动脉弓,右侧起自头臂干,延续为腋动脉(图 8-21)。锁骨下动脉的主要分支有:

1)椎动脉:起于前斜角肌的内侧,向上穿第 6 至第 1 颈椎的横突孔,经枕骨大孔入颅,分布于脑和脊髓。

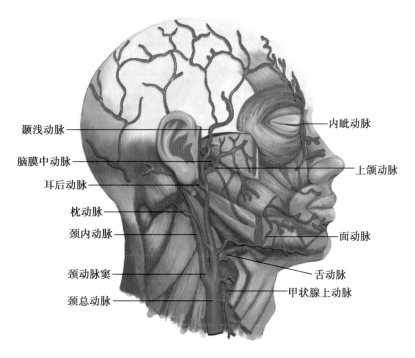

颞浅动脉
脑膜中动脉
耳后动脉
枕动脉
颈内动脉
颈动脉窦
颈总动脉
内眦动脉
上颌动脉
面动脉
舌动脉
甲状腺上动脉

图 8-20　颈外动脉及其分支

表 8-3　全身主要动脉的压迫止血点和止血范围

动脉名称	压迫止血点	主要止血范围
面动脉	在咬肌前缘与下颌骨下缘交界处,压向下颌骨下缘	眼以下的面部
颞浅动脉	在外耳门前方颧弓根部,压向颧弓	颞部和头顶部
颈总动脉	在胸锁乳突肌前缘,环状软骨平面,向后压在第 6 颈椎横突上	头颈部
锁骨下动脉	锁骨中点上方向下,压在第 1 肋骨上	上肢
肱动脉	臂中部内侧,向外压向肱骨	前臂、手
指动脉	手指根部两侧,向中部压向指骨	手指
股动脉	腹股沟韧带中点稍下方,压向耻骨,常需双手拇指重叠按压	下肢
腘动脉	将圆枕垫放在腘窝中,屈膝关节压迫腘动脉	小腿以下
足背动脉	踝关节前方,内、外踝连线中点向深部按压	足部

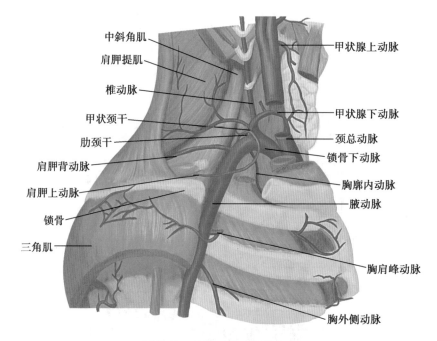

中斜角肌
肩胛提肌
椎动脉
甲状颈干
肋颈干
肩胛背动脉
肩胛上动脉
锁骨
三角肌

甲状腺上动脉
甲状腺下动脉
颈总动脉
锁骨下动脉
胸廓内动脉
腋动脉
胸肩峰动脉
胸外侧动脉

图 8-21　锁骨下动脉及其分支

2）胸廓内动脉：分支分布于胸前壁、乳房、心包、膈和腹直肌。

2. 上肢动脉　上肢动脉包括腋动脉、肱动脉、桡动脉、尺动脉和掌浅弓、掌深弓等。

（1）腋动脉：为上肢的动脉主干，起自锁骨下动脉，移行为肱动脉。腋动脉的分支分布于肩部、胸前外侧壁和乳房等处（图 8-22）。

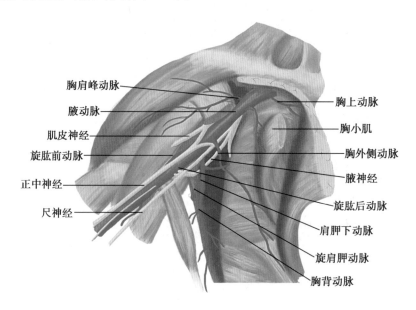

胸肩峰动脉
腋动脉
肌皮神经
旋肱前动脉
正中神经
尺神经

胸上动脉
胸小肌
胸外侧动脉
腋神经
旋肱后动脉
肩胛下动脉
旋肩胛动脉
胸背动脉

图 8-22　锁骨下动脉及其分支

（2）肱动脉：续于腋动脉，沿肱二头肌的内侧缘下行至肘窝深部，分为桡动脉和尺动脉（图 8-23）。肱动脉沿途分支分布于臂部及肘关节。在肘窝的内上方，可触到肱动脉的搏动，

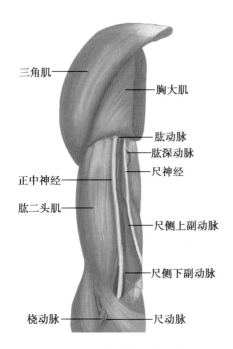

三角肌

胸大肌

肱动脉

肱深动脉

尺神经

正中神经

肱二头肌

尺侧上副动脉

尺侧下副动脉

桡动脉

尺动脉

图 8-23　肱动脉及其分支

为测量血压时听诊的部位。

（3）桡动脉：由肱动脉分出，沿前臂前面的桡侧下行，经腕部到达手掌。桡动脉在腕关节上方可触其搏动，是临床触摸脉搏的常用部位。

（4）尺动脉：由肱动脉分出，沿前臂前面的尺侧下行到达手掌。桡动脉与尺动脉分布于前臂。

（5）掌浅弓和掌深弓：由尺动脉与桡动脉末端吻合而成，分支分布于手掌和手指。分布于手指的动脉行于第 2~5 指的相对缘，当手指出血时可在指根部的两侧压迫止血（图 8-24、图 8-25）。

3. 胸主动脉　胸主动脉是胸部的动脉主干，其分支有壁支和脏支（图 8-26）。

（1）壁支：包括肋间后动脉和肋下动脉，分布于胸壁和腹壁上部。

（2）脏支：主要有支气管动脉、食管支和心包支，分布于气管、食管和心包等处。

4. 腹主动脉　腹主动脉是腹部的动脉主干，其分支也有脏支和壁支两类（图 8-27）。

（1）壁支：壁支为 4 对腰动脉，分布于腹后壁和脊髓。

（2）脏支：分成对的脏支和不成对的脏支两种。

1）成对的脏支

①肾上腺中动脉：约在第 1 腰椎平面起自腹主动脉，分布于肾上腺。

②肾动脉：横行向外，经肾门入肾。

③睾丸动脉或卵巢动脉：在男性，此动脉称睾丸动脉，分布于睾丸和附睾；在女性，此动脉称卵巢动脉，分布于卵巢和输卵管。

2）不成对的脏支

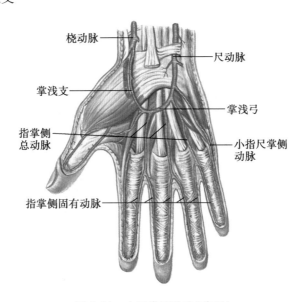

桡动脉

尺动脉

掌浅支

掌浅弓

指掌侧
总动脉

小指尺掌侧
动脉

指掌侧固有动脉

图 8-24　右手掌面动脉（浅层）

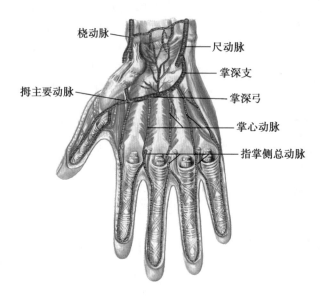

图 8-25　右手掌面动脉（深层）

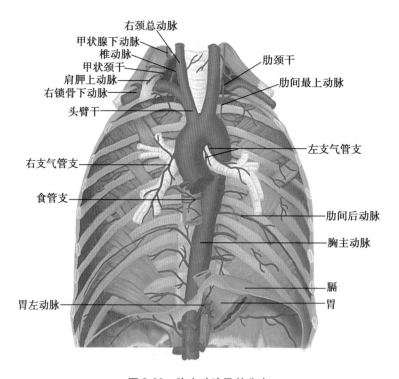

图 8-26　胸主动脉及其分支

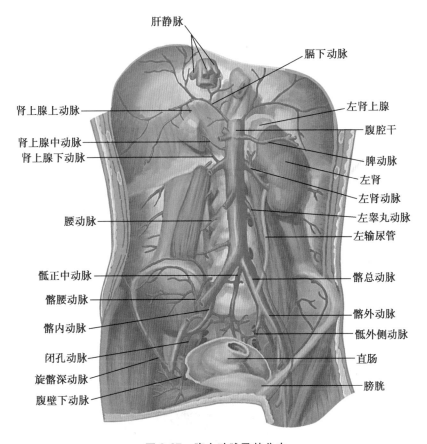

图 8-27　腹主动脉及其分支

①腹腔干:短而粗,发自腹主动脉前壁,立即分为胃左动脉、肝总动脉和脾动脉三支,分别分布到胃、肝、胆囊、十二指肠、胰、脾和大网膜等器官(图 8-28)。胃左动脉分布于胃小弯

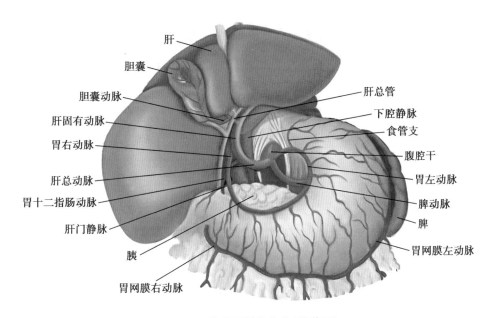

图 8-28　腹腔干及其分支(胃前面)

上部;肝总动脉发出胃十二指肠动脉,在胃与十二指肠分界处,分胃网膜右动脉与十二指肠上动脉;再发出胃右动脉,在胃小弯下方与胃左动脉吻合;入肝前发出胆囊动脉,经肝门为肝固有动脉入肝;脾动脉经胃后方呈水平状入脾,入脾前发出胃网膜左动脉,分布于胃大弯上部,并与胃网膜右动脉在胃大弯处吻合。

②肠系膜上动脉:在腹腔干的稍下方,起自腹主动脉的前壁,向下进入小肠系膜内(见图8-27、图8-29)。其分支分布到空肠、回肠、盲肠、阑尾、升结肠和横结肠。

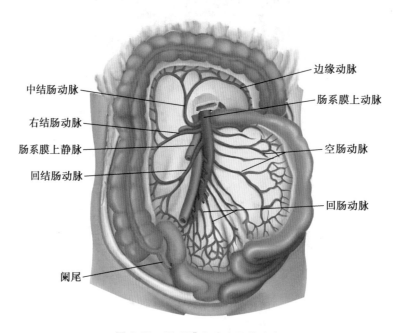

图 8-29　肠系膜上动脉及其分支

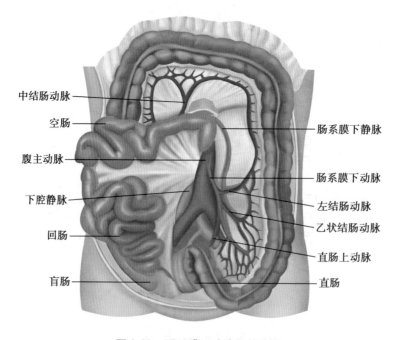

图 8-30　肠系膜下动脉及其分支

③肠系膜下动脉:在腹主动脉的下部发出(见图 8-27、图 8-30)。其分支分布到降结肠、乙状结肠和直肠上部。

5. 盆部动脉(图 8-31) 髂总动脉是盆部动脉的主干。左、右髂总动脉在第 4 腰椎体的下缘从腹主动脉末端分出后,到骶髂关节的前方分为两支。

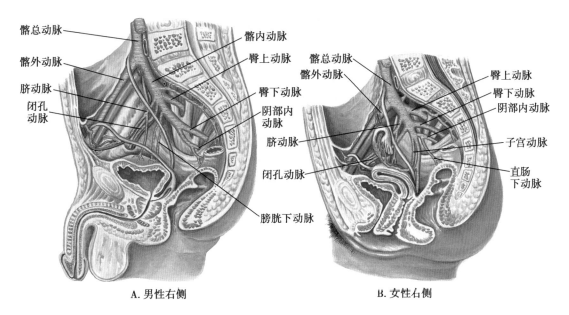

A. 男性右侧　　　　　　　　　B. 女性右侧

图 8-31　盆腔的动脉(正中矢状面)

(1) 髂内动脉:髂内动脉进入盆腔,分为脏支和壁支。

1) 脏支

①脐动脉:是胎儿时期的动脉干,出生后近侧段保留管腔,发出膀胱上动脉,分布于膀胱尖和膀胱体。

②膀胱下动脉:分布于膀胱和前列腺等处。

③直肠下动脉:分布于直肠下部。

④子宫动脉:走行在子宫阔韧带内,在子宫颈外侧约 2cm 处,越过输尿管前方,分布于子宫、输卵管和卵巢等处。

⑤阴部内动脉:分布于肛门、会阴部和外生殖器。

2) 壁支

①闭孔动脉:分布于大腿的内侧肌群。

②臀上动脉和臀下动脉:分布于臀小肌、臀中肌和臀大肌。

(2) 髂外动脉:髂外动脉从髂总动脉发出后,经腹股沟韧带中点稍内侧的后方到达股部,移行为股动脉。

6. 下肢动脉　下肢动脉包括股动脉、腘动脉、胫前动脉、胫后动脉和足底弓。

(1) 股动脉:在腹股沟韧带中点深部续髂外动脉,移行为腘动脉。股动脉分布于大腿肌和髋关节。在腹股沟韧带中点下方可触及股动脉搏动,当下肢出血时,可在此处向后压迫止血(图 8-32)。

(2) 腘动脉:分为胫前动脉和胫后动脉。此外,腘动脉还发出分支分布于膝关节及邻近肌肉(图 8-33)。

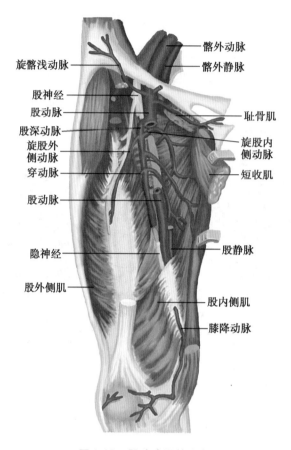

图 8-32　股动脉及其分支

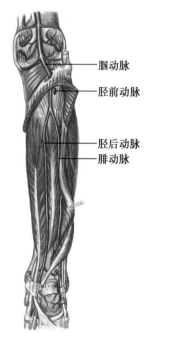

图 8-33　小腿的动脉（后面观）

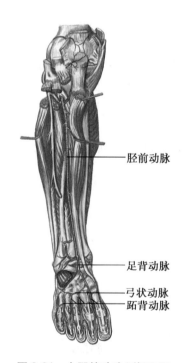

图 8-34　小腿的动脉（前面观）

（3）胫前动脉:分布于小腿前群肌,行至足背移行为足背动脉。足背动脉位置表浅,在踝关节的前方,内、外踝连线的中点处可触及其搏动(图8-34)。

（4）胫后动脉:分布于小腿肌后群和外侧群,进入足底后分为足底内侧动脉和足底外侧动脉(图8-33)。

（5）足底弓:由足背动脉和足底外侧动脉吻合而成,分支分布于足底和足趾。

三、静脉

> 病人男,60岁,退休工人。咳嗽、咳痰10余年,加重伴胸闷、憋气10d,于2010年以慢性阻塞性肺疾病、慢性肺源性心脏病收住入呼吸科,入院查体,T: 38.7℃,P: 88次/min,R: 24次/min,BP: 130/90mmHg,精神一般,桶状胸,双肺有湿啰音。入院后抽血检查化验,做痰液检查,同时吸氧和静脉滴注抗生素,予以对症治疗。
> 请问:
> 1. 抽血检查一般选用什么静脉?
> 2. 哪些浅静脉可用于输液?

（一）肺循环的静脉

肺静脉起自肺内毛细血管,在肺门处出肺,分别注入左心房(见图8-5)。

（二）体循环的静脉（见图8-18）

体循环的静脉在结构上和配布上有以下特点:

体循环的静脉分为浅静脉和深静脉两类:浅静脉位于浅筋膜内,又称为皮下静脉,数量多,不与动脉伴行,最后注入深静脉。临床上常通过它们进行注射、输液或采血。深静脉位于深筋膜的深面或体腔内,多与同名动脉伴行,其收集范围与伴行动脉的供血范围基本相同。

静脉的吻合比较丰富:体表的浅静脉常吻合成静脉网(弓),深静脉在某些器官的周围吻合成静脉丛,如:食管静脉丛和直肠静脉丛等。

大部分静脉有静脉瓣(图8-35):静脉管壁较薄,弹性较小,管腔大,管内血流的速度慢。因此,静脉的数量较动脉多,以保证回心血量。静脉壁内通常有防止血液倒流的静脉瓣。静脉瓣由静脉管壁内膜形成,薄而柔软,形状像袋口朝向心的半月状小袋。

体循环的静脉可分为上腔静脉系、下腔静脉系和心静脉系。

1. 上腔静脉系　上腔静脉系由收集头颈、上肢、胸壁和部分胸腔脏器静脉血的血管组成。其主干为上腔静脉。

上腔静脉为一根粗大的静脉干,由左、右头臂静脉汇合而成,垂直下行,注入右心房。

头臂静脉左、右各一,由同侧的颈内静脉和锁骨下静脉在胸锁关节的后方汇合而成,汇合处的夹角称静脉角,是淋巴导管注

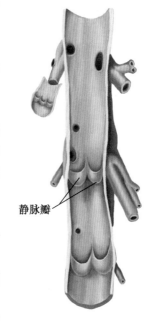

图8-35　静脉瓣

入静脉的部位。

头颈部的静脉见图 8-36。

（1）颈内静脉：颈内静脉为颈部最大的静脉干。颈内静脉续于乙状窦，与锁骨下静脉汇合成头臂静脉。颈内静脉的属支有颅内支和颅外支，前者通过硬脑膜窦收集颅内器官的静脉血，后者汇集了面部、颈部的静脉血。

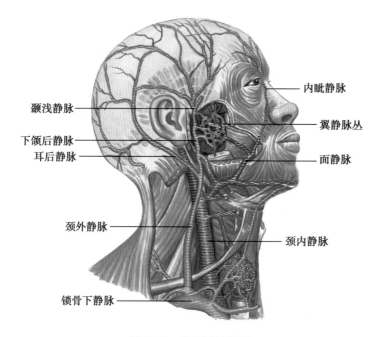

图 8-36　头颈部的静脉

面静脉是颈内静脉的颅外属支，收集面前部的静脉血，与颅内的海绵窦相交通。面静脉在口角以上部分缺少静脉瓣，当口角以上面部感染处理不当，如挤压化脓处时，可导致细菌栓子上行至海绵窦，造成颅内的继发感染。故通常将两侧口角至鼻根部的三角区称为“危险三角”。

（2）锁骨下静脉：锁骨下静脉续于腋静脉，与颈内静脉合成头臂静脉。其主要属支为颈外静脉。颈外静脉位置表浅，临床儿科可在此做静脉穿刺。

（3）上肢的静脉

1）上肢的深静脉：上肢的深静脉均与同名动脉伴行，最后移行为锁骨下静脉。

2）上肢的浅静脉（图 8-37）

①手背静脉网：手背静脉数目多，吻合成网状，位置表浅，为临床输液常选用的静脉。

②头静脉：起于手背静脉网的桡侧，注入腋静脉。

③贵要静脉：起于手背静脉网的尺侧，注入肱静脉。

④肘正中静脉：斜行于肘窝皮下，连于头静脉与贵要静脉之间，短而粗，位置表浅恒定，是采血或注射常用的血管。

胸部的静脉：胸部的静脉主干是奇静脉，注入上腔静脉。奇静脉收集右侧胸壁、食管、气管及支气管等处的静脉血。左侧胸壁的静脉血由半奇静脉收集，然后注入奇静脉（图 8-38）。

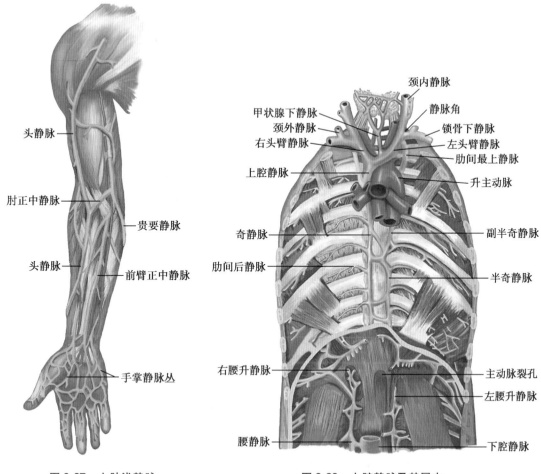

图 8-37　上肢浅静脉　　　　　　图 8-38　上腔静脉及其属支

2. 下腔静脉系　下腔静脉系由收集下肢、盆部和腹部静脉血的静脉组成。其主干为下腔静脉。下腔静脉是人体最大的静脉干,由两侧髂总静脉汇合而成,注入右心房。

（1）下肢静脉

1）下肢的深静脉:下肢的深静脉均与同名动脉伴行,最后续于髂外静脉。

2）下肢的浅静脉

①足背静脉弓:足背的浅静脉吻合成足背静脉弓,向上注入大隐静脉和小隐静脉（图 8-39）。

②大隐静脉:大隐静脉是全身最长的静脉,起自足背静脉弓的内侧端,经内踝前方,沿小腿和大腿的内侧上行,在腹股沟韧带的下方注入股静脉。在内踝前方,大隐静脉位置表浅,是临床静脉输液或切开的常选部位。

③小隐静脉:小隐静脉起自足背静脉弓的外侧,注入腘静脉。

（2）盆部静脉

1）髂内静脉:与髂内动脉伴行,短而粗,收集盆壁和盆腔器官的静脉血。分布于盆腔器官的静脉,多在器官的周围或壁内形成静脉丛,如:膀胱静脉丛、子宫静脉丛和直肠静脉丛等。

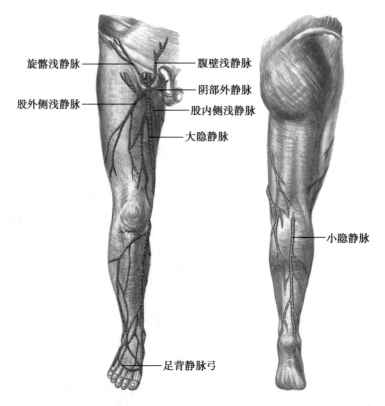

旋髂浅静脉

股外侧浅静脉

腹壁浅静脉

阴部外静脉

股内侧浅静脉

大隐静脉

小隐静脉

足背静脉弓

图 8-39　大、小隐静脉及其分支

2）髂外静脉：续于股静脉，与髂外动脉伴行，收集腹前壁下部和下肢的静脉血。

3）髂总静脉：由同侧的髂内静脉和髂外静脉汇合而成，与对侧髂总静脉汇合成下腔静脉。

（3）腹部静脉：腹部的脏支和壁支静脉都直接或间接注入下腔静脉。脏支主要有肾静脉、肾上腺静脉、睾丸静脉（男性）或卵巢静脉（女性）、肝静脉。壁支有膈下静脉和腰静脉。

（4）肝门静脉系：肝门静脉系由肝门静脉及其属支组成。它的主要功能是将消化道吸收的物质运输至肝内，在肝脏中进行分解、合成、解毒、贮存。

肝门静脉为一根短而粗的静脉干，长约 6cm，由肠系膜上静脉和脾静脉汇合而成，经肝门入肝。在肝内反复分支形成肝血窦，再汇合成肝静脉，注入下腔静脉。

肝门静脉收集食管下段、胃、小肠、大肠（直肠下部除外）、胆囊、胰和脾等腹腔不成对器官的静脉血。其主要属支有：肠系膜上静脉、脾静脉、肠系膜下静脉、胃左静脉、胃右静脉、胆囊静脉和附脐静脉。

肝门静脉与一般静脉不同，是介于两端毛细血管之间的静脉，而且属支内无静脉瓣。当肝门静脉的压力升高时，血液易发生逆流。

肝门静脉系与上、下腔静脉之间有丰富的吻合，主要的吻合部位有食管静脉丛、直肠静脉丛和脐周静脉丛（图 8-40）。在正常情况下，三个静脉丛的血流量很少，如果因肝硬化等原因导致肝门静脉回流受阻，大量血液经上述三个静脉丛回流，可造成静脉曲张，甚至破裂出血。

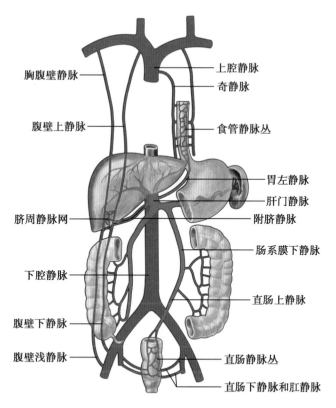

图 8-40 肝门静脉和上、下腔静脉系间吻合模式图

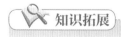 知识拓展

血管出血的结局

不同种类的血管受伤时，会有不同的出血情况。比如当皮下脂肪少、骨与皮肤紧贴的部位受伤后，皮下组织内的毛细血管破裂，流出的血液受到皮肤阻挡而无法流到体外，只能聚集在破碎血管的周围而使皮肤成了青黑色，形成紫癜。如果伤及动脉，则会喷射出鲜红色的血液。

常用血管的临床主要用途见表 8-4。

表 8-4 常用血管的临床主要用途

血管	部位	主要用途
桡动脉	腕关节上方,桡骨茎突表面	采血、插管进行导管介入、诊脉和测量脉搏
股动脉	腹股沟韧带中点稍下方	采血、插管进行导管介入术(造影或放支架)
足背动脉	踝关节前方,内、外踝连线中点	测量脉搏
头皮静脉	头部	输液、输血、注射,适用于小儿
颈外静脉	下颌角和锁骨上缘中点连线的上 1/3 处	采血、输液、输血、注射、导管介入术

续表

血管	部位	主要用途
锁骨下静脉	锁骨与第1肋之间,紧贴锁骨背面	可长期保留插管进行输液、输血等,也可经上肢浅静脉插管到锁骨下静脉或头臂静脉、上腔静脉
头静脉、贵要静脉	前臂和肘部前面	输液、输血、注射、采血
肘正中静脉	肘关节前面,肘窝处	注射、采血
手背静脉	手背	输液、输血、注射
股静脉	腹股沟韧带中点稍下方,股动脉内侧旁开0.5cm处	采血、输液、输血、注射
大隐静脉	内踝前方	采血、输液、输血、注射,适用于手术中

四、心血管的微细结构

（一）心壁的结构

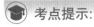
考点提示:
主要的动静脉穿刺及注射部位。

心壁由内向外依次由心内膜、心肌层和心外膜构成(图8-41、图8-42)。

1. 心内膜　心内膜是由内皮及其深面的结缔组织构成的表面光滑的薄膜,与血管的内膜相延续。心内膜折叠并夹有致密结缔组织构成心的瓣膜。

2. 心肌层　心肌层为心壁最厚的一层,由心肌纤维构成。心室肌较心房肌厚,左心室肌最厚。在房室口和动脉口处都有由致密结缔组织构成的纤维环,心房肌和心室肌分别附着于纤维环上,互不相连。所以兴奋不能由心房肌直接传给心室肌,即心房、心室不能同时收缩。心的瓣膜也附着于纤维环,所以纤维环又称为心的"骨骼",对心起支架的作用。

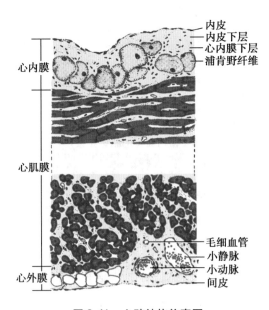

图8-41　心壁结构仿真图

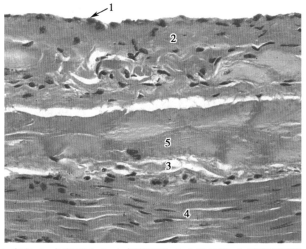

1. 内皮；2. 内皮下层；3. 心内膜下层；4. 心肌纤维；5. 浦肯野纤维。

图 8-42　心内膜和心肌膜光镜图（窦肇华图）

3. **心外膜**　心外膜为被覆于心肌外面的一层浆膜。

（二）血管的结构

1. **动脉**　动脉的管壁由内向外依次分为内膜、中膜和外膜三层，各层结构随动脉分支而变化，心中膜变化最显著。动脉的结构特点与其功能密切相关，大动脉管壁内弹性纤维多，故有较大弹性。中、小动脉，特别是小动脉的管壁平滑肌较厚，在神经和体液调节下，通过血管的收缩和舒张改变管腔的大小，调节局部的血流量和血管阻力，维持和调节机体的血压（图 8-43～图 8-45）。

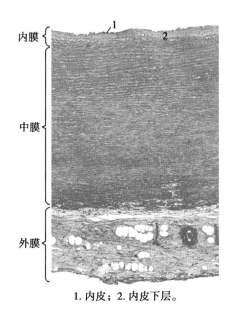

1. 内皮；2. 内皮下层。

图 8-43　大动脉光镜图（大连医科大学图）

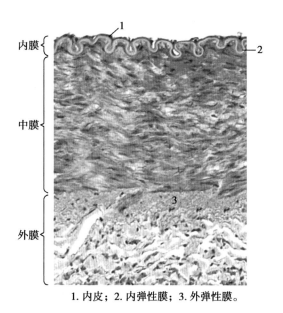

1. 内皮；2. 内弹性膜；3. 外弹性膜。

图 8-44　中动脉光镜图（大连医科大学图）

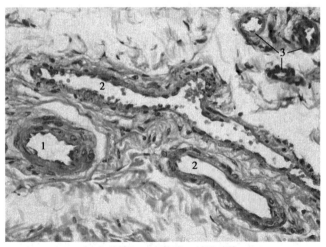

1.小动脉；2.小静脉；3.微动脉。

图 8-45 小血管光镜图(窦肇华图)

（1）内膜:内膜最薄,由内皮及其外面的少量结缔组织构成。内膜游离面光滑,可减少血液流动的阻力。

（2）中膜:中膜最厚,由平滑肌和弹性纤维构成。

（3）外膜:外膜较薄,由疏松结缔组织构成,含有小血管、淋巴管和神经等。

2. 静脉 静脉管壁较薄,也分为内膜、中膜和外膜,但三层之间的界线不明显(图8-46)。

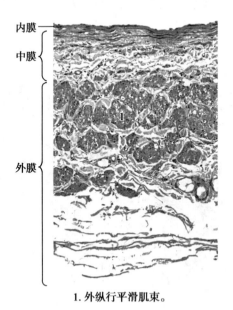

内膜

中膜

外膜

1.外纵行平滑肌束。

图 8-46 大静脉光镜图

3. 毛细血管 毛细血管管壁仅由一层扁平上皮细胞(内皮)及其外周的基膜构成(图8-47)。分布于肝、脾、骨髓等处的毛细血管腔大壁薄、粗细不等,称为血窦(图8-48)。

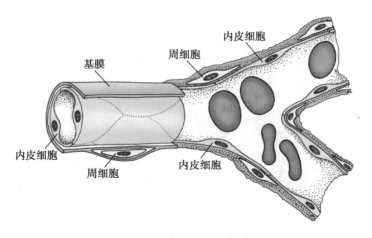

图 8-47 毛细血管结构模式图

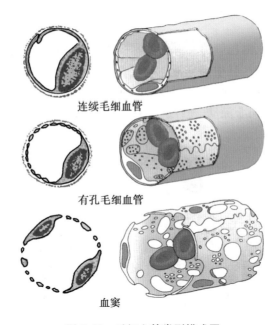

连续毛细血管

有孔毛细血管

血窦

图 8-48 毛细血管类型模式图

　　毛细血管数量多,管壁非常薄,通透性较大,管内血液流动速度缓慢,因此,有利于血液与组织、细胞之间进行物质交换。

　　4. 微循环　微循环指微动脉到微静脉之间的血液循环(图 8-49)。微循环是血液循环功能单位,主要由微动脉、后微动脉、毛细血管前括约肌、真毛细血管、通血毛细血管(直捷通路)、动静脉短路、微静脉等构成。有三条循环途径。

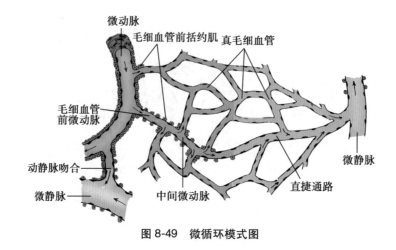

图 8-49　微循环模式图

第三节　淋 巴 系 统

淋巴系统由淋巴组织、淋巴管道和淋巴器官构成。淋巴系统内流动着无色透明的淋巴。

当血液流入毛细血管时,其中部分液体物质透过毛细血管进入组织间隙,形成组织液。组织液与细胞之间进行物质交换后,大部分又回到毛细血管,少部分进入毛细淋巴管成为淋巴。淋巴沿各级淋巴管道向心流动,途经一系列淋巴结滤过,最后汇入静脉(图 8-50)。

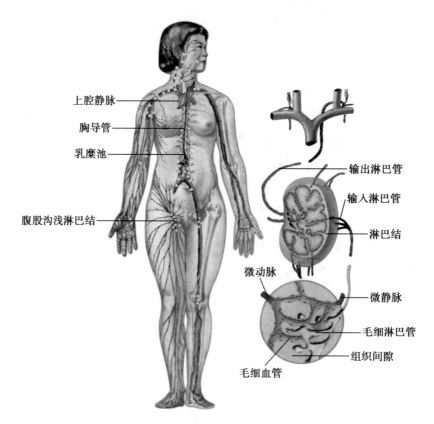

图 8-50　全身浅深淋巴管和淋巴结示意图

一、淋巴组织

淋巴组织以网状组织为支架,网孔内充满大量淋巴细胞及其他免疫细胞,是免疫应答的场所。

二、淋巴管道

淋巴管道包括毛细淋巴管、淋巴管、淋巴干和淋巴导管四级。

(一)毛细淋巴管

毛细淋巴管的管壁极薄,仅由一层内皮细胞构成,内皮细胞之间连接疏松,有较大的间隙,基膜不完整。所以毛细淋巴管的通透性较大,组织中一些不易进入毛细血管的大分子物质,如蛋白质、细菌和癌细胞等,都可进入毛细淋巴管。

(二)淋巴管

淋巴管由毛细淋巴管汇集而成,管径细,管壁薄,瓣膜多,分浅、深两种。浅淋巴管多与静脉伴行,深淋巴管多与动脉伴行。

(三)淋巴干

全身各部的淋巴管在向心行进过程中经过一系列淋巴结,其最后经过的淋巴结的排出管,汇合成 9 条淋巴干(图 8-51):左右颈干、左右支气管纵隔干、左右锁骨下干、左右腰干和单一的肠干。

(四)淋巴导管

全身 9 条淋巴干最后汇合成 2 条淋巴导管,即胸导管和右淋巴导管(图 8-51)。

1. 胸导管　胸导管是人体最大的淋巴导管,引流下肢、盆部、腹部、胸部左侧半、左上肢和头颈部左侧半的淋巴,即约占全身 3/4 区域的淋巴。

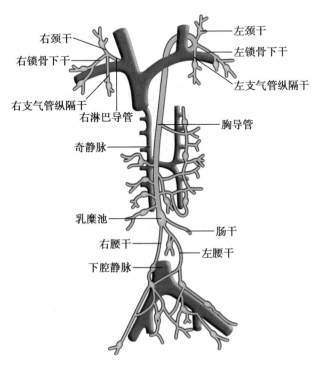

图 8-51　淋巴干和淋巴导管

胸导管起始处形成囊状膨大,称乳糜池,由左、右腰干和肠干汇合而成,注入左静脉角。左颈干、左锁骨下干和左支气管纵隔干注入胸导管末端。

2. 右淋巴导管 右淋巴导管很短,由右颈干、右锁骨下干和右支气管纵隔干汇合而成,注入右静脉角。

右淋巴导管引流胸部右侧半、右上肢和头颈部右侧半等处的淋巴,相当于全身右上 1/4 区域的淋巴。

三、淋巴器官

淋巴器官包括淋巴结、扁桃体、脾和胸腺等。淋巴器官具有免疫功能,又称免疫器官。

(一)淋巴结

1. 淋巴结的形态 淋巴结为灰红色的扁圆形小体,质地较软。大小不一,直径一般为 5~20mm。淋巴结的一侧凹陷,称淋巴结门,有 1 条或 2 条输出淋巴管和神经、血管出入,另一侧隆凸,有数条输入淋巴管进入(图 8-52)。

2. 淋巴结的微细结构 淋巴结的表面为被膜,由结缔组织构成,并深入淋巴结实质形成小梁。淋巴结的实质由淋巴组织构成,可分为浅层的皮质和深层的髓质。淋巴结内有淋巴流动的管道,称淋巴窦(图 8-53)。

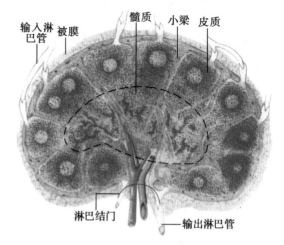

图 8-52 淋巴结模式图

3. 淋巴结的功能 淋巴结的主要功能是过滤淋巴、产生淋巴细胞和浆细胞,参与机体的免疫过程。

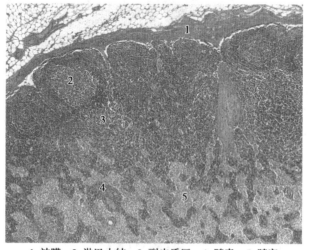

1. 被膜;2. 淋巴小结;3. 副皮质区;4. 髓索;5. 髓窦。

图 8-53 淋巴结光镜像(李质馨图)

4. 全身主要的淋巴结群 淋巴结常聚集成群,大多位于身体较隐蔽的部位,引流一定部位或器官的淋巴,因此,局部发生病变时,细菌、毒素、寄生虫等可经过淋巴管进入相应部位的淋巴结,引起相应淋巴结肿大。癌细胞也常随淋巴转移,并在相应部位淋巴结内分裂增生,使淋巴结逐渐肿大,称淋巴转移。

(1) 颈部淋巴结(图 8-54)

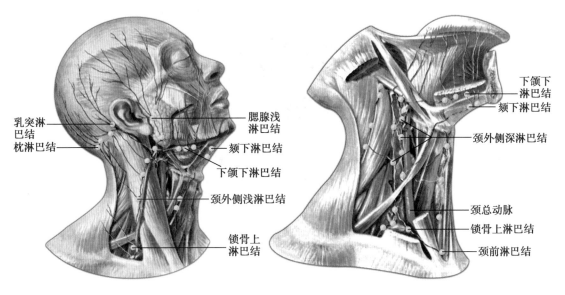

图 8-54 头颈部的淋巴管和淋巴结

1)下颌下淋巴结:主要引流口腔和面部的淋巴管。

2)颈外侧浅、深淋巴结:引流头颈部的淋巴管。

3)锁骨上淋巴结:沿锁骨下动脉排列。胃癌和食管癌病人,癌细胞可经胸导管转移至左锁骨上淋巴结,引起该淋巴结肿大。

(2) 上肢淋巴结:主要有腋淋巴结。腋淋巴结位于腋窝内,数目较多,可引流上肢、乳房等处的淋巴管(图 8-55)。

(3) 胸部淋巴结:主要有支气管肺门淋巴结,引流胸腔器官的淋巴管(图 8-56)。

(4) 腹部淋巴结

1)腰淋巴结:引流腹后壁和腹腔成对器官的淋巴管,并接受髂总淋巴结排出的淋巴。

2)腹腔淋巴结和肠系膜上、下淋巴结:引流腹腔单个器官的淋巴管(图 8-57)。

(5) 盆部淋巴结(图 8-57):主要有髂总淋巴结和髂内、外淋巴结,引流盆部的淋巴管,最后汇入腰淋巴结。

(6) 下肢淋巴结:主要有腹股沟浅、深淋巴结,位于腹股沟部。引流下肢,会阴部的淋巴管,最后汇入髂外淋巴结(图 8-57)。

(二)脾

1. 脾的位置和形态 脾位于左季肋区,第 9~11 肋深面,其长轴与第 10 肋相对,正常在肋弓下无法触及(图 8-58)。脾为椭圆形,暗红色,分膈、脏两面、上、下两缘和前后两端。膈面平滑隆凸,与膈相贴;脏面凹陷,近中央处有脾门,是血管、神经出入的部位。脾的上缘较薄,有 2 个或 3 个脾切迹,在脾肿大时,可作为触诊脾的标志(图 8-59)。

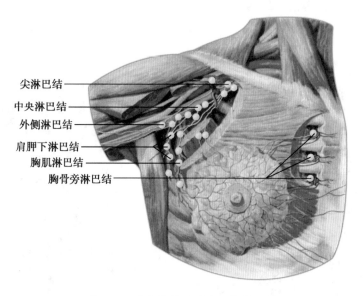

尖淋巴结

中央淋巴结

外侧淋巴结

肩胛下淋巴结

胸肌淋巴结

胸骨旁淋巴结

图 8-55 乳房的淋巴引流和腋淋巴结

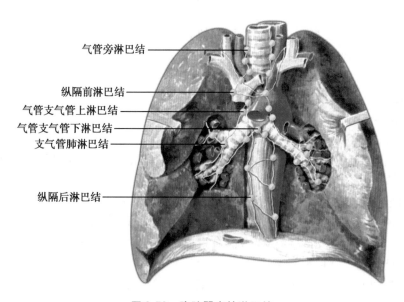

气管旁淋巴结

纵隔前淋巴结

气管支气管上淋巴结

气管支气管下淋巴结

支气管肺淋巴结

纵隔后淋巴结

图 8-56 胸腔器官的淋巴结

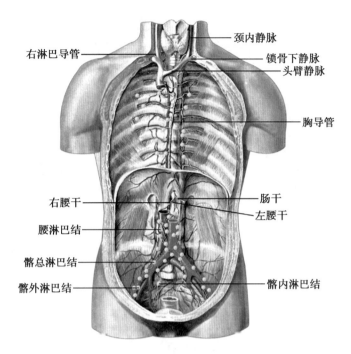

图 8-57　胸导管及腹、盆部淋巴结

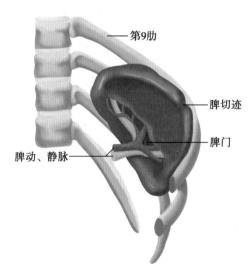

图 8-58　脾

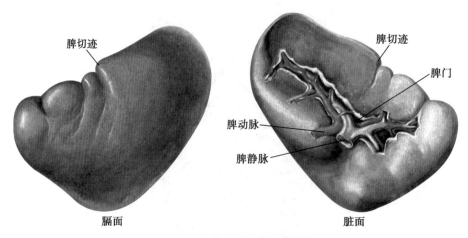

脾切迹　脾切迹　脾门　脾动脉　脾静脉

膈面　脏面

图 8-59　脾的形态

2. 脾的微细结构　脾的表面为被膜,由致密结缔组织构成,内含少量平滑肌纤维。脾的被膜可深入到脾的实质中,形成小梁,构成脾的支架。脾的内部为实质,由淋巴组织构成(图 8-60)。

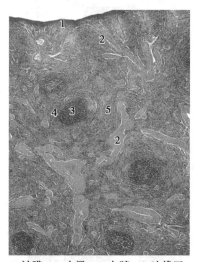

1. 被膜;2. 小梁;3. 白髓;4. 边缘区;
5. 红髓。

图 8-60　脾光镜像(李质馨图)

3. 脾的功能　脾的主要功能有过滤血液、贮存血液、参与机体的免疫过程。胚胎早期,脾还有造血功能,出生后只能产生淋巴细胞。

（三）胸腺

1. 胸腺的位置和形态　胸腺位于胸腔纵隔的前上部,呈锥体形,分左、右两叶(图 8-61)。新生儿及幼儿的胸腺相对较大,到青春期时最大,成年后逐渐萎缩。

 考点提示:
全身主要的淋巴结群的收纳范围。

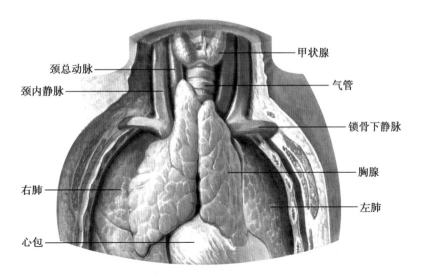

图 8-61 胸腺的位置和形态

甲状腺

颈总动脉

气管

颈内静脉

锁骨下静脉

胸腺

右肺

左肺

心包

2. 胸腺的功能 胸腺的主要功能是培育 T 淋巴细胞和分泌胸腺素,与机体其他器官及组织共同建立完善的免疫功能。

（朱小兰 田海文）

08 章
考点微课

08 章
习题

08 章
模拟测试

09章 数字内容

第九章

感觉器

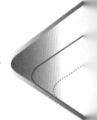

学习目标

1. 掌握眼球壁的结构和特点；眼球内容物的组成和功能；房水的产生及循环途径。
2. 熟悉视器的组成；眼副器的组成和结构；外耳、中耳的组成和形态结构；声波的传导途径；皮肤的微细结构。
3. 了解眼的血管；咽鼓管的位置、作用及幼儿咽鼓管的特点；内耳的形态结构和功能；皮肤附属器的组成。
4. 学会正确描述视器、前庭蜗器的组成及形态结构特点。
5. 具有尊重、爱护标本和模型的职业素养。

案例

病人，70岁，最近感觉眼睛不适，视物模糊不清，时有重影现象。医院眼科检查发现罹患白内障，经手术治疗后康复。

请问：

光线进入眼球到达视网膜需经过哪些结构？

感觉器是机体内专门接受特定刺激的器官，如视器（眼）和前庭蜗器（耳）。感觉器由感受器及其附属结构组成。感受器是指能接受机体内、外环境的特定刺激，并将刺激转化为神经冲动，通过感觉神经，传导到大脑皮质的特定区域而产生相应感觉的结构，包括一般感受器（如感觉神经末梢、触觉小体）和特殊感受器。感觉器为机体内的特殊感受器。

第一节 视 器

视器（眼）包括眼球和眼副器，是人体重要的感觉器，能感受光波的刺激。

一、眼球

眼球近似球形，位于眼眶的前部，后方借视神经与间脑相连。眼球由眼球壁及眼球内容物组成（图9-1、图9-2）。

（一）眼球壁

眼球壁由外向内分为眼球纤维膜、血管膜和视网膜三层。

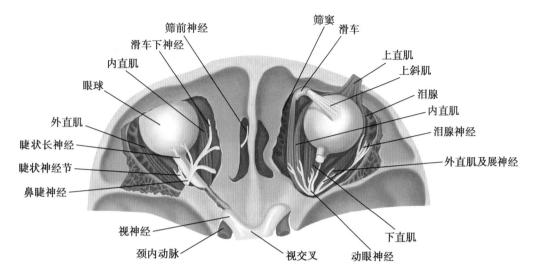

图 9-1 眶壁、眼球、视神经及视交叉

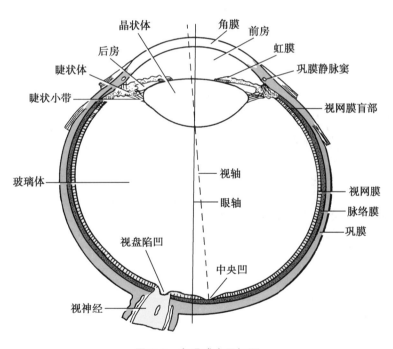

图 9-2 右眼球水平切面

1. 眼球纤维膜(外膜) 眼球纤维膜由致密结缔组织构成,厚而坚韧,具有支持和保护眼球内容物的作用,由前向后分角膜和巩膜两部分(图 9-2)。

(1) 角膜:眼球纤维膜前 1/6 为角膜,无色透明,呈向前微凸的圆盘状,具有屈光作用。角膜内无血管,有大量的感觉神经末梢,感觉敏锐。

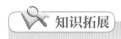

知识拓展

角膜移植术

　　角膜移植术是用透明并具有正常功能的眼角膜片置换混浊或有病变角膜的一种眼科复明手术，其手术效果是异体器官移植中最好的，成功率可达90%以上，大部分角膜病变病人可通过角膜移植而恢复全部或部分视力。但是，由于眼角膜的捐献者太少，全国有条件做眼角膜移植手术的医院每年可以完成的手术并不多，绝大多数失明者目前只能在黑暗中苦苦地等待。

　　（2）巩膜：眼球纤维膜后5/6为巩膜，呈乳白色。在巩膜与角膜交界处的深部，有环形的静脉窦，称巩膜静脉窦，是房水回流入静脉的通道。

　　2. 眼球血管膜（中膜）　眼球血管膜含有丰富的血管和色素细胞，具有营养眼球内组织及遮光的作用，由前向后分为虹膜、睫状体和脉络膜三部分（图9-2）。

　　（1）虹膜：虹膜位于角膜后方，为圆盘状薄膜（图9-2、图9-3）。中央有一个圆孔，称瞳孔。在活体上，透过角膜可见虹膜及瞳孔。虹膜内有两种不同方向排列的平滑肌：在瞳孔的周围呈环形排列者为瞳孔括约肌，收缩时可缩小瞳孔；在瞳孔括约肌外周呈放射状排列者为瞳孔开大肌，收缩时可开大瞳孔。瞳孔的缩小与开大可调节进入眼内的光线。在弱光下或视远物时，瞳孔开大；在强光下或视近物时，瞳孔缩小。虹膜的颜色取决于色素的多少，有种族差别。

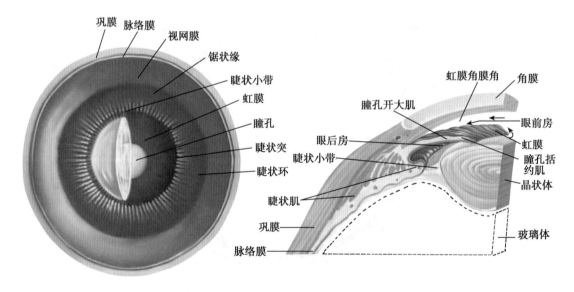

图 9-3　眼球前半部后面观及虹膜角膜角

　　（2）睫状体：睫状体位于虹膜的外后方，是血管膜中部环形增厚的部分，睫状体的前方有许多突起，称睫状突，睫状突借睫状小带与晶状体相连（图9-2、图9-3）。睫状体内有平滑肌，称睫状肌，该肌收缩和舒张可松弛和拉紧睫状小带，起调节晶状体曲度的作用。睫状体还可产生房水。

　　（3）脉络膜：脉络膜占眼球血管膜的后2/3，贴于巩膜的内面（图9-2）。因该膜含有丰富的血管和色素细胞,故有营养眼球并吸收眼内分散光线的作用。

3. 视网膜(内膜)　视网膜是眼球壁的最内层,衬于血管膜内面,由前向后可分为视网膜虹膜部、睫状体部和脉络膜部三部分(图9-2)。前两部分无感光作用,又称视网膜盲部。视网膜脉络膜部面积最大,衬于脉络膜内面,具有感光作用,又称视网膜视部。

视网膜后部称眼底,偏鼻侧有一处圆盘形隆起,称视神经盘,又称视神经乳头,是视神经起始和视网膜中央动、静脉出入处,无感光作用,又称生理性盲点。在视神经盘颞侧稍下方约3.5mm处,有一处黄色区域称黄斑,其中央凹陷,称中央凹(图9-4),此处无血管,是感光最敏锐的部位。上述结构在活体上用检眼镜可窥见。

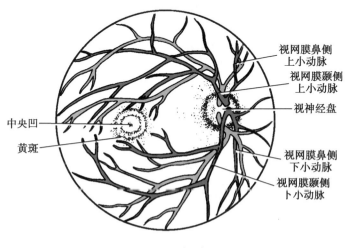

图9-4　眼底(右侧)

视网膜视部微细结构可分为内、外两层(图9-5)。外层为色素上皮层,由单层色素上皮构成,紧贴脉络膜内面;内层为神经层。视网膜内外两层之间连接疏松,在病理情况下两层易分离,临床上称为视网膜脱离症。神经层由外向内分别由感光细胞、双极细胞和节细胞三层神经细胞组成(图9-5):①感光细胞,分为视杆细胞和视锥细胞两种,视锥细胞能感受强光和辨别颜色;视杆细胞能感受弱光,不能分辨颜色。②双极细胞,在感光细胞与节细胞之间起联络作用,传递神经冲动。③节细胞,位于视网膜的最内层,为多极神经元,其轴突在视神经盘处汇集,穿过脉络膜和巩膜后构成视神经。

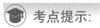

考点提示:
眼球壁层次结构和分部。

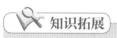
知识拓展

夜盲症与色盲

感光细胞有视杆细胞和视锥细胞两种。视杆细胞呈细长杆状,含有感光物质视紫红质,能感受暗光或弱光。视紫红质的合成需要维生素A的参与,因此维生素A缺乏时,对弱光的敏感度降低,引起夜盲症。视锥细胞所含感光物质称视色素,能感受强光和辨别颜色。人类视网膜内有含红色、绿色、蓝色三种视色素的视锥细胞,如果缺少一种或多种类型的视锥细胞,则形成相应颜色的色盲。

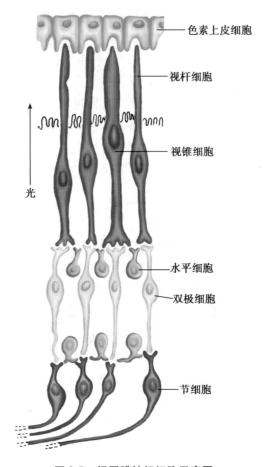

图 9-5 视网膜神经细胞示意图

（二）眼球内容物

眼球内容物包括房水、晶状体和玻璃体（图 9-6），这些结构均无色透明，亦无血管，具有屈光作用，与角膜合称为眼的屈光系统。

1. 房水 房水是无色透明的液体，充满于眼房内。眼房是指角膜与晶状体之间的腔隙，被虹膜分为眼球前房和眼球后房，两者借瞳孔相通。前房周边部的虹膜与角膜相交处所形成的夹角，称虹膜角膜角（前房角）。房水由睫状体产生，经眼球后房、瞳孔到眼球前房，再经虹膜角膜角，流入巩膜静脉窦，最后汇入眼静脉，此过程称为房水循环（图 9-7）。房水具有折光、营养角膜、营养晶状体和维持眼内压的作用。

2. 晶状体 晶状体位于虹膜和玻璃体之间，呈双凸透镜状的透明体，富有弹性，无血管和神经，表面包有晶状体囊（见图 9-2、图 9-6）。晶状体借睫状小带与睫状体相连。其曲度可随视物远近不同而改变：视近物时，睫状肌收缩，睫状小带松弛，晶状体因本身弹

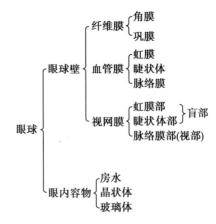

图 9-6 眼球的组成

睫状体产生房水→眼球后房→瞳孔→眼球前房→前房角→巩膜静脉窦→眼静脉

图9-7　房水循环示意图

性回缩而变厚,屈光能力增强,使物像聚焦于视网膜上;视远物时,睫状肌松弛,睫状小带拉紧,晶状体变薄,屈光能力减弱,物像仍聚焦于视网膜上。老年人晶状体的弹性减退,调节功能降低,看近物时,晶状体屈光度不能相应增大,致视物不清,俗称老花眼。

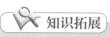知识拓展

青光眼与白内障

　　房水具有维持正常眼内压的作用,若房水循环障碍可引起病理性眼内压升高,引起视功能障碍,并伴有视网膜形态学变化,表现为眼压升高、视野变窄、视力减弱甚至失明、头痛眼胀、恶心、呕吐等症状,临床上称为青光眼。

　　各种原因如老化、遗传、代谢异常、外伤等,引起晶状体代谢紊乱,晶状体混浊,称为白内障。光线被混浊晶状体阻挡无法投射在视网膜上,导致视物模糊,多见于40岁以上的中老年人。临床眼科常用透明人工晶状体置换病变晶状体以恢复病人的视力。

3. 玻璃体　玻璃体为无色透明的胶状物质,填充于晶状体与视网膜之间(见图9-2、图9-6),具有屈光、支撑视网膜的作用。若玻璃体发生混浊,眼前可见晃动的黑点,临床上称飞蚊症。若支撑作用减弱,可导致视网膜脱离。

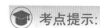考点提示:

　　眼内容物组成;房水的产生及循环途径。

二、眼副器

眼副器包括眼睑、结膜、泪器、眼球外肌等,对眼球起保护、运动和支持作用(图9-8)。

（一）眼睑

眼睑俗称眼皮,是眼球前方的屏障,起保护眼球的作用。可分为上睑和下睑,上、下睑之间的裂隙为睑裂,睑裂的两侧成锐角,分别称内眦和外眦。眼睑的游离缘称睑缘,上、下睑缘生有睫毛,睫毛根部的皮脂腺,称睑缘腺,此腺发炎称睑腺炎,又称麦粒肿。

眼睑的组织结构分5层:由外向内为皮肤、皮下组织、肌层、睑板、睑结膜。眼睑的皮肤较薄,皮下组织疏松,易发生水肿。睑板由致密结缔组织构成,内有睑板腺,其分泌物有润滑睑缘及防止泪液外溢的作用(图9-8)。

（二）结膜

结膜是一层富含血管、光滑而透明的黏膜(图9-8)。衬贴在眼睑内面的部分,称睑结膜,覆盖于巩膜前面的部分,称球结膜。睑结膜与球结膜之间的转折部分别形成结膜上穹和结膜下穹。闭眼时,结膜围成的囊状腔隙,称结膜囊,此囊通过睑裂与外界相通,临床上滴眼药即滴入此囊内。沙眼和结膜炎是结膜常见疾病。

（三）泪器

泪器由泪腺和泪道组成(图9-9)。

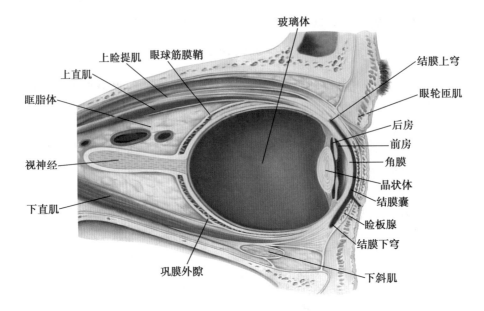

图 9-8　右眼眶（矢状切面）

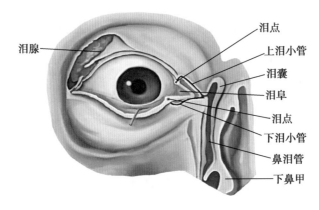

图 9-9　泪器

1. 泪腺　泪腺位于眼眶外上方的泪腺窝内，排泄管开口于结膜上穹（图 9-9）。泪腺分泌的泪液可冲洗结膜囊异物，湿润和清洁角膜，对眼球有保护作用。

2. 泪道　泪道由泪点、泪小管、泪囊和鼻泪管组成。泪点分为上泪点和下泪点，分别位于上、下睑缘近内眦处，为泪小管的入口。泪小管为连接泪点和泪囊的小管，分上、下泪小管，共同开口于泪囊。泪囊位于眶内侧壁前部的泪囊窝内，其上端为盲端，下端移行为鼻泪管。鼻泪管开口于下鼻道（图 9-9）。

（四）眼球外肌

眼球外肌共有 7 块，均为骨骼肌。1 块为上睑提肌，其余 6 块为眼球运动肌。上睑提肌收缩可提上睑；内直肌、外直肌收缩分别可使眼球转向内侧和外侧；上直肌、下直肌收缩分别可使眼球转向内上方和内下方；上斜肌、下斜肌收缩分别可使眼球转向外下方和外上方。

眼球的正常运动，是两侧眼球外肌共同协调运动的结果。当某块眼肌瘫痪时，则会出现斜视或复视现象（图 9-10、图 9-11）。

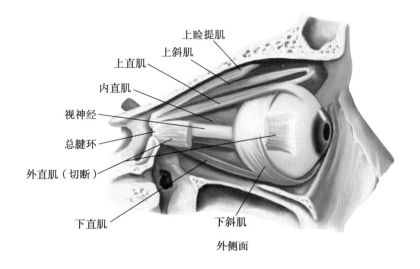

外侧面

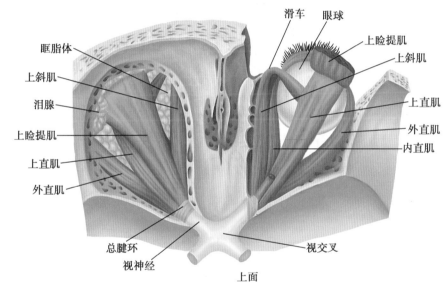

上面

图 9-10 眼球外肌

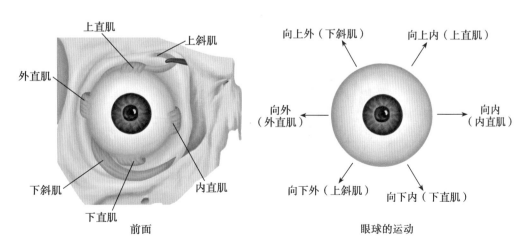

前面

眼球的运动

图 9-11 眼球外肌作用示意图(右眼)

三、眼的血管

（一）眼动脉

眼动脉是颈内动脉的分支,营养眼球、眼球外肌、泪腺等器官(图 9-12)。其中最重要的分支为视网膜中央动脉,该动脉经视神经盘穿出分为 4 支营养视网膜(见图 9-4),临床上常用检眼镜观察此动脉,以协助诊断某些疾病。

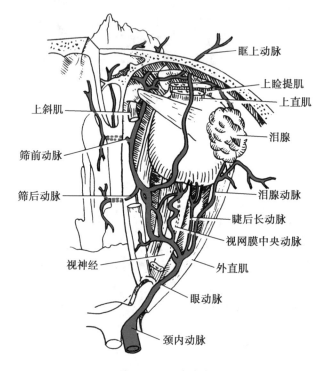

图 9-12　眼的动脉

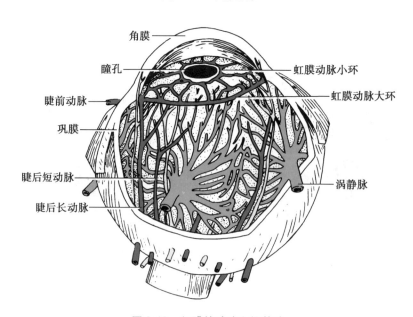

图 9-13　虹膜的动脉和涡静脉

（二）眼静脉

眼静脉收集眼的静脉血,向后行经眶上裂汇入海绵窦,向前与面静脉间有吻合,因无静脉瓣,故面部感染可经此路蔓延至颅内(图 9-13)。

第二节 前庭蜗器

前庭蜗器俗称耳,包括外耳、中耳和内耳 3 部分(图 9-14、图 9-21)。外耳、中耳是收集和传导声波的结构,内耳是位置觉感受器和听觉感受器所在的部位。

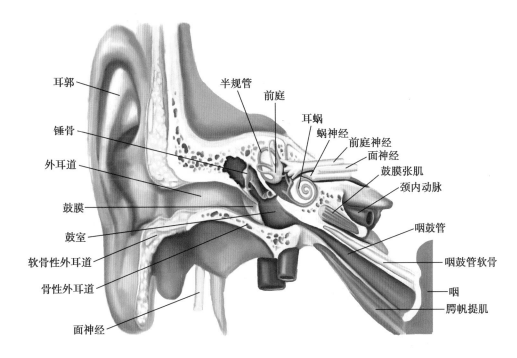

图 9-14 前庭蜗器全貌

一、外耳

外耳包括耳郭、外耳道和鼓膜 3 部分,具有收集和传导声波的功能(图 9-14、图 9-21)。

（一）耳郭

耳郭位于头部两侧,大部分以弹性软骨为支架,表面被覆皮肤而构成。皮下组织很少,但血管神经丰富。下方无软骨的部分称耳垂,仅含结缔组织和脂肪,是临床常用采血部位。

（二）外耳道

外耳道是自外耳门至鼓膜间的弯曲管道(图 9-14),呈"～"形,成人长 2.0～2.5cm。外侧 1/3 段为软骨部,走向内、上、后方;内侧 2/3 段为骨性部,走向内、前、下方。故进行外耳鼓膜检查时,应将耳郭向后上方牵拉,即可使外耳道变直以便观察到鼓膜。婴儿的外耳道发育尚未完全成熟,外耳道短而直,鼓膜几乎呈水平位,检查时,应将耳郭向后下方牵拉。

外耳道表面覆盖着一层皮肤,皮内含有丰富的感觉神经末梢、毛囊、皮脂腺及耵聍腺。皮肤与软骨膜、骨膜结合紧密,不易移

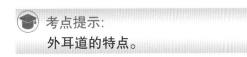
考点提示:
外耳道的特点。

动,炎症时可产生剧烈疼痛。耵聍腺分泌一种液体,称为耵聍,耵聍块可阻塞外耳道,影响听觉。

(三)鼓膜

鼓膜为椭圆形浅漏斗状的半透明薄膜,位于外耳道底,与外耳道下壁约成45°角,是外耳道和中耳的分界。鼓膜上方小部分薄而松弛,活体呈粉红色,为松弛部;下方大部分较坚实紧张,活体呈灰白色,为紧张部。鼓膜中心向内凹陷称鼓膜脐。鼓膜脐的前下方有一个三角形的反光区,称为光锥(图9-15),当鼓膜内陷时,光锥可变形或消失。

二、中耳

中耳包括鼓室、咽鼓管和乳突小房三部分(见图9-14、图9-21)。

图9-15 鼓膜(右侧)

(一)鼓室

鼓室是颞骨岩部内一个不规则的含气小腔,位于鼓膜与内耳外侧壁之间,室腔内面覆有黏膜,向前经咽鼓管与咽腔相通,向后与乳突小房相通。鼓室内有3块听小骨,由外至内为锤骨、砧骨和镫骨(图9-16),锤骨下部附于鼓膜内面,镫骨底封闭内耳前庭窗。3块听小骨借关节相连形成听骨链。当声波振动鼓膜时,经听骨链的相继运动,将声波的振动传入内耳。

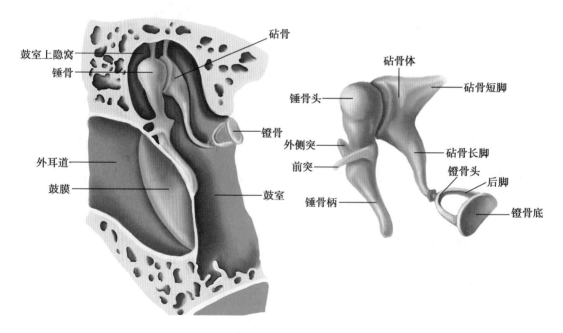

图9-16 听小骨

（二）咽鼓管

咽鼓管是鼓室与鼻咽相通的管道（见图 9-14）。咽鼓管的作用是保持鼓室气压与外界大气压相等，以维持鼓膜内、外压力的平衡，有利于鼓膜的振动。小儿咽鼓管较成人的短而宽，接近水平位，所以咽部感染可直接沿咽鼓管蔓延到鼓室，引起中耳炎。

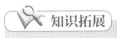

化脓性中耳炎

化脓性中耳炎是中耳黏膜的化脓性炎症，常见的致病菌主要是肺炎球菌、流感嗜血杆菌、金黄色葡萄球菌。致病菌侵入中耳的途径以咽鼓管最多见，也可因鼓膜外伤而感染。化脓性中耳炎好发于儿童，原因在于幼儿的咽鼓管比较平直，且管腔较短，内径较宽。当小儿出现上呼吸道感染、呛水和呛乳时，常通过此途径感染中耳。患儿常有发热、患耳疼痛、听力下降等症状。

（三）乳突小房

乳突小房是颞骨乳突内许多相互连通的含气小腔，内衬黏膜，向前借乳突窦开口于鼓室的后壁，因乳突小房的黏膜和鼓室黏膜相连续，故中耳炎可向后蔓延，形成乳突炎。

考点提示：
小儿咽鼓管特点。

三、内耳

内耳又称迷路，位于颞骨岩部内，鼓室与内耳底之间，由一系列构造复杂的管道组成。迷路分为骨迷路和膜迷路。骨迷路是由骨质构成的骨性管道，膜迷路套在骨迷路内，是封闭的膜性管道和小囊。骨迷路和膜迷路之间充满着外淋巴，膜迷路内充满着内淋巴，内、外淋巴互不交通，有营养内耳和传递声波的作用。

（一）骨迷路

骨迷路由骨半规管、前庭和耳蜗 3 个部分组成（图 9-17、图 9-21）。

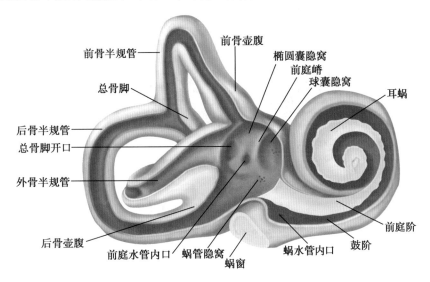

图 9-17　骨迷路

1. 骨半规管　骨半规管由 3 个相互垂直的半环形小管组成(图 9-17),分别称为前、后和外骨半规管。每个半规管均有两个脚,都开口于前庭,其中一个较膨大,称骨壶腹。

2. 前庭　前庭位于骨迷路中部椭圆形的空腔(图 9-17),外侧壁上有前庭窗和蜗窗,内侧壁为内耳道底,前下方借 1 个大孔与耳蜗相通,后上方以 5 个小孔与 3 个骨半规管相通。

3. 耳蜗　耳蜗位于前庭的前方,形似蜗牛壳(图 9-17),由一个骨性的蜗螺旋管环绕蜗轴旋转约两圈半构成。自蜗轴发出骨性蜗螺旋板伸入蜗螺旋管,将其管腔分为上方的前庭阶、中间的蜗管和下方的鼓阶(图 9-18),前庭阶与鼓阶内充满外淋巴,前庭阶和鼓阶在耳蜗顶部相通,它们的另一端分别与前庭窗和蜗窗相接。

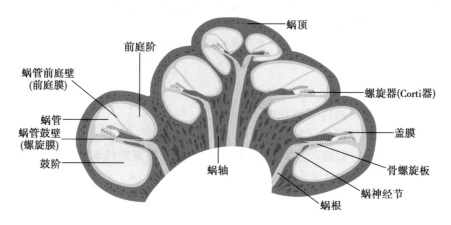

图 9-18　耳蜗轴切面

（二）膜迷路

膜迷路是套于骨迷路内封闭的膜性小管和囊,分为膜半规管、椭圆囊和球囊、蜗管三部分(图 9-19、图 9-21)。

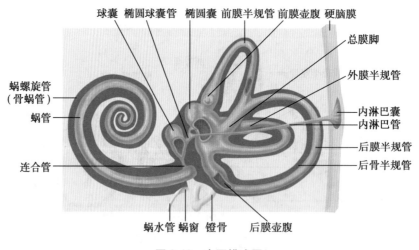

图 9-19　内耳模式图

1. 膜半规管　膜半规管位于骨半规管内,与骨半规管形态一致(图 9-19)。膜半规管的一端膨大为膜壶腹,其壁内面都有一个嵴性隆起,称壶腹嵴(图 9-20),是位置觉感受器,能感受旋转变速运动的刺激。

2. 椭圆囊和球囊　椭圆囊和球囊位于前庭内,是两个互相连通的膜性小囊(图9-19、图9-20)。椭圆囊较大,一侧与膜半规管相连;球囊较小,与蜗管相通。两囊内面壁上均有隆起的小斑,分别称为椭圆囊斑和球囊斑(图9-20),两者是位置觉感受器,能感受直线变速运动的刺激。

3. 蜗管　蜗管是蜗螺旋管内的一条膜性管道,位于前庭阶和鼓阶之间,截面呈三角形,其下壁为基底膜,壁上有螺旋器,又称Corti器,是听觉感受器,能感受声波的刺激(图9-19)。

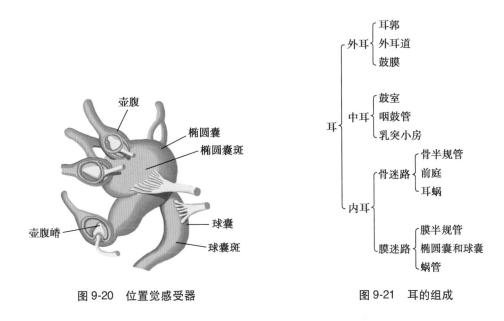

图9-20　位置觉感受器 图9-21　耳的组成

（三）声波的传导

声波的传导途径有空气传导和骨传导两种,正常情况下声波主要靠空气传导。

1. 空气传导　声波经耳郭的收集与外耳道的传导而振动鼓膜,再经听骨链传至前庭窗,引起前庭阶和鼓阶外淋巴的波动,继而引起蜗管内淋巴的振动,刺激基底膜的螺旋器,产生神经冲动,后经听神经传向大脑皮质的听觉中枢,产生听觉(图9-22)。

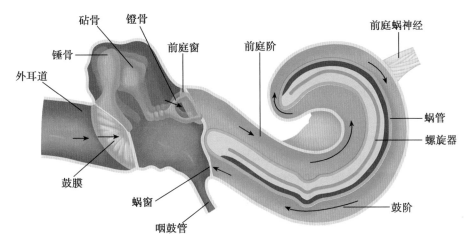

图9-22　声波的空气传导

2. 骨传导 声波经颅骨传入内耳的途径称骨传导。声波的冲击和鼓膜的振动可经颅骨和骨迷路传入,引起内耳淋巴的波动,刺激螺旋器引起听觉。然而骨传导的效能极微,但对某些疾病的检查和诊断有一定意义。

第三节 皮 肤

皮肤覆盖体表,占体重的 16% 左右,是人体最大的器官。皮肤由表皮和真皮组成(图 9-23),各处皮肤厚薄不一,手掌、足底等处较厚,阴囊、眼睑等处较薄。皮肤借皮下组织与深部组织相连。

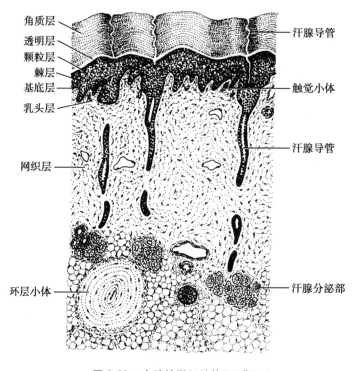

图 9-23 皮肤的微细结构(手指)

皮肤附属器包括毛发、指(趾)甲、皮脂腺和汗腺。皮肤有保护、感受刺激、调节体温、吸收、分泌及排泄代谢废物等功能。

一、表皮

表皮是皮肤的浅层,由复层扁平上皮构成,从基底到表面可分为 5 层:基底层、棘层、颗粒层、透明层与角质层。

基底层借基膜与真皮相连,为一层矮柱状细胞,胞质内含有黑色素颗粒,能生成黑色素,可影响皮肤颜色。黑色素能吸收紫外线,保护深部组织免受辐射损伤。基底层又称生发层,具有活跃的分裂增殖能力,可不断产生新细胞,并向浅层推移,依次转化成其余各层细胞。

角质层为表皮的表层,由多层扁平的角质细胞组成,细胞质内含有嗜酸性的角质蛋白,对酸、碱、摩擦等有较强的抵抗能力,起保护作用。

二、真皮

真皮位于表皮深层,由致密结缔组织组成,常用于皮内注射,分为乳头层和网织层。

1. 乳头层　乳头层借基膜与表皮相连,并表皮底部突出形成许多嵴状或乳头状隆起,含有丰富的毛细血管和感受器,如游离神经末梢、触觉小体等。

2. 网织层　网织层位于乳头层下方,较厚,是真皮的主要组成部分。由不规则的致密结缔组织组成,内含粗大的、交织成网的胶原纤维束和弹性纤维束,使皮肤既具有韧性,又有弹性。此层还有较多血管、淋巴管和神经及毛囊、皮脂腺和汗腺等。

皮下组织常称为浅筋膜,不属于皮肤,是皮肤深面的疏松结缔组织和脂肪组织。

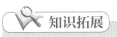

知识拓展

皮内注射与皮下注射

在临床护理工作中, 皮内注射是将药物注入皮肤的真皮层内, 常用于过敏反应的测试, 注射部位多选择前臂掌侧下段正中, 进针时与皮肤成 5°角刺入皮肤。 皮下注射是将药物注入皮下组织层, 常用于预防接种, 常用的注射部位一般在三角肌下缘, 也可以在股外侧、腹部或者背部, 进针比皮内注射深, 角度稍大, 与皮肤表面约为 45°角, 针头也稍大一些。

三、皮肤的附属器

皮肤的附属器包括毛发、皮脂腺、汗腺和指(趾)甲。

(一)毛发

分布在人体头部称为发,分布在其他部位称为毛。毛发分为毛干和毛根两部分,毛干露于皮肤外面;毛根埋在皮肤内,周围包有上皮和结缔组织组成的毛囊。毛根和毛囊末端膨大称毛球,是毛发的生长点。毛囊一侧附有斜行平滑肌束,称立毛肌,其一端连于毛囊,另一端连于真皮乳头层,收缩时,可使体毛竖立,皮肤出现"鸡皮疙瘩"。

(二)皮脂腺

皮脂腺位于毛囊和立毛肌之间,其导管开口于毛囊。皮脂腺分泌皮脂,有柔润皮肤和保护毛发的作用。

(三)汗腺

全身的皮肤,除了乳头、阴茎头等处,都分布有汗腺,以手掌和足底最多。汗腺分泌汗液,有湿润皮肤、调节体温和水盐代谢以及排出代谢废物等功能。在某些部位的皮肤有大汗腺,如腋窝、会阴部等处,其分泌物经细菌分解后可产生特殊气味,称狐臭。

(四)指(趾)甲

指(趾)甲位于手指和足趾远端背面,是表皮角质层增厚而成的板状结构。甲的前部露于体表,称甲体;后部埋入皮肤内,称甲根。甲根深部的上皮为甲母质,是甲的生长

 考点提示:

皮内注射的位置。

点,拔甲时不可破坏。甲体两侧和甲根浅面的皮肤形成甲襞。甲襞和甲体之间的沟,称甲沟。

(蔡虹萍)

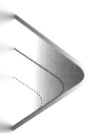

第十章

神经系统

10章
数字内容

学习目标

1. 掌握神经系统的组成及区分；神经系统的常用术语；脊髓的位置及内部结构；脑的分部；大脑半球主要功能区及语言中枢的位置；内囊的位置；脊神经的构成和数目；脑神经的名称；供应脊髓和脑的主要动脉。
2. 熟悉脊髓的外形；脑干的组成；背侧丘脑的功能；颈丛、臂丛、腰丛、骶丛的组成、位置及主要分支；交感神经和副交感神经低级中枢的位置；12 对脑神经的名称；感觉传导通路三级神经元胞体的名称和位置。
3. 了解神经系统的分类；神经反射的定义和反射弧的组成；脑干相连的脑神经名称；脊髓和脑被膜的名称。
4. 学会运用神经系统理论知识分析、解释相关临床疾病的问题和临床表现。
5. 具有尊重、爱护标本和模型的职业素养。

神经系统通过感受器接受内、外环境各种刺激，经传入神经传递到脊髓和脑，并将传入的信息进行复杂的分析整理，做出各种反应，从而控制、调节其他各系统的活动，使人体成为一个有机的整体。人类的神经系统，特别是脑，不仅与感觉和运动功能有关，而且是复杂的高级神经活动如情感、语言、思考、记忆和学习等各种思维和意识行为的物质基础。

第一节 概 述

神经系统由脊髓和脑及与其相连并遍布全身的周围神经组成，在人体各系统中占主导地位。

神经组织主要由神经元和神经胶质细胞构成。神经元是神经系统的基本结构和功能单位，具有感受刺激和传导神经冲动的功能。神经胶质细胞对神经元起支持、绝缘、营养和保护作用。

一、神经系统的组成

神经系统根据其位置和功能可分为中枢神经系统和周围神经系统两部分(图 10-1)。中枢神经系统包括位于颅腔内的脑和椎管内的脊髓。周围神经系统按连接部位，分为与脑相连的脑神经和与脊髓相连的脊神经；按所支配的器官又可分为分布于体表与骨、关节、韧带、骨骼肌的躯体神经和分布于内脏、心血管、平滑肌和腺体的内脏神经，两者均由感觉(传入)

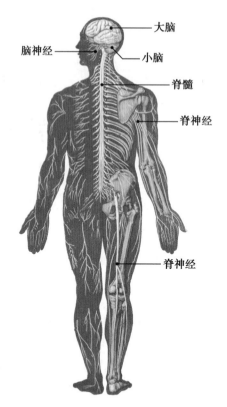

图 10-1　神经系统概观

神经和运动(传出)神经组成。内脏运动神经又依其功能分为交感神经和副交感神经。

二、神经系统的活动方式

神经系统的基本活动方式是反射,即机体接受内、外环境的各种刺激而作出的适宜反应。反射活动的形态结构基础是反射弧,反射弧包括以下 5 个部分:感受器→传入神经→中枢→传出神经→效应器。在正常生理状态下,依据感受器的位置,可分为浅反射和深反射两类。浅反射感受器的位置表浅,如角膜反射;深反射感受器的位置较深,如膝跳反射(图 10-2)。反射弧任何部位受损反射活动均不能完成。

三、神经系统的常用术语

神经元的胞体、树突和轴突因其所在部位不同、聚集的方式不同,则有不同的术语。

（一）灰质和皮质

中枢神经系统内,神经元胞体和树突聚集之处,新鲜标本中色泽灰暗,称为灰质;大、小脑表

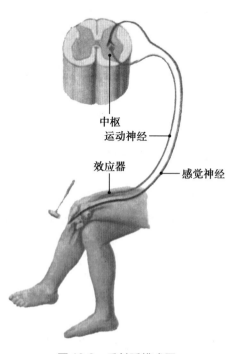

图 10-2　反射弧模式图

面的灰质,称为皮质。

（二）白质和髓质

中枢神经系统内,神经元的轴突(神经纤维)聚集之处,新鲜标本中色泽白亮,统称为白质;大、小脑皮质深面的白质,称为髓质。

（三）神经核和神经节

形态和功能相似的神经元胞体聚集成团,在中枢神经系统内称为神经核;在周围神经系统内称为神经节。

（四）纤维束和神经

起止、行程、功能相同或相似的神经纤维聚集在一起,在中枢神经系统内称为纤维束;在周围神经系统内称为神经。

（五）网状结构

在中枢神经内,神经纤维交织成网,网内散布着神经元胞体或胞体聚集成的小团块,称为网状结构。

第二节　中枢神经系统

 案例

病人,女,52 岁,右侧肢体麻木无力 2d,加重 1d 伴语言不清就诊。 高血压病史 6 年,查体:语言障碍,右侧鼻唇沟变浅,伸舌偏向右侧,右侧肢体肌张力减低。 临床诊断:脑出血。

请问:

1. 简述神经系统的组成及功能。

2. 脑的血液供应有哪些血管?

3. 脑出血为什么会出现肢体无力?

一、脊髓

（一）脊髓的位置和形态

脊髓位于椎管内,上端于枕骨大孔处续接延髓,下端在成人约平第 1 腰椎体的下缘,新生儿约平第 3 腰椎体的下缘。成人脊髓长 42~45cm。

脊髓呈前后稍扁的圆柱形,全长粗细不等,有两处膨大。位于第 5 颈节至第 1 胸节之间的称颈膨大;位于第 2 腰节至第 3 骶节之间的称腰骶膨大,两处膨大的形成是由于此处脊髓节段的神经元数量相对较多。脊髓末端变细呈圆锥状,称脊髓圆锥,自脊髓圆锥向下延续为一条无神经组织组成的细丝,称为终丝,向下终止于尾骨背面(图 10-3)。

脊髓表面有 6 条纵行的沟裂。前面正中较深的沟称为前正中裂,后面正中较浅的沟称为后正中沟,在脊髓的两侧,各有两条浅沟,分别为前外侧沟和后外侧沟,自上而下分别连有 31 对脊神经的前根和后根。每侧对应的前、后根在椎间孔处合成脊神经,从相应的椎间孔穿出。每条脊神经的后根上均有一个膨大的脊神经节(图 10-4)。

（二）脊髓节段与椎骨位置的对应关系

脊髓两侧连有 31 对脊神经,一般将每一对脊神经相连的一段脊髓称为一个脊髓节段。

209

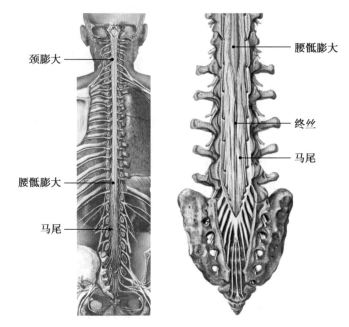

图 10-3 脊髓的位置和形态

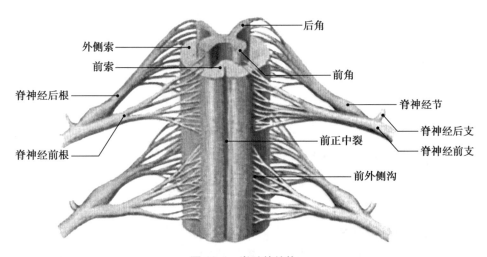

图 10-4 脊髓的结构

脊髓共有 31 个节段,即颈节 8 个、胸节 12 个、腰节 5 个、骶节 5 个、尾节 1 个。

　　在胚胎前 3 个月,脊髓与椎管的长度接近,脊神经根呈水平位从相应的椎间孔穿出。自胚胎 4 个月后,脊柱的生长速度比脊髓要快,脊髓上端连接脑的部位是固定的,结果脊髓下端逐渐上移,出生时新生儿脊髓下端移至第 3 腰椎水平,成人则上移至第 1 腰椎体下缘水平,所以成人的脊髓节段与相应的椎骨并不完全对应。因椎管长于脊髓,使脊髓节段与相应椎间孔的距离越来越远,脊神经根自上而下逐渐下行,腰、骶、尾部的神经根近乎垂直下行。在脊髓圆锥下方,腰、骶、尾神经根在脊髓尾端围绕终丝形成马尾。成人的第 1 腰椎体以下的椎管内已无脊髓而只有马尾,故临床上常选择在第 3、4 或第 4、5 腰椎棘突之间行腰椎穿刺,避免损伤脊髓。

　　掌握脊髓节段与椎骨各部的对应关系(图 10-5)所示,对脊髓损伤平面的定位具有重要

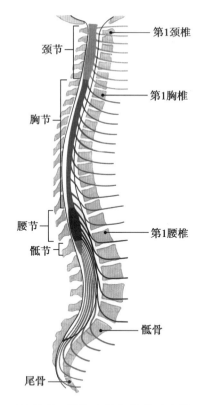

图 10-5　脊髓节段与椎骨对应的关系

的临床意义。其推算方法见表 10-1。

（三）脊髓的内部结构

脊髓横断面上观察,脊髓由灰质、白质和中央管 3 部分构成。中央管贯穿脊髓全长,中央管周围是灰质,灰质周围是白质(图 10-6)。

1. 灰质　灰质近似 H 形,两侧对称。灰质的前部扩大,称前角,主要由运动神经元组成,发出的纤维组成脊神经前根中的躯体运动纤维,支配躯干和四肢的骨骼肌。前角运动神经元分为内、外侧群,内侧群支配躯干肌;外侧群支配四肢肌。灰质的后部狭长称后角,主要由联络神经元(即中间神经元)组成,接受脊神经后根传入的感觉纤维。前角与后角之间向外突的部分称侧角,仅见于 $T_1 \sim L_3$ 脊髓节段,是交感神经在脊髓的低级中枢,内含交感神经元胞体,发出的纤维加入脊神经前根。

2. 白质　白质位于灰质周围,借脊髓表面的沟裂分为前索、外侧索和后索。每个索内有许多上行(感觉)纤维束或下行(运动)纤维束(图 10-6)。

（1）上行(感觉)纤维束:主要有薄束、楔束和脊髓丘脑束。

薄束和楔束位于后索,薄束在内侧,楔束在外侧,均由来自脊神经后根内的感觉神经纤维构成,在同侧后索内直接上升,传导躯干四肢的本体感觉和精细触觉至薄束核和楔束核。

表 10-1　脊髓节段与椎骨的对应关系

脊髓节段	对应椎骨	对应举例
上颈髓 $C_1 \sim C_4$	与同序数椎骨同高	第 3 颈髓节段平对第 3 颈椎
下颈髓 $C_5 \sim C_8$ 和上胸髓 $T_1 \sim T_4$	较同序数椎骨高 1 块椎骨	第 3 胸髓节段平对第 2 胸椎
中胸髓 $T_5 \sim T_8$	较同序数椎骨高 2 块椎骨	第 6 胸髓节段平对第 4 胸椎
下胸髓 $T_9 \sim T_{12}$	较同序数椎骨高 3 块椎骨	第 10 胸髓节段平对第 7 胸椎
腰髓 $L_1 \sim L_5$	平对第 10、11 胸椎	
骶髓 $S_1 \sim S_5$、尾髓 Co	平对第 12 胸椎和第 1 腰椎	

脊髓丘脑束起自后角神经元,纤维交叉到对侧的外侧索和前索内上行,传导躯干四肢的痛觉、温度觉、粗略触觉和压觉至背侧丘脑。

（2）下行(运动)纤维束:主要有皮质脊髓束等。

皮质脊髓束分为皮质脊髓侧束和皮质脊髓前束,皮质脊髓侧束位于外侧索内,由对侧大脑皮质发出的躯体运动纤维构成,支配同侧躯干肌和上、下肢肌;皮质脊髓前束

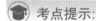 考点提示:

脊髓的位置;脊髓的灰质结构;脊髓白质的主要传导束。

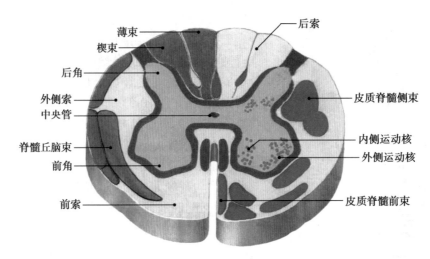

图 10-6　脊髓内部结构

位于前索内,由同侧大脑皮质发出的躯体运动纤维构成,支配双侧躯干肌。

（四）脊髓的功能

1. 传导功能　脊髓通过上、下行纤维,将躯干、四肢的感觉信息传至脑,将脑发出的运动冲动传至效应器。

2. 反射功能　脊髓灰质内存在许多低级反射中枢,可完成一些反射活动(表 10-2)。如排便反射、排尿反射、膝跳反射等,这些反射受高位中枢的控制。

表 10-2　脊髓为中枢的常见反射

反射名称	感受器	传入神经	中枢	传出神经	效应器	反应
肱二头肌反射	叩击肱二头肌腱	肌皮神经	$C_5 \sim C_6$	肌皮神经	肱二头肌	屈肘
肱三头肌反射	叩击肱三头肌腱	桡神经	$C_6 \sim C_7$	桡神经	肱三头肌	伸肘
腹壁反射	自外向内划腹壁皮肤	肋间神经	$T_7 \sim T_{12}$	肋间神经	腹肌	腹肌收缩
提睾反射	划大腿内侧根部皮肤	闭孔神经	$L_1 \sim L_4$	生殖股神经	提睾肌	睾丸上提
膝跳反射	叩击髌韧带	股神经	$L_2 \sim L_4$	股神经	股四头肌	伸膝关节
屈跖反射	自后向前划足底外侧皮肤	胫神经	$S_1 \sim S_2$	胫神经	屈趾肌等	足趾屈曲
跟腱反射	叩击跟腱	胫神经	$S_1 \sim S_2$	胫神经	小腿三头肌	踝关节跖屈

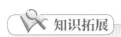 知识拓展

脊髓损伤的表现

脊髓半横断:伤侧平面以下本体感觉(位置觉、震动觉)和精细触觉丧失,同侧肢体硬瘫,损伤平面以下的对侧肢体痛温觉丧失。

脊髓全横断：脊髓与高位中枢突然横断后，横断面以下的脊髓暂时丧失反射活动能力，进入无反应状态，此现象称为脊髓休克。主要表现为断面以下躯体感觉和运动功能丧失，骨骼肌肌张力消失，外周血管扩张，血压下降，发汗反射不出现，大小便障碍等。数周或数月后，各种反射可逐渐恢复，但由于传导束很难再生，离断平面以下的感觉和运动不易恢复。

中央灰质周围病变：若病变侵犯白质前连合，则阻断了在此交叉的脊髓丘脑束，引起相应部位的痛温觉缺失，而本体感觉和精细触觉无障碍（因后索完好），此现象称感觉分离，见于脊髓空洞症或脊髓内肿瘤病人。

二、脑

脑位于颅腔内，由端脑、间脑、小脑和脑干4部分组成（图10-7、图10-8）。

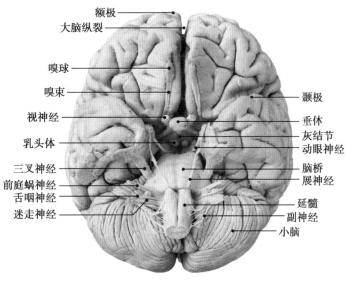

图 10-7　脑底面

（一）脑干

脑干位于枕骨的斜坡上，下续于脊髓，上接间脑，背侧与小脑相连，自下而上由延髓、脑桥和中脑组成（图10-8）。

1. 脑干的外形

（1）腹侧面：延髓腹侧面有与脊髓相延续的前正中裂，其两侧的纵行隆起称锥体，其内有锥体束通过；锥体下端有锥体交叉，其内有锥体束的纤维交叉走行至脊髓对侧；锥体外侧的椭圆形隆起称橄榄。舌下神经根、舌咽神经根、迷走神经根和副神经根均从延髓出脑。延髓与脑桥之间以延髓脑桥沟为界（图10-9）。

脑桥腹侧面膨隆称基底部，正中纵行浅沟称基底沟，基底部的两侧逐渐缩窄，连接小脑，称小脑中脚。三叉神经根、展神经根、面神经根和前庭蜗神经根均从脑桥出脑（图10-9）。

中脑位于脑干的上部，腹侧面有一对粗大的柱状结构，称大脑脚，两脚之间的凹陷称脚间窝。动眼神经根从中脑出脑（图10-9）。

（2）背侧面：延髓背侧面下半部后正中沟两侧各有两个隆起，内侧称薄束结节，深面含

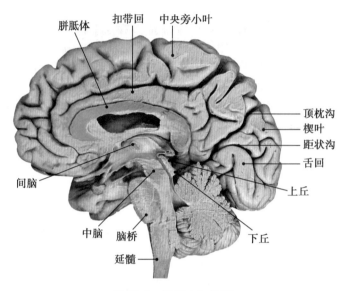

图 10-8　脑正中矢状面

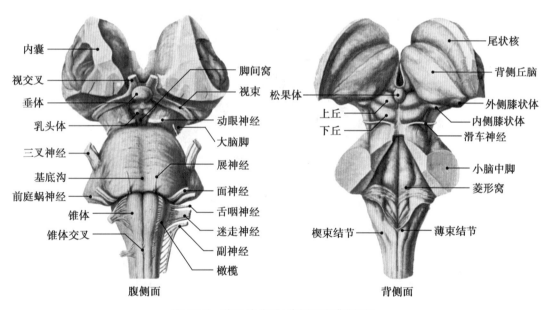

图 10-9　脑干的外形(腹侧面和背侧面)

薄束核;外侧称楔束结节,深面含楔束核。延髓上部和脑桥共同形成一个菱形凹陷,称菱形窝。中脑背侧面有两对圆形隆起,上方的称上丘,是视觉反射中枢;下方的称下丘,是听觉反射中枢。下丘下方有滑车神经根穿出,滑车神经是唯一一对从脑干背侧面发出的脑神经(图 10-9)。中脑后方有中脑水管连接第三脑室与第四脑室。

考点提示:
　　脑干的位置及组成;与脑干相连的脑神经。

　　(3)第四脑室:位于延髓、脑桥与小脑之间的腔隙,其底部即菱形窝,顶朝向小脑。第四脑室向上经中脑水管通第三脑室,向下通脊髓中央管,向背侧借左右外侧孔和正中孔通蛛网膜下隙。

2. 脑干的内部结构　脑干的内部结构包括灰质、白质及网状结构,但其结构远比脊髓复杂。

（1）灰质:脑干内灰质与脊髓不同,它不形成连续的灰质柱,而是分散成团块状的神经核。神经核分为两种:一种是与脑神经相连的脑神经核;另一种是参与组成各种传导通路或反射通路的非脑神经核。

1）脑神经核:是脑神经的起始核或终止核,其位置与各对脑神经的连脑部位大致对应,由内侧向外侧呈纵行排列（图 10-10）。

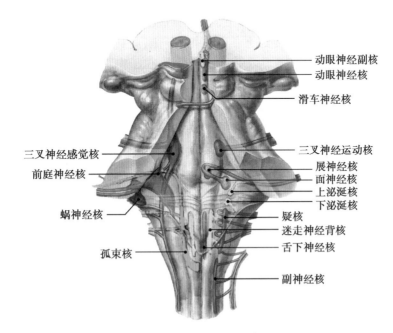

动眼神经副核
动眼神经核
滑车神经核
三叉神经感觉核
前庭神经核
三叉神经运动核
展神经核
面神经核
上泌涎核
下泌涎核
蜗神经核
疑核
迷走神经背核
舌下神经核
孤束核
副神经核

图 10-10　脑神经核示意图

脑神经核根据性质、功能不同可分 4 种类型,即躯体运动核、内脏运动核、内脏感觉核和躯体感觉核（表 10-3）。

表 10-3　脑干内脑神经核的名称、位置及其功能

分类	脑神经核名称	脑神经核位置	功能
躯体运动核	动眼神经核	上丘平面	支配上、下、内直肌,下斜肌,上睑提肌
	滑车神经核	下丘平面	支配上斜肌
	展神经核	脑桥中下部	支配外直肌
	舌下神经核	延髓上部	支配舌肌
	三叉神经运动核	脑桥中部	支配咀嚼肌等
	面神经核	脑桥中下部	支配表情肌等
	疑核	延髓上部	支配咽、喉肌等
	副神经核	延髓下部、上位颈髓	支配斜方肌、胸锁乳突肌
内脏运动核	动眼神经副核	上丘平面	支配瞳孔括约肌、睫状肌
	上泌涎核	脑桥下部	支配泪腺、舌下腺、下颌下腺等
	下泌涎核	延髓上部	支配腮腺
	迷走神经背核	延髓中下部	支配胸、腹腔大部分脏器的活动

分类	脑神经核名称	脑神经核位置	功能
内脏感觉核	孤束核	延髓上中部	接受味觉及一般内脏感觉
躯体感觉核	三叉神经感觉核	脑干全长	接受头面部、口腔、鼻腔的深感觉和浅感觉
	前庭神经核	延髓与脑桥交界处	接受内耳平衡觉的冲动
	蜗神经核	延髓与脑桥交界处	接受内耳螺旋器的听觉冲动

2）非脑神经核：参与组成各种神经传导通路或反射通路。①薄束核与楔束核：分别位于薄束结节和楔束结节的深面，接受薄束和楔束的纤维，此二核发出纤维交叉后形成对侧的内侧丘系，传导本体感觉和精细触觉。②红核与黑质：位于中脑。红核和黑质均参与躯体运动的调节，对调节肌张力有重要作用。黑质细胞合成多巴胺，黑质病变，多巴胺含量显著性减少，是引起帕金森病的主要原因。

（2）白质

1）上行（感觉）传导束

①内侧丘系：由薄束核与楔束核发出的纤维交叉至对侧上行组成，传导对侧躯干和上、下肢的本体感觉和精细触觉至背侧丘脑。

②脊髓丘系：脊髓丘脑束进入脑干后，改名为脊髓丘系，传导对侧躯干及四肢的痛觉、温度觉、粗略触觉和压觉至背侧丘脑。

③三叉丘系：由三叉神经感觉核发出的纤维交叉至对侧上行的纤维束组成，传导对侧头面部的触觉、痛觉和温度觉至背侧丘脑。

2）下行（运动）传导束

锥体束为大脑皮质运动中枢发出的纤维束，走行于脑干腹侧部，其中一部分纤维终止于脑神经躯体运动核，称皮质核束；另一部分纤维下行到延髓后，大部分纤维交叉至脊髓对侧的外侧索内下行，称为皮质脊髓侧束；小部分纤维不交叉，在脊髓同侧的前索内下行，称为皮质脊髓前束，支配双侧躯干肌。

（3）脑干网状结构：在脑干中，各神经核团及纤维束之间，有纵横交错成网的神经纤维和位于纤维网内大小不等的神经细胞团，这些区域称为脑干网状结构。与中枢神经各部有广泛联系，是非特异性投射系统的结构基础。

3. 脑干的功能

（1）传导功能：大脑皮质与脊髓、小脑相互联系的上、下行纤维束都要经过脑干。

（2）反射功能：脑干内有许多反射的中枢（表10-4）。

表 10-4　以脑干为中枢的常见反射

反射名称	感受器	传入神经	中枢	传入神经	效应器	反应
瞳孔对光反射	用光线照射瞳孔	视神经	中脑	动眼神经	瞳孔括约肌	瞳孔缩小
角膜反射	用细棉絮轻触角膜	三叉神经	脑桥	面神经	眼轮匝肌	眨眼
咽反射	用压舌板轻触咽后壁	舌咽神经，迷走神经	延髓	迷走神经	软腭肌，咽肌	软腭上举，恶心、呕吐

（3）网状结构的功能

1）参与上行激动系统的构成：传导全身各种感觉的纤维侧支进入脑干网状结构，再由此发出纤维投射至大脑皮质，从而改变大脑皮质的兴奋状态，对维持机体觉醒状态，即入睡、唤醒、警觉和注意，起决定性作用，也使机体保持适度的意识和清醒，对各种传入信息有良好的感知能力。一些麻醉药如安定等就是通过阻滞该系统起作用的。此系统受损会导致不同程度的意识障碍，甚至深度昏迷。

2）参与躯体运动的调节：脑干网状结构内有一个抑制区和一个易化区，分别起到抑制和增强骨骼肌的运动和肌张力的作用。

3）参与内脏活动的调节：在延髓、脑桥内有自主呼吸、调节血压等呼吸和心血管活动中枢，它们通称为"生命中枢"，故脑干损伤，会导致呼吸、循环障碍，甚至危及生命。

（二）小脑

1. 小脑的位置和外形　小脑位于颅后窝内，上面平坦，被大脑半球遮盖。下面呈半球形，其中间部凹陷，容纳延髓。小脑中间部狭窄，称小脑蚓，两侧部膨大，称小脑半球。小脑半球下面靠近小脑蚓的部分较突出，称小脑扁桃体（图 10-11）。

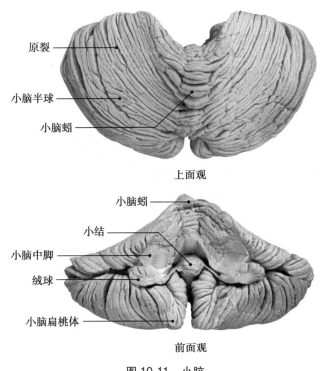

上面观

前面观

图 10-11　小脑

2. 小脑的内部结构　小脑的表面为灰质，称小脑皮质，主要由神经元胞体构成。内部为白质，称小脑髓质，主要由传入纤维和传出纤维构成。髓质内有数对灰质核团，称小脑核，其中最大的是齿状核。

3. 小脑的功能　小脑是躯体运动调节的重要中枢，其主要功能是维持身体平衡、调节肌张力和协调肌群的随意运动。

小脑病变时，主要表现为平衡失调、站立不稳、步态蹒跚和静坐时摇晃，表现出肌张力降低、肢体随意运动不协调、走路时抬腿过高、取物时过度伸开手指等，病人指鼻时，动作不准确,称为共济失调。

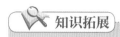 知识拓展

小脑扁桃体疝

任何颅内占位病变均可引起颅内各分腔的压力不平衡,导致脑组织从高压区向低压区移位,某一部分脑组织被挤入颅内生理空间或裂隙,压迫脑组织产生相应的症状和体征,称为脑疝。脑疝是导致死亡的主要原因,常见的有小脑扁桃体疝(又称枕骨大孔疝)。

当颅内压升高时,小脑扁桃体向椎管移位,嵌顿入枕骨大孔压迫延髓,形成小脑扁桃体疝。延髓内有呼吸、心脏和血管的运动中枢(基本生命中枢),小脑扁桃体疝发生时病人表现剧烈头痛、反复呕吐,甚至发生突然昏迷、呼吸骤止、血压下降、心脏停搏而危及生命。

(三)间脑

间脑位于端脑和中脑之间,上部和外侧被大脑半球掩盖,仅有前下部及后方小部分游离,可分为背侧丘脑、上丘脑、后丘脑、底丘脑和下丘脑 5 部分,两侧间脑之间的腔隙称第三脑室(图 10-12)。

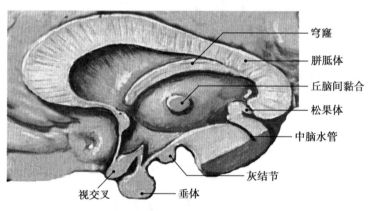

图 10-12 间脑内侧面

1. 背侧丘脑 背侧丘脑为一对卵圆形灰质团,位于间脑的背侧,中间被第三脑室隔开,前端称丘脑前结节,后端称丘脑枕。

背侧丘脑内部被 Y 形的白质纤维板分为 3 个核群,即前核群、内侧核群和外侧核群(图 10-13)。外侧核群分为腹侧部和背侧部两部分,腹侧部又可分为腹前核、腹中间核和腹后核,腹后核再分为腹后内侧核和腹后外侧核。腹后内侧核接受三叉丘系传导的头面部感觉和味觉纤维;腹后外侧核接受脊髓丘系和内侧丘系传导的躯干和四肢的深、浅感觉纤维。背侧丘脑是感觉传导通路的中继核,背侧丘脑受损,病人常出现感觉丧失或过敏,并可伴有剧烈的自发疼痛。

2. 后丘脑 后丘脑位于丘脑枕的下方,包括内侧膝状体和外侧膝状体。

内侧膝状体接受听觉传导通路的纤维,发出纤维组成听辐射至大脑皮质的听觉中枢。

外侧膝状体接受视束的传入纤维,发出纤维组成视辐射至大脑皮质的视觉中枢。

3. 下丘脑 下丘脑位于背侧丘脑下方,构成第三脑室侧壁的下份和底壁。在脑底面,下丘脑由前向后可见到视交叉、视束、灰结节、漏斗和乳头体,漏斗下端连有垂体。

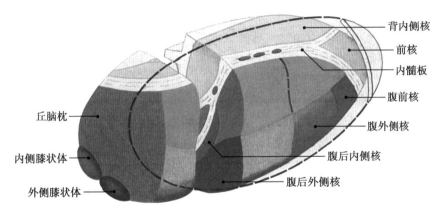

图 10-13　背侧丘脑

下丘脑含多个核群,重要的有视上核和室旁核。视上核位于视交叉的外上方,主要分泌血管升压素(抗利尿激素);室旁核位于第三脑室侧壁内,主要分泌催产素。视上核和室旁核分泌的激素,经下丘脑垂体束运输至神经垂体储存并释放入血液发挥其作用(图 10-14)。

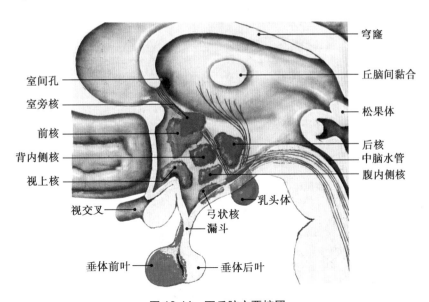

图 10-14　下丘脑主要核团

下丘脑与大脑边缘叶共同调节内脏活动,是调节内脏活动的较高级中枢。另外,下丘脑通过与垂体及其他内分泌腺间的联系,成为调节内分泌活动的重要中枢。下丘

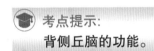

考点提示:
背侧丘脑的功能。

脑将神经调节和体液调节融合为一体,对体温、摄食、生殖、水盐代谢等起着重要的调节作用,同时下丘脑还参与睡眠和情绪反应活动。

4. 第三脑室　第三脑室为两侧背侧丘脑和下丘脑之间的矢状位狭窄腔隙。其前部借左、右室间孔与左、右侧脑室相通,后方借中脑水管与第四脑室相通,顶部为第三脑室脉络丛,可产生脑脊液。

（四）端脑

端脑是脑最发达、最高级的部分。端脑被大脑纵裂分为左、右大脑半球，大脑半球与小脑之间形成大脑横裂。大脑半球表层的灰质，称大脑皮质；皮质深面是髓质，髓质内包藏的核团，称基底核。大脑半球内部的腔隙称侧脑室。

1. 大脑半球的形态和分叶　大脑半球表面满布着深浅不一的沟，称大脑沟，沟与沟之间的隆起称大脑回。每侧大脑半球可分为 3 个面，即上外侧面、内侧面和下面，并借 3 条位置较恒定的大脑沟分为 5 个叶（图 10-15、图 10-16）。

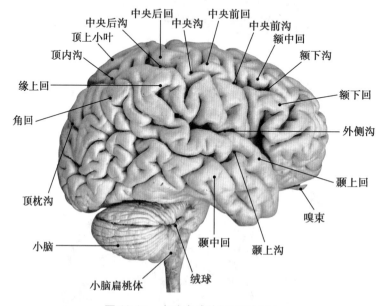

图 10-15　大脑半球外侧面（右侧）

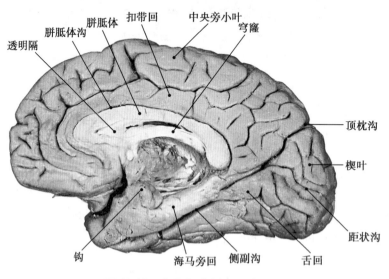

图 10-16　大脑半球内侧面（右侧）

（1）3 条沟：中央沟起自半球上缘中点稍后方，向前下斜行于半球上外侧面，沟的上端延伸至半球内侧面。外侧沟起自半球下面，转向上外侧面，行向后上。顶枕沟位于半球内侧面后部,自下斜向后上。

（2）5个叶:额叶是中央沟前方、外侧沟上方的部分;顶叶是中央沟后方、外侧沟上方的部分;枕叶是顶枕沟以后较小的部分;颞叶是外侧沟之下、枕叶之前的部分;岛叶是藏于外侧沟深面的部分,被额、顶、颞叶所掩盖,也称脑岛(图10-17)。

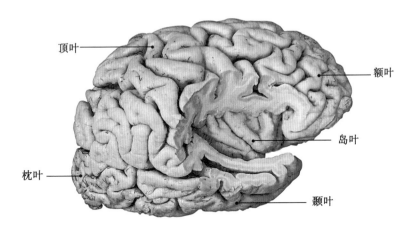

图 10-17 岛叶

2. 大脑半球的重要沟回

（1）大脑半球上外侧面

1）额叶:中央沟前方与之平行的沟为中央前沟,中央沟与中央前沟之间的脑回为中央前回;自中央前沟水平向前分出两条与半球上缘几乎平行的沟,分别为额上沟和额下沟,两沟的上、下方有与沟相平行的额上回、额中回和额下回。

2）顶叶:中央沟后方与之平行的沟称为中央后沟,中央沟与中央后沟之间的脑回为中央后回;在中央后沟中部向后发出与上缘平行的沟称为顶内沟,顶内沟将中央后回之后的顶叶分为上部的顶上小叶和下部的顶下小叶。顶下小叶又分为两部,围绕外侧沟末端的为缘上回,围绕颞上沟末端的为角回。

3）颞叶:颞叶上有与外侧沟大致平行的颞上沟和颞下沟,两沟将颞叶分为颞上、颞中回和颞下回;颞上回中部转入外侧沟下壁的脑回为颞横回。

（2）大脑半球内侧面:在间脑上方有联络左、右大脑半球的纤维,称胼胝体,胼胝体上方的脑回为扣带回。扣带回中份的上方为中央旁小叶,是中央前、后回延伸至内侧面的部分。自顶枕沟中段走向枕后部的弓形沟为距状沟,顶枕沟与距状沟之间的三角形区域称楔叶,距状沟以下为舌回。距状沟前下方,自枕叶向前伸向颞叶的沟为侧副沟,侧副沟的内侧为海马旁回,其前端弯曲向后的部分称钩(图10-16)。

围绕在胼胝体周围的扣带回、海马旁回及钩等脑回,因其位置在大脑半球与间脑交界处的边缘,总称为边缘叶。

（3）大脑半球下面:额叶下面有纵行的白质带,称嗅束,其前端膨大为嗅球,嗅球与嗅神经的嗅丝相连,嗅束向后扩大为嗅三角。嗅球、嗅束和嗅三角传导嗅觉。

 考点提示:
大脑半球的重要沟回。

3. 大脑皮质的功能定位 大脑皮质是人体感觉、运动功能的最高级中枢和人类思维意识、语言活动的物质基础。人类在长期进化过程和自身的实践活动中,通过感觉器官接受不同的感觉信息再传向大脑皮质,经过大脑皮质的整合分析,或产生特定的意识性感觉,或储存记忆,或产生运动信息。不同功能相对集中在大脑皮质某些特定的区域从而形成特定功能区,称为大脑皮质的功能定位(图 10-18)。

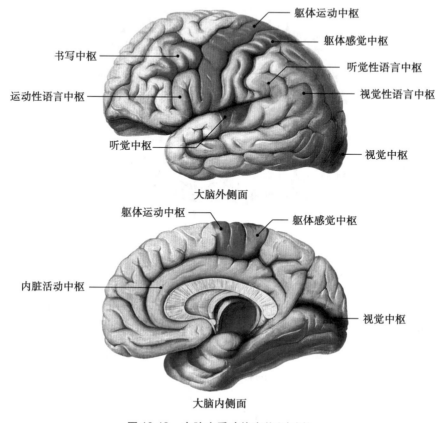

图 10-18 大脑皮质功能定位(左侧)

(1) 躯体运动中枢:躯体运动中枢位于中央前回和中央旁小叶前部,管理全身骨骼肌的随意运动。身体各部在此区投射特点:①呈倒置人形,但头面部正立。中央前回最上部和中央旁小叶前部与下肢和会阴部的运动有关,中部与躯干和上肢运动有关,下部与面、舌、咽、喉的运动有关。②左右交叉支配,一侧运动区支配对侧肢体的运动。但一些与联合运动有关的肌,则受两侧运动区的支配,如面上部肌、眼球外肌、咽喉肌、咀嚼肌、呼吸肌和会阴肌等,故一侧运动区受损后上述肌不表现为瘫痪。③身体各部在该区投射范围的大小与该部运动的灵巧、精细程度成正比,如手的灵活程度高于足,在大脑皮质运动区的投射范围就远大于足(图 10-19)。

(2) 躯体感觉中枢:躯体感觉中枢位于中央后回和中央旁小叶后部,接受背侧丘脑腹后核传来的对侧浅感觉和深感觉纤维。身体各部在此区的投射特点:①呈倒置人形,但头面部是正立,自中央旁小叶后部开始依次是下肢、躯干、上肢、头颈部的投射区;②左右交叉管理;③身体各部在该区投射范围的大小与该部感觉的敏感度成正比,如手指、唇、舌的感觉器丰富,感觉灵敏度高,在大脑皮质感觉区的投射范围就较大(图 10-20)。

(3) 视觉中枢:视觉中枢位于枕叶距状沟上、下的皮质内,接受同侧外侧膝状体发出的

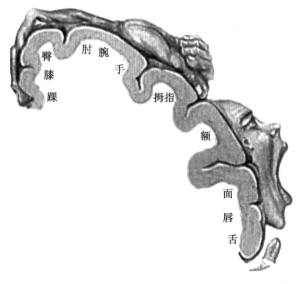

图 10-19　躯体运动中枢定位

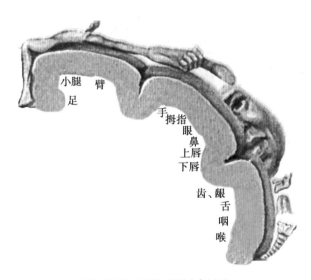

图 10-20　躯体感觉中枢定位

视辐射。一侧视觉中枢接受同侧眼球视网膜颞侧半纤维和对侧眼球视网膜鼻侧半的纤维，故一侧视觉中枢受损，可引起双眼对侧视野同向性偏盲。

（4）听觉中枢：听觉中枢位于颞横回，每侧听觉中枢接受双侧的听觉冲动。故一侧听觉中枢受损，不致引起明显听觉障碍。

（5）语言中枢：语言中枢是人类区别于其他动物所特有的功能区。所谓语言功能是指能理解别人说话和文字，并能用文字或口语表达自己的思维活动。由语言中枢损伤而引起的语言功能障碍，均称为失语症。

1）听觉性语言中枢：听觉性语言中枢又称听话中枢，位于颞上回后部。此中枢受损，病人听力虽正常，但听不懂别人讲话的意思，自己说话错误、混乱而不自知，称为感觉性失语症。

2）视觉性语言中枢：视觉性语言中枢又称阅读中枢，位于角回。此中枢受损，病人视力虽正常,但不能理解文字符号的意义,称为失读症。

3）书写中枢:书写中枢位于额中回后部。此区受损,病人手的运动虽然正常,但不能写出正确的文字符号,称为失写症。

4）运动性语言中枢:运动性语言中枢又称说话中枢,位于额下回后部。此中枢受损,病人虽可发音但丧失说话能力,称为运动性失语症。

随着人类长期进化和发展过程,大脑皮质的结构和功能得到高度分化。一般认为左侧大脑半球与语言、意识、数学分析等密切相关,右侧大脑半球主要感知非语言信息、音乐、图形和空间概念,左、右大脑半球各有分工、各有优势,它们相互协调配合表达出各种高级神经活动(图10-21)。

考点提示:
大脑半球功能区的位置及功能。

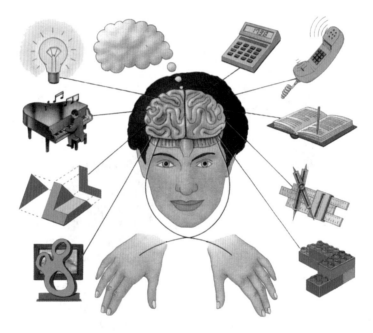

图 10-21　大脑的功能分工

4. 端脑的内部结构　端脑的内部结构包括由神经纤维组成的髓质和髓质内的灰质核团。

（1）基底核:基底核为埋藏在大脑半球基底部白质内的灰质核团,包括尾状核、豆状核、屏状核和杏仁体。尾状核和豆状核合称为纹状体(图10-22、图10-23)。

1）尾状核:尾状核略呈 C 形弯曲,围绕在豆状核和背侧丘脑的上方,分为头、体、尾三部分,尾部向前伸入颞叶与杏仁体相连。

2）豆状核:豆状核位于尾状核和背侧丘脑的外侧,岛叶深部。在水平切面上呈三角形,外侧称为壳,内侧称为苍白球。尾状核和豆状核的壳称为新纹状体,苍白球称为旧纹状体。纹状体是锥体外系的重要结构,其功能是维持肌张力,协调骨骼肌的运动。

3）杏仁体:杏仁体连于尾状核末端,是边缘叶的一个皮质下中枢,与内脏活动有关。

4）屏状核:屏状核位于豆状核与岛叶皮质之间的薄层灰质,其功能不明。

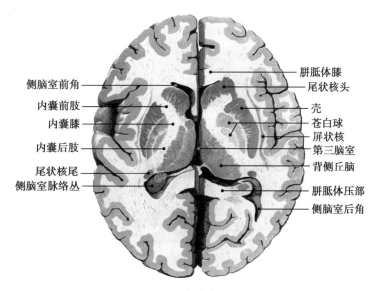

图 10-22　大脑水平断面

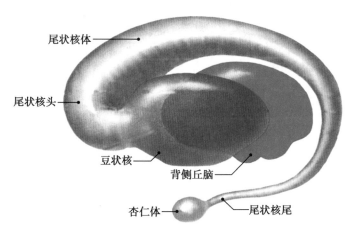

图 10-23　基底核(左侧)

（2）大脑髓质：大脑髓质位于皮质深面，由大量神经纤维组成。主要包括联络纤维、连合纤维和投射纤维。

1）联络纤维：联络纤维是联系同侧大脑半球叶与叶或回与回之间的纤维。

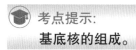
考点提示:
基底核的组成。

2）连合纤维：连合纤维是联系两侧大脑半球的纤维，主要有胼胝体。

3）投射纤维：投射纤维是大脑半球皮质与皮质下结构之间的上、下行纤维，这些纤维都经过内囊。

内囊位于尾状核、背侧丘脑与豆状核之间，其内分别有感觉、运动、视觉和听觉等上下行纤维束通过。内囊在大脑水平切面上呈左、右开放的"＞＜"形。前部位于豆状核与尾状核之间称内囊前肢；后部位于豆状核与背侧丘脑之间称内囊后肢，有皮质脊髓束、丘脑中央辐射、视辐射和听辐射等通过；前后肢相交处称内囊膝，有皮质核束通过(图 10-24)。

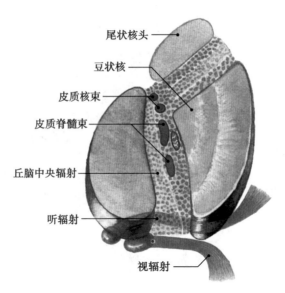

尾状核头

豆状核

皮质核束

皮质脊髓束

丘脑中央辐射

听辐射

视辐射

图 10-24　内囊示意图(右侧)

（3）侧脑室：侧脑室位于大脑半球内，左右各一，可分为 4 部。中央部位于顶叶内，是一条近似水平位的裂隙，由此发出 3 个角。前角向前伸入额叶内；后角伸入枕叶；下角最长，伸入颞叶内。两侧前角通过

> **考点提示：**
> 内囊的位置及经过内囊的重要纤维束。

室间孔与第三脑室相通，侧脑室内有脉络丛，可产生脑脊液。

（4）边缘系统：边缘系统由边缘叶和与之密切联系的皮质和皮质下结构(如杏仁体、下丘脑、丘脑前核等)共同组成。边缘系统与内脏活动、摄食、记忆、情绪反应和性活动等有关。

三、脑和脊髓的被膜

脑和脊髓的表面包被有 3 层被膜，由外向内依次为硬膜、蛛网膜和软膜。它们对脑和脊髓具有保护、支持和营养作用。

（一）硬膜

硬膜是一层坚韧的结缔组织膜，包被于脑的部分称硬脑膜；包被于脊髓的部分称硬脊膜(图 10-25)。

1. 硬脊膜　硬脊膜上端附于枕骨大孔边缘，并与硬脑膜相延续，下端附于尾骨。硬脊膜与椎管内面的骨膜及黄韧带之间的腔隙，称硬膜外隙。内含疏松结缔组织、脂肪组织、淋巴管和椎管内静脉丛，并有脊神经根通过。硬膜外麻醉是将麻醉药物注入此隙，以便阻断脊神经根内的神经传导。

2. 硬脑膜　硬脑膜厚而坚韧，由两层合成，两层之间有丰富的血管、神经走行。硬脑膜与颅盖诸骨连结较疏松，颅盖骨外伤时，易使硬脑膜与颅盖骨剥离形成硬脑膜外血肿。硬脑膜与颅底结合紧密，故颅底骨折时，易将硬脑膜与脑蛛网膜同时撕裂，形成开放性颅骨骨折，导致脑脊液外漏。

硬脑膜内层向内折叠形成一些板状结构伸入脑的某些裂隙中，对脑有固定和承托作用。主要有：①伸入左、右大脑半球之间的大脑镰；②伸入大脑半球枕叶和小脑之间的小脑幕，小

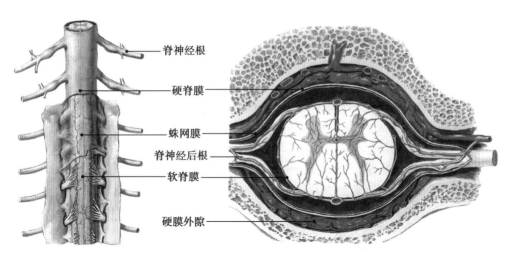

脊神经根

硬脊膜

蛛网膜

脊神经后根

软脊膜

硬膜外隙

图 10-25 脊髓被膜

脑幕的前内侧缘游离,呈一个弧形切迹,称小脑幕切迹,切迹前有中脑通过。

硬脑膜在某些部位内、外两层分开,形成特殊的颅内静脉管道,称硬脑膜窦(图 10-26)。主要的硬脑膜窦有:①上矢状窦位于大脑镰的上缘内;②下矢状窦位于大脑镰的下缘内;③直窦位于大脑镰和小脑幕相接处,向后通窦汇;④窦汇向两侧延伸为横窦;⑤横窦成对,位于小脑幕的后缘,向前下续乙状窦;⑥乙状窦成对,位于乙状窦沟内,向前下经颈静脉孔续颈内静脉(图 10-27)。硬脑膜窦内无静脉瓣,窦壁无平滑肌,损伤出血时较难止血。

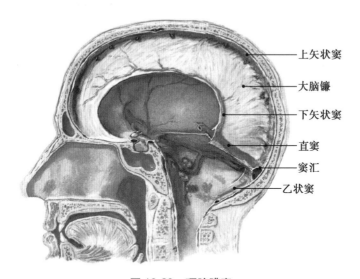

上矢状窦

大脑镰

下矢状窦

直窦

窦汇

乙状窦

图 10-26 硬脑膜窦

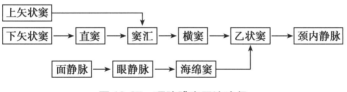

图 10-27 硬脑膜窦回流途径

海绵窦位于蝶骨体蝶鞍的两侧,形似海绵,故而得名。窦内有颈内动脉、展神经、动眼神经、滑车神经、眼神经和上颌神经通过。前方借眼静脉与面静脉相交通,故面部感染可蔓延至海绵窦,引起海绵窦炎,并可累及上述神经,出现相应症状。

（二）蛛网膜

蛛网膜是一层半透明的结缔组织膜,包绕整个脑和脊髓,除在大脑纵裂和大脑横裂处以外,均跨越脑的沟裂而不伸入沟内。蛛网膜和软脊膜之间为蛛网膜下隙,隙内充满脑脊液。脑的蛛网膜下隙与脊髓蛛网膜下隙相通,蛛网膜下隙在某些部位扩大,称蛛网膜下池,其中的扩大有小脑与延髓间的小脑延髓池、中脑脚间窝处的脚间池和位于脊髓圆锥以下至第2骶椎水平之间的终池。

蛛网膜靠近硬脑膜,特别是在上矢状窦处形成许多绒毛状突起,突入上矢状窦内,称蛛网膜粒。脑脊液通过这些蛛网膜粒渗入硬脑膜窦内,回流入静脉。

考点提示:
蛛网膜下隙的位置及内容物。

（三）软膜

软脑膜薄而富含血管,紧贴脑的表面并伸入沟裂内。在脑室的一定部位,软脑膜及其血管与该部位的室管膜上皮共同构成脉络组织。

四、脑和脊髓的血管

（一）脊髓的血管

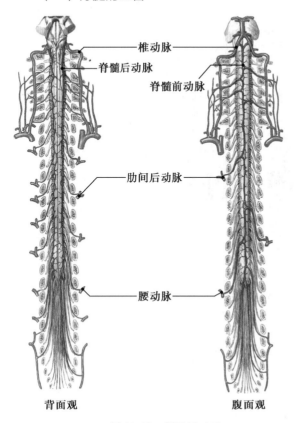

1. 脊髓的动脉 脊髓的动脉主要来自椎动脉、颈升动脉、肋间后动脉和腰动脉的脊髓支。脊髓前、后动脉分别沿脊髓前正中裂和脊髓后外侧沟下降,营养脊髓(图10-28)。

2. 脊髓的静脉 脊髓的静脉与动脉伴行,多数静脉注入硬膜外隙椎内静脉丛。

（二）脑的血管

脑是体内代谢最旺盛的器官,因而血液供应非常丰富。脑血流量占心搏出量的1/6,耗氧量占全身耗氧量的20%以上,而氧气在脑内的储存几乎为零,因此脑细胞对于缺血、缺氧非常敏感。

1. 脑的动脉 脑的动脉来自于颈内动脉和椎动脉。颈内动脉供应大脑半球前2/3和间脑前部,椎动脉供应大脑半球后1/3、间脑后部、脑干和小脑(图10-29~图10-31)。

（1）颈内动脉:颈内动脉起自颈总动脉,经颈动脉管入颅,发出大脑前动脉、大脑中动脉和后交通动脉等分支。

椎动脉

脊髓后动脉

脊髓前动脉

肋间后动脉

腰动脉

背面观　　　　腹面观

图 10-28　脊髓的动脉

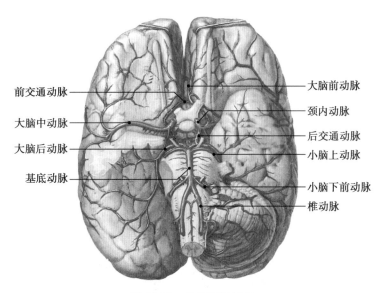

前交通动脉　　　　　　　　　　　　　　　　大脑前动脉

大脑中动脉　　　　　　　　　　　　　　　　颈内动脉

大脑后动脉　　　　　　　　　　　　　　　　后交通动脉

　　　　　　　　　　　　　　　　　　　　　小脑上动脉

基底动脉　　　　　　　　　　　　　　　　　小脑下前动脉

　　　　　　　　　　　　　　　　　　　　　椎动脉

图 10-29　脑底面的动脉

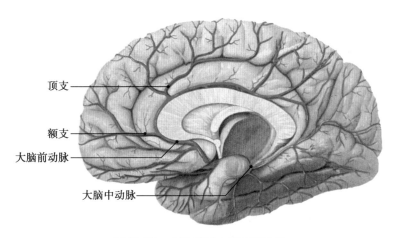

顶支

额支

大脑前动脉

大脑中动脉

图 10-30　大脑半球内侧面的动脉

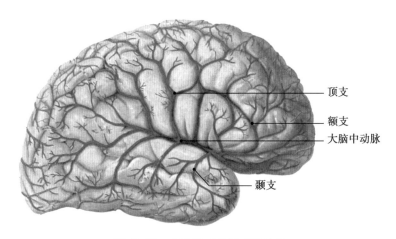

顶支

额支

大脑中动脉

颞支

图 10-31　大脑半球外侧面的动脉

1）大脑前动脉：在大脑纵裂内沿胼胝体的背面向后走行，供应大脑半球的内侧面顶枕沟以前的部分及上外侧面的上缘（图10-30）。左、右大脑前动脉之间有横支相连，称前交通动脉。

2）大脑中动脉：沿外侧沟向后上走行（图10-31），供应大脑半球上外侧面的大部皮质、髓质和岛叶。大脑中动脉在起始部发出数条中央支供应豆状核的大部分、尾状核和内囊（图10-32）。动脉硬化或高血压的病人，大脑中动脉的中央支易破裂而导致脑出血，引起内囊受压而出现严重的临床症状。

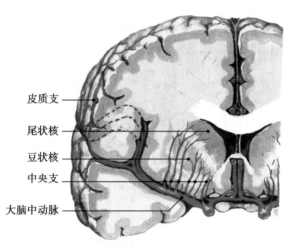

皮质支

尾状核

豆状核

中央支

大脑中动脉

图 10-32　大脑中动脉的皮质支和中央支

3）后交通动脉：在视束下面后行，与大脑后动脉吻合。

（2）椎动脉：经枕骨大孔入颅腔，在脑桥基底部合成一条基底动脉，合称椎-基底动脉（见图10-29）。椎-基底动脉的主要分支有：大脑后动脉，供应大脑半球的枕叶及颞叶的下面。

（3）大脑动脉环：围绕着视交叉、灰结节和乳头体，由前交通动脉、大脑前动脉、颈内动脉、后交通动脉和大脑后动脉互相吻合组成。大脑动脉环将颈内动脉和椎动脉相互沟通，当某一处发育不良或被阻断时，通过大脑动脉环使血液重新分配和代偿，以维持脑的血液供应（见图10-29）。

> 🎓 **考点提示：**
> **供应脑的血管；大脑动脉环的组成。**

2. 脑的静脉　脑的静脉一般不与动脉伴行，可分为浅、深静脉。浅静脉收集大脑髓质浅层和皮质的静脉血，深静脉收集大脑髓质深层的静脉血，最后都注入硬脑膜窦。

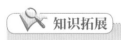 知识拓展

脑血管意外

在脑血管血液供应中，大脑中动脉的皮质支主要供应许多重要中枢，如躯体运动、躯体感觉和语言中枢。因此，若大脑中动脉皮质支的起始部被阻塞，可产生对侧面部和上肢的瘫痪以及对侧相应部分的感觉障碍；大脑中动脉的中央支，主要供应内囊、纹状体和背侧丘脑，中央支发出的部位常与原来的动脉构成直角，且这些分支较细，高血压动脉硬化时，中央支较皮质支容易破裂出血而导致脑出血（俗称中风），常累及内囊，出现对侧半身运动、感觉障碍及双眼视野对侧半偏盲等，即"三偏"综合征。

五、脑脊液及其循环

脑脊液是各脑室脉络丛产生的无色透明液体,充满于脑室系统、脊髓中央管和蛛网膜下隙。脑脊液对中枢神经系统起缓冲、保护、运送营养物质、运输代谢产物和维持正常颅内压等作用。成人脑脊液总量约为 150ml,处于不断产生、循环和回流的动态平衡状态(图 10-33)。

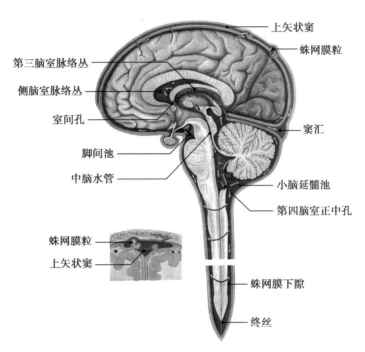

图 10-33　脑脊液循环示意图

脑脊液由各脑室脉络丛产生,流经 4 个脑室,经第四脑室正中孔和左、右外侧孔进入蛛网膜下隙,最后经蛛网膜粒渗入上矢状窦,最终流入静脉(图 10-34)。若脑脊液的

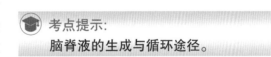

考点提示:
脑脊液的生成与循环途径。

循环通路发生阻塞,可导致脑脊液在脑室内潴留,造成脑积水或颅内压升高。

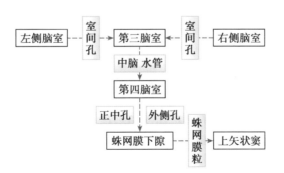

图 10-34　脑脊液循环途径

六、脑屏障

中枢神经系统内,血液与脑组织以及血液与脑脊液之间存在一种限制性(或选择性)物质交换的结构,保证神经系统周围微环境相对稳定,这就是脑屏障。脑屏障包括 3 部分:血-脑屏障、血-脑脊液屏障、脑脊液-脑屏障。

血-脑屏障位于血液与脑、脊髓的神经细胞之间,其结构基础是:脑和脊髓毛细血管内皮细胞、毛细血管基膜、神经胶质细胞突起形成的胶质膜。血-脑屏障能选择性地允许某些物质通过,阻止有害物质进入脑组织,维持脑细胞内环境的相对稳定。血-脑屏障在异常情况(如缺血、缺氧、炎症、血管病变等)下通透性发生改变,使脑、脊髓的神经细胞直接受到各种致病因素的干扰、侵袭,可能导致脑水肿、脑出血、免疫异常和使原有病情加重等严重后果。

第三节　周围神经系统

周围神经系统是指脊髓和脑以外的神经成分。周围神经系统包括脊神经、脑神经和内脏神经。脊神经与脊髓相连,脑神经与脑相连,内脏神经通过脊神经和脑神经附于

考点提示:
周围神经的组成。

脊髓和脑。根据周围神经分布器官的不同,可将周围神经系统分为躯体神经和内脏神经。躯体神经分布于体表、骨、关节和骨骼肌;内脏神经分布于内脏、心血管、平滑肌和腺体。躯体神经和内脏神经均含有感觉神经和运动神经。内脏运动神经又分为交感神经和副交感神经。

> **案例**
>
> 病人,女,11 岁。因骑自行车摔倒。导致脸部、左手掌、肘部、左小腿和足部多处擦伤;左上臂上部肿胀,肩部呈"方肩"畸形,肩关节不能外展,肩部及臂上 1/3 外侧皮肤感觉丧失。X 线平片诊断:左臂肱骨外科颈骨折。
> 请问:
> 1. 臂丛的位置在哪里? 由什么组成? 其主要分支有哪些?
> 2. 肱骨不同部位骨折容易损伤哪些神经?

一、脊神经

脊神经共 31 对,包括颈神经 8 对、胸神经 12 对、腰神经 5 对、骶神经 5 对及尾神经 1 对。脊神经都是混合性神经,借运动性前根和感觉性后根连于脊髓的前、后外侧沟,两根在椎间孔处汇合形成脊神经,脊神经前根传递运动性神经信息,后根传递感觉性神经信息,后根在近椎间孔处有一处椭圆形膨大,称脊神经节。

脊神经出椎间孔后即分为前支、后支。前支粗大,分布到头颈、躯干前外侧及四肢。后支细小,分布于躯干背侧深层肌和皮肤(图 10-35)。

脊神经前支,除胸神经前支有明显的节段性分布外,其余脊神经前支均相互交织形成颈

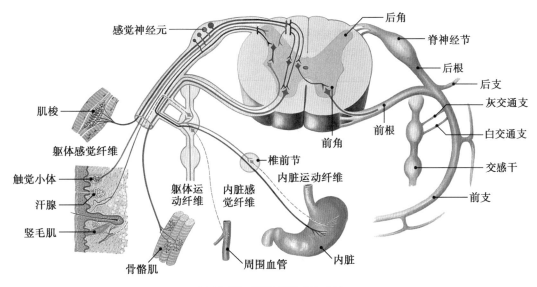

图 10-35　脊神经组成和分布

丛、臂丛、腰丛和骶丛 4 个神经丛。

（一）颈丛

1. 颈丛的组成和位置　由第 1~4 颈神经前支组成，位于胸锁乳突肌上部的深面。

2. 颈丛的主要分支

（1）皮支：自胸锁乳突肌后缘中点附近穿出后，呈放射状分布于枕部、耳郭、颈前外侧及肩等部位皮肤（图 10-36）。

（2）膈神经：为颈丛主要分支，属于混合性神经，自颈丛发出后下行，经胸廓上口进入胸腔，经过肺根的前方，在心包与纵隔胸膜之间下行至膈。其运动纤维支配膈肌运动；感觉纤

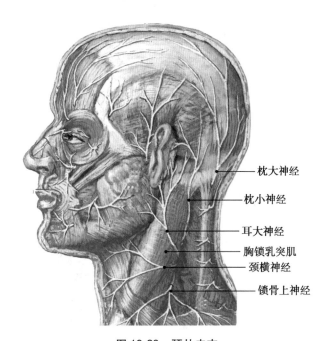

图 10-36　颈丛皮支

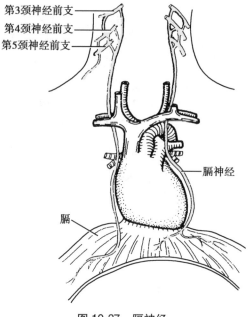

第3颈神经前支
第4颈神经前支
第5颈神经前支

膈神经

膈

图 10-37　膈神经

维分布于心包、胸膜和膈下的腹膜，此外，右膈神经还分布于肝、胆囊和肝外胆道等处（图 10-37）。

膈神经损伤可致同侧膈肌瘫痪，导致呼吸困难。膈神经受刺激时可产生呃逆。

（二）臂丛

1. 臂丛的组成和位置　臂丛由第 5~8 颈神经前支和第 1 胸神经前支大部分组成。经锁骨中点后方进入腋窝，围绕腋动脉排列

 考点提示：
膈神经的性质和分布。

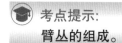 考点提示：
臂丛的组成。

（图 10-38）。臂丛行于锁骨中点后方，位置较集中，可在此进行臂丛神经阻滞麻醉。

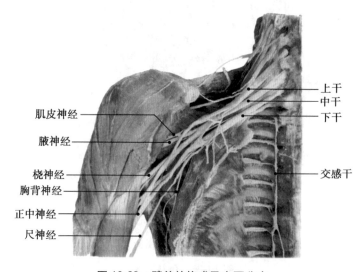

肌皮神经
腋神经
桡神经
胸背神经
正中神经
尺神经

上干
中干
下干

交感干

图 10-38　臂丛的构成及主要分支

2. 臂丛的分支

（1）肌皮神经：斜穿肱二头肌深部下行，肌支支配该肌，皮支分布于前臂外侧皮肤（图 10-39）。

（2）正中神经：由臂丛发出后，沿肱二头肌内侧，伴肱动脉下行到肘窝，继续沿前臂正中指浅、深屈肌之间下行，经腕入手掌。正中神经在臂部无分支，其发出肌支，主要支配前臂前群桡侧的屈肌和手掌外侧肌群；皮支分布于手掌桡侧大部分皮肤、桡侧三个半指的掌面和中、远节手指背侧的皮肤（图 10-39、图 10-40）。正中神经损伤可导致"猿手"（图 10-41）。

（3）尺神经：沿肱二头肌内侧缘，随肱动脉下行，经肱骨尺神经沟转入前臂，在前臂随尺动脉下行至腕部（图 10-39）。

尺神经在臂部无分支，在前臂发出肌支支配前臂前群尺侧屈肌及手掌内侧和中间肌群。皮支分布于手掌尺侧和尺侧一个半指皮肤、手背尺侧半及尺侧两个半指的皮肤（图 10-40）。尺神经损伤可导致"爪形手"（图 10-42）。

（4）桡神经：为臂丛的最大分支，先行于腋动脉后方，在肱三头肌深面紧贴肱骨桡神经沟向外下行，经前臂背侧深、浅肌群之间下行（图 10-43）。

桡神经发肌支支配上肢伸肌，皮支分布于上肢背面、手背桡侧半及桡侧两个半手指近节背面皮肤（图 10-40）。桡神经损伤可导致"垂腕"（图 10-44）。

（5）腋神经：自臂丛发出绕肱骨外科颈向后方至三角肌深面，发肌支主要支配三角肌。皮支分布于肩部和臂部上 1/3 外侧面皮肤（图 10-43）。腋神经损伤主要表现为三角

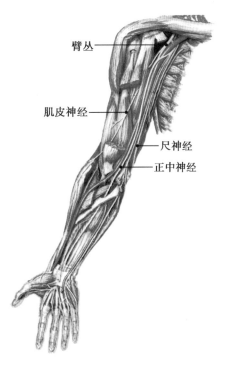

图 10-39 上肢前面的神经

 考点提示：
臂丛的主要分支及损伤后表现。

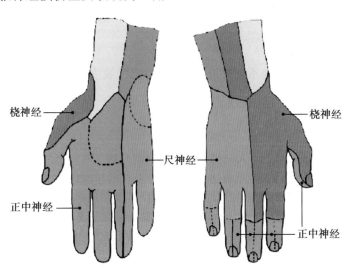

图 10-40 手部皮神经的分布

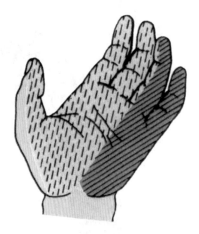

图 10-41 猿手

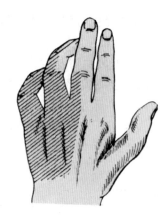

图 10-42 爪形手

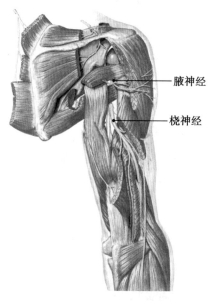

腋神经

桡神经

图 10-43 臂背部神经

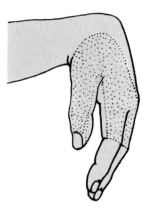

图 10-44 垂腕

肌瘫痪,肩关节外展幅度变小或不能外展,肩部三角肌区域皮肤感觉障碍。若三角肌发生萎缩可导致"方肩"畸形。

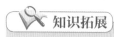 知识拓展

人造神经——壳聚糖导管

周围神经损伤后的再生修复对功能重建有决定性作用。 利用可降解导管桥接损伤神经是目前周围神经修复的研究热点。 壳聚糖因其良好的生物相容性、可降解和易加工等特点成为人造神经支架导管的首选材料。 壳聚糖导管桥接远、近侧断端,构成神经再生通道,可以为大量增殖的神经胶质细胞提供支持空间,促使其形成细胞桥,引导近侧断端神经元轴突的芽生及髓鞘的形成,并且可以提供营养物质的交换,有利于神经的再生。

（三）胸神经前支

胸神经前支共 12 对,除第 1 对的大部分和第 12 对的小部分分别参与组成臂丛和腰丛外,其余均不形成神经丛,独立行走,呈节段性分布。第 1~11 对胸神经前支行走于相应的肋间隙中,称肋间神经。第 12 对胸神经前支的大部分行于第 12 肋下缘,称肋下神经。肌支分布于肋间肌和腹肌前外侧群,皮支分布于胸腹壁的皮肤以及胸膜和腹膜壁层（图 10-45）。

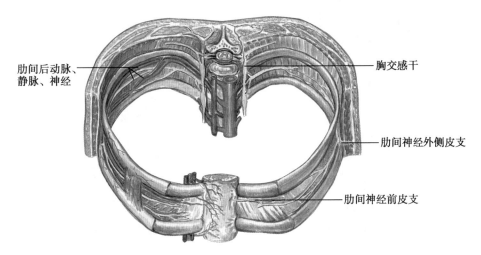

肋间后动脉、静脉、神经

胸交感干

肋间神经外侧皮支

肋间神经前皮支

图 10-45　肋间神经的分布

胸神经皮支在胸、腹壁呈明显的节段性分布（图 10-46）:其分布由上而下按神经顺序排列,如第 2 对胸神经皮支分布于胸骨角平面;第 4 对胸神经皮支分布于乳头平面;

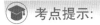

考点提示:

胸神经皮支的分布特点。

第 6 对胸神经皮支分布于剑突平面;第 8 对胸神经皮支分布于肋弓最低平面;第 10 对胸神经皮支分布于脐平面;第 12 对胸神经皮支分布于脐和耻骨联合连线中点平面。临床上常以节段分布区的感觉障碍来推断脊髓损伤平面的位置。硬膜外麻醉时,也常以此来判定麻醉平面的高低。

（四）腰丛

1. 腰丛的组成和位置　腰丛由第 12 胸神经前支的一部分、第 1~3 腰神经前支和第 4 腰神经前支的一部分组成。位于腹后壁腰大肌深面,其分支分别自腰大肌穿出（图 10-47）。

2. 腰丛的主要分支

（1）股神经:股神经为腰丛最大分支,经股动脉外侧、腹股沟韧带深面进入股三角,肌支支配股四头肌等大腿前群肌,皮支除分布于大腿前面的皮肤外,其最长的分支为隐神经,与大隐静脉伴行,分布于小腿内侧面及足内侧缘皮肤（图 10-47、图 10-48）。

（2）髂腹下神经和髂腹股沟神经:髂腹下神经和髂腹股沟神经主要分布于腹股沟区的肌和皮肤,髂腹股沟神经还分布于男性阴囊（或女性大阴唇）的皮肤。

（3）闭孔神经:闭孔神经穿闭孔出盆腔,分布于股内侧肌群、股内侧面皮肤与髋关节（图 10-47、图 10-48）。

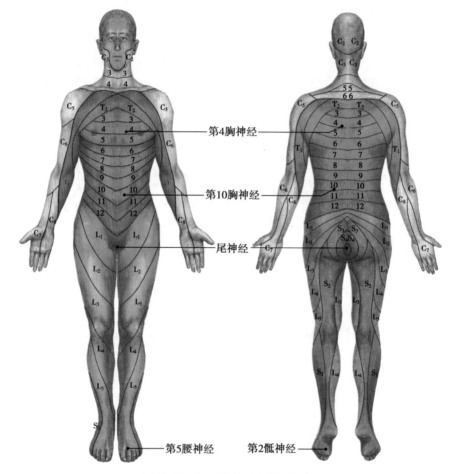

第4胸神经

第10胸神经

尾神经

第5腰神经

第2骶神经

图 10-46　体表神经的节段性分布

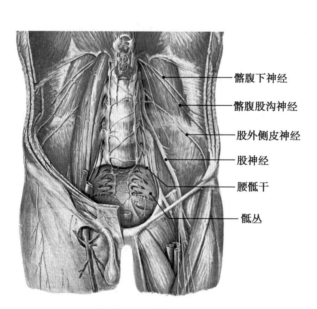

髂腹下神经

髂腹股沟神经

股外侧皮神经

股神经

腰骶干

骶丛

图 10-47　腰骶丛及分支

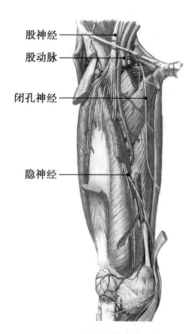

股神经

股动脉

闭孔神经

隐神经

图 10-48　股神经和闭孔神经

（五）骶丛

1. 骶丛的组成和位置　骶丛由腰骶干（由第4腰神经前支的一部分和第5腰神经前支组成）和全部骶尾神经的前支组成，位于骶骨和梨状肌前面（图10-47）。

2. 骶丛的主要分支

（1）臀上神经：臀上神经经梨状肌上孔出盆腔，支配臀中肌、臀小肌。

（2）臀下神经：臀下神经经梨状肌下孔出盆腔，支配臀大肌。

（3）阴部神经：阴部神经经梨状肌下孔出盆腔，伴阴部内血管前行，分支分布于会阴、外生殖器的肌肉和皮肤。

（4）坐骨神经：坐骨神经为全身最粗、最长的神经，经梨状肌下孔出盆腔，在臀大肌深面、经坐骨结节与股骨大转子之间下行，走于股二头肌深面至腘窝上方，分为胫神经和腓总神经。坐骨神经干分支分布于大腿后群肌和髋关节（图10-49）。

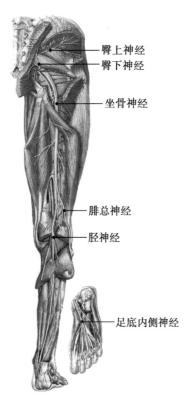

臀上神经
臀下神经
坐骨神经
腓总神经
胫神经
足底内侧神经

图10-49　坐骨神经

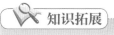　知识拓展

注射性坐骨神经痛

注射性坐骨神经痛是由于注射器针尖直接对坐骨神经干的刺伤，或药物通过不同给药途径（如肌内注射、静脉注射漏出等）注入坐骨神经干及神经干周围，造成坐骨神经不同程度的损伤，临床表现为受损腿部疼痛，疼痛沿坐骨神经的走行分布，并向同侧臀部、大腿后面、腘窝、小腿外侧和足背放射。临床上应熟练掌握坐骨神经的行程、常用注射部位及熟练的注射技术，避免损伤坐骨神经。

1）胫神经：为坐骨神经本干的直接延续，沿腘窝中线下行，在小腿伴胫后动脉行于小腿深面，至内踝后方进入足底，分为足底内侧神经和足底外侧神经。胫神经肌支支配小腿后群肌、足底肌，皮支分布于小腿后面及足底皮肤（见图10-49）。胫神经损伤可致"钩状足"（图10-50）。

　考点提示：
腰、骶丛的主要分支及损伤后表现。

2）腓总神经：沿腘窝外侧缘下降，绕腓骨颈外侧向前下至小腿前面，分为腓浅神经和腓深神经。腓浅神

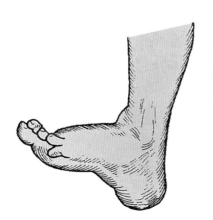

图10-50　钩状足

经发肌支支配小腿外侧肌群,皮支分布于小腿外侧、足背及第 2~5 趾背面的皮肤。腓深神经穿经小腿前肌群至足背,肌支支配小腿前肌群、足背肌,皮支分布于小腿前面及第 1、2 趾相对缘的皮肤(图 10-51)。腓总神经损伤可导致"马蹄内翻足"(图 10-52)。

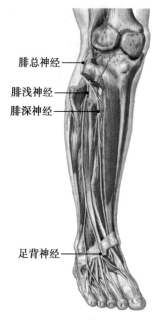

图 10-51　腓总神经

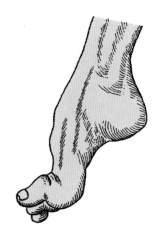

图 10-52　马蹄内翻足

二、脑神经

脑神经与脑相连,共 12 对,其排列顺序一般用罗马数字 I ~ XII 表示。根据脑神经所含纤维成分的不同,将脑神经分为感觉性神经(第 I、II、VIII 对脑神经)、运动性神经(第 III、IV、VI、XI、XII 对脑神经)和混合性神经(第 V、VII、IX、X 对脑神经)(图 10-53)。

(一)嗅神经(I)

嗅神经为感觉性神经,起自鼻腔嗅区黏膜的嗅细胞,穿筛孔入颅,止于端脑额叶下方的嗅球,传导嗅觉。颅前窝骨折伤及筛板时,可损伤嗅神经,导致嗅觉障碍。

(二)视神经(II)

视神经为感觉性神经,起自视网膜节细胞,穿视神经管入颅腔,左右汇合形成视交叉,连于间脑,传导视觉(图 10-54)。

(三)动眼神经(III)

动眼神经为中脑神经核发出的运动性神经,含躯体运动纤维和内脏运动纤维(副交感神经)。连于中脑脚间窝,经海绵窦外侧壁入眶。躯体运动纤维支配上睑提肌、上直肌、内直肌、下直肌和下斜肌。内脏运动纤维经睫状神经节换神经元后,支配瞳孔括约肌及睫状肌,参与瞳孔缩小与晶状体屈度增大的调节(图 10-54)。

(四)滑车神经(IV)

滑车神经为中脑神经核发出的运动性神经。连于中脑下丘下方。绕大脑脚外侧,经海绵窦外侧壁入眶,支配上斜肌(图 10-54)。

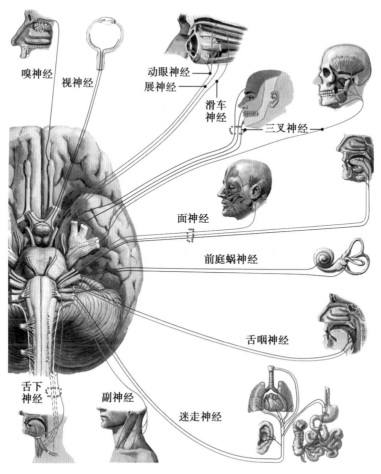

图 10-53 脑神经模式图

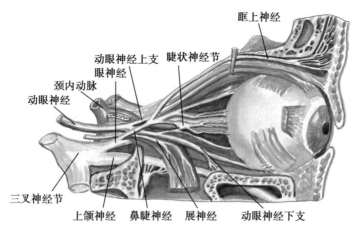

图 10-54 眶内的神经 (侧面观)

（五）三叉神经（Ⅴ）

三叉神经为混合性神经,含躯体感觉和躯体运动两种纤维。与脑桥相连。三叉神经上有三叉神经节,为感觉神经元胞体聚集而成。由神经节发出眼神经、上颌神经和下颌神经（图 10-55、图 10-56）。

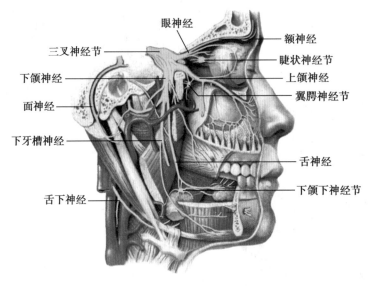

图 10-55　三叉神经

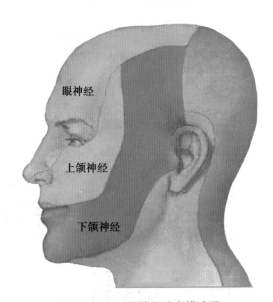

图 10-56　三叉神经分布模式图

1. 眼神经　眼神经为感觉性神经,向前经眶上裂入眶,主要分布于鼻背和睑裂以上皮肤,以及泪腺、睑结膜和鼻黏膜等处。

2. 上颌神经　上颌神经为感觉性神经,经圆孔出颅,穿眶下裂入眶,主要分布于口裂与睑裂之间的皮肤和上颌窦、上颌牙、上牙龈及鼻腔、口腔顶的黏膜。

3. 下颌神经　下颌神经为混合性神经,经卵圆孔出颅,运动纤维支配咀嚼肌。感觉纤维分布于口裂以下和耳颞部皮肤,以及下颌牙和牙龈、舌前 2/3 及口腔底黏膜。

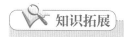

三叉神经痛的"扳机点"

　　三叉神经痛病人疼痛发作多沿神经的走行分布，第 1 支眼神经的疼痛部位在眼部的表浅或深部、上睑及前额部；第 2 支上颌神经的疼痛部位主要在颊部、上唇、腭、上颌牙和上颌牙龈等处；第 3 支下颌神经的疼痛部位在下颌、下唇、下颌牙、下颌牙龈、舌前 2/3 等部位。近半数病人在三叉神经受侵犯支的分布区域内有一个或多个特别敏感区，称为"扳机点"，多位于上下唇部、胡须处、上下牙龈、鼻翼、鼻唇沟、颊部、眉毛等处。"扳机点"区域的触觉极为敏感，轻微触碰即可激发剧烈的疼痛发作，且疼痛由此点开始，立即扩散至其他部位。

（六）展神经（Ⅵ）

展神经为运动性神经,连于延髓脑桥沟,向前经海绵窦入眶。支配外直肌(见图 10-54)。

（七）面神经（Ⅶ）

面神经为混合性神经,含躯体运动、内脏运动以及内脏感觉三种纤维。面神经连于延髓脑桥沟,出脑经内耳门进入面神经管,从茎乳孔出颅。面神经的躯体运动纤维穿腮腺实质向前呈爪状分支,支配面部表情肌;内脏运动纤维支配泪腺、舌下腺和下颌下腺等腺体的分泌活动;内脏感觉纤维管理舌前 2/3 的味蕾,传导味觉冲动(图 10-57)。

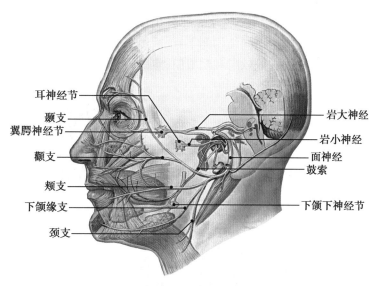

图 10-57　面神经

（八）前庭蜗神经（Ⅷ）

前庭蜗神经为感觉性神经,连于延髓脑桥沟,由前庭神经和蜗神经组成。前庭神经分布于内耳的壶腹嵴、椭圆囊斑和球囊斑,传导平衡觉冲动;蜗神经分布于内耳螺旋器,传导听觉冲动(图 10-58)。

（九）舌咽神经（Ⅸ）

舌咽神经为混合性神经,连于延髓,经颈静脉孔出颅。含躯体运动纤维和躯体感觉纤维,以及内脏运动纤维和内脏感觉纤维。其躯体运动纤维支配咽肌;躯体感觉纤维分布于耳后皮肤;内脏运动纤维支配腮腺的分泌;内脏感觉纤维分布于舌后 1/3 的黏膜和味蕾、咽黏

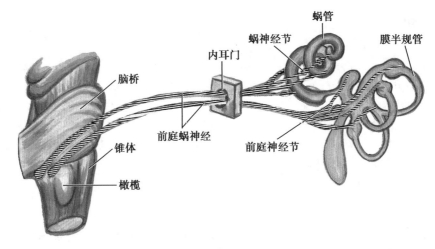

图 10-58　前庭蜗神经模式图

膜、颈动脉窦和颈动脉小球（图 10-59）。

（十）迷走神经（Ⅹ）

迷走神经为混合性神经，含有内脏运动纤维和内脏感觉纤维，以及躯体运动纤维和躯体感觉纤维，连于延髓。迷走神经是行程最长，分布最广的脑神经。

迷走神经伴舌咽神经、副神经，穿经颈静脉孔出颅至颈部，在颈动脉鞘内下行入胸腔。在胸腔左右迷走神经穿经纵隔内不同结构间下行，后经膈肌食管裂孔至腹腔（图 10-60）。

迷走神经的躯体运动纤维支配软腭和咽喉肌；躯体感觉纤维分布于耳郭、外耳道和硬脑

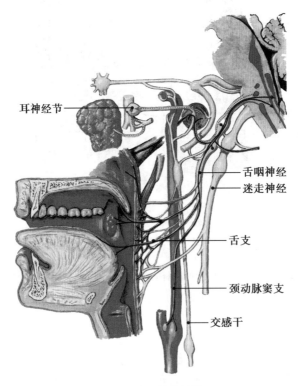

图 10-59　舌咽神经

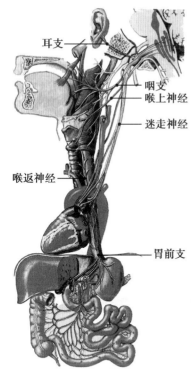

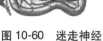

图 10-60　迷走神经

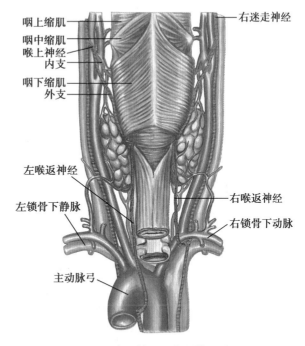

图 10-61　喉上神经和喉返神经后面观

膜;内脏运动纤维和内脏感觉纤维伴行,主要分布于心、肺、食管、主支气管、胃、结肠左曲以上的肠管以及肝、胰、脾、肾等器官,内脏运动纤维控制调节心肌、平滑肌和腺的活动,内脏感觉纤维传导相应器官的感觉。

迷走神经主要分支有:

1. 喉上神经　喉上神经沿颈内动脉内侧下行,分支分布于声门裂以上的喉黏膜、会厌、舌根、喉外肌(图 10-61)。

2. 颈心支　颈心支参与心丛的构成,发出分支支配心肌。

3. 喉返神经　右喉返神经绕右锁骨下动脉、左喉返神经绕经主动脉弓,返回至颈部,沿气管与食管之间的沟内上行,在甲状腺侧叶深面入喉。分支分布于喉内肌及声门裂以下喉黏膜。喉返神经入喉前与甲状腺下动脉交叉,在甲状腺手术中,应避免误伤该神经(图 10-61)。

（十一）副神经（Ⅺ）

副神经为运动性神经,连于延髓,经颈静脉孔出颅后斜穿胸锁乳突肌,至斜方肌,支配此二肌。此神经损伤时表现为面不能转向健侧,不能上提患侧肩胛骨。

（十二）舌下神经（Ⅻ）

舌下神经为运动性神经,连于延髓,经舌下神经管出颅。先在颈内动脉与颈内静脉之间的深面下行,至下颌角处行向前,后

 考点提示:

十二对脑神经的名称和连脑部位。

进入舌内,支配舌内、外肌运动。此神经损伤时舌肌瘫痪,伸舌时舌尖偏向患侧。

三、内脏神经

内脏神经分布于内脏、心血管和腺体,分为内脏运动神经和内脏感觉神经。内脏运动神经通常不受人的意识控制,也称为自主神经。内脏运动神经又分为交感神经和副交感神经(图 10-62)。

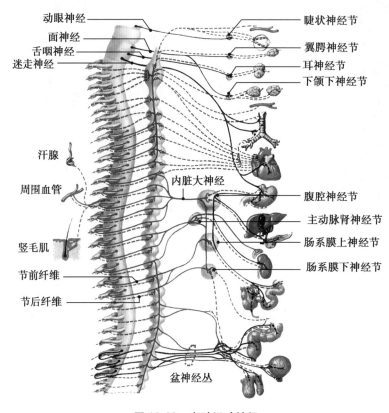

图 10-62 内脏运动神经

(一)内脏运动神经

1. 内脏运动神经与躯体运动神经的区别

(1)内脏运动神经支配平滑肌、心肌和腺体,在一定程度上不受意识控制;而躯体运动神经支配骨骼肌并受意识控制。

(2)内脏运动神经包括交感、副交感两种神经纤维,而且多数内脏器官同时接受两种纤维的支配和调节,而躯体运动神经只有一种纤维成分。

(3)内脏运动神经自中枢发出后,经两个神经元到达所支配器官。第一个神经元称节前神经元,胞体位于低级中枢内,发出的纤维称节前纤维;第二个神经元称节后神经元,胞体位于神经节内,发出的纤维称节后纤维;而躯体运动神经自低级中枢发出后到所支配的骨骼肌,只需一个神经元。

(4)内脏运动神经的节后纤维通常先在效应器周围形成神经丛,后由神经丛分支到器官;而躯体运动神经则以神经干的形式到达所支配的器官(表 10-5)。

表 10-5　躯体运动神经和内脏运动神经的比较

项目	躯体运动神经	内脏运动神经
低级中枢	脑干躯体运动核、脊髓灰质前角	脊髓灰质侧角、脑干及骶副交感核
效应器	骨骼肌	平滑肌、心肌、腺体
神经元(低级中枢至效应器)	仅一级神经元	由两级神经元构成,有节前、节后纤维之分
支配器官形式	仅以一种纤维独立支配	多数器官为交感、副交感纤维双重支配
功能特征	受意识支配	不受意识支配
分布特点	直接到达效应器	在器官附近或壁内先形成神经丛,由神经丛再发出分支支配效应器

2. 交感神经

(1) 中枢部:交感神经的低级中枢位于脊髓胸 1 至腰 3 节段的灰质侧角。侧角内的神经元即节前神经元,由此发出节前纤维(图 10-63、图 10-64)。

(2) 周围部:交感神经周围部由交感干、交感神经节、节前纤维和节后纤维等组成(图 10-63、图 10-64)。

1) 交感神经节:分椎旁节和椎前节两类。①椎旁节位于脊柱两侧,有 21~26 对,同侧椎旁节由节间支连结成两条串珠状的交感神经链称交感干。交感干上至颅底,下至尾骨,两干在尾骨前方合并成一个尾节,即奇神经节。②椎前节位于椎体前方的动脉根部,其中比较

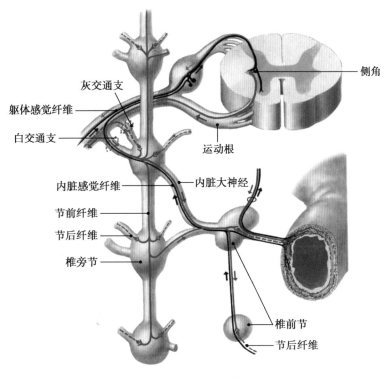

图 10-63　交感干及其分布

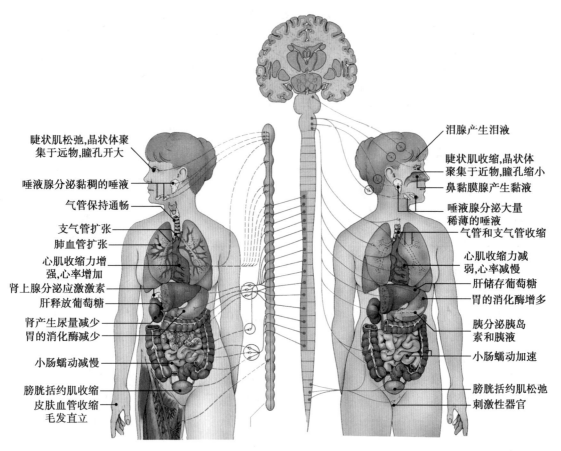

左侧标注：
睫状肌松弛,晶状体聚
集于远物,瞳孔开大
唾液腺分泌黏稠的唾液
气管保持通畅
支气管扩张
肺血管扩张
心肌收缩力增
强,心率增加
肾上腺分泌应激激素
肝释放葡萄糖
肾产生尿量减少
胃的消化酶减少
小肠蠕动减慢
膀胱括约肌收缩
皮肤血管收缩
毛发直立

右侧标注：
泪腺产生泪液
睫状肌收缩,晶状体
聚集于近物,瞳孔缩小
鼻黏膜腺产生黏液
唾液腺分泌大量
稀薄的唾液
气管和支气管收缩
心肌收缩力减
弱,心率减慢
肝储存葡萄糖
胃的消化酶增多
胰分泌胰岛
素和胰液
小肠蠕动加速
膀胱括约肌松弛
刺激性器官

图 10-64　交感神经与副交感神经

重要的有成对的腹腔神经节、主动脉肾神经节及单个的肠系膜上神经节、肠系膜下神经节等。

2）节前纤维：交感神经节前纤维由脊髓侧角发出，其纤维有三种去向：①终止于相应的椎旁节。②在交感干内上行或下行一段距离后，终止于相邻的椎旁节；③穿过椎旁节，到椎前节内更换神经元。

3）节后纤维：交感神经节后纤维也有三种去向：①由椎旁节发出的节后纤维，返回脊神经，随脊神经分布至头颈、躯干和四肢的血管、汗腺和立毛肌。②攀附于动脉表面形成神经丛，并随动脉的分支分布于所支配的器官。③独立行走，直接到达所支配的器官。

（3）分布范围：交感神经的节后纤维在人体的分布见表 10-6 与图 10-64。

表 10-6　交感神经分布概况

节前纤维的来源	交感神经节的位置	节后纤维的分布
脊髓胸 1~5 节段的侧角	椎旁节	头颈、胸腔器官及上肢的血管、汗腺、立毛肌
脊髓胸 6~12 节段的侧角	椎旁节和椎前节	肝、胰、脾、肾等腹腔实质器官及结肠左曲以上的消化管
脊髓腰 1~3 节段的侧角	椎旁节和椎前节	结肠左曲以下的消化管、盆腔脏器和下肢的血管、汗腺和立毛肌

3. 副交感神经

（1）中枢部：副交感神经的低级中枢位于脑干副交感神经核和骶髓第 2~4 节段的骶副交感核。这些核内的神经元发出副交感神经的节前纤维。

（2）周围部：包括副交感神经节、节前纤维和节后纤维等。副交感神经节多位于所支配器官的附近或器官壁内，称器官旁节或器官内节。

（3）分布范围

1）颅部副交感神经：由脑干副交感神经核（内脏运动神经核）发出的节前纤维分别加入到Ⅲ、Ⅶ、Ⅸ、Ⅹ 四对脑神经中，并经相应的器官旁节或器官内节更换神经元，再发出节后纤维支配瞳孔括约肌、睫状肌、泪腺、口腔腺以及胸、腹腔器官和结肠左曲以上的消化管。

2）骶部副交感神经：由脊髓的骶副交感核发出的节前纤维随骶神经走行，组成盆内脏神经加入盆丛，经器官旁节或器官内节更换生神经元，节后纤维支配盆腔器官及结肠左曲以下的消化管（见图 10-64）。

🎓 **考点提示：**
交感神经和副交感神经的区别。

4. 交感神经和副交感神经的区别　详见表 10-7。

表 10-7　交感神经和副交感神经的区别

项目	交感神经	副交感神经
低级中枢位置	脊髓胸 1~腰 3 节段侧角	脑干副交感核，脊髓第 2~4 骶节副交感核
神经节位置	椎旁节和椎前节	器官旁节和器官内节
纤维特点	节前纤维短，节后纤维长	节前纤维长，节后纤维短
分布范围	广泛；全身血管和内脏平滑肌、心肌、腺体及汗腺、立毛肌和瞳孔开大肌等	较局限；部分内脏平滑肌、心肌、腺体（除肾上腺髓质外）、瞳孔括约肌和睫状肌等

（二）内脏感觉神经

内脏器官除有内脏运动神经支配外，也有内脏感觉神经分布。内脏感觉神经接受内脏的各种刺激，并传入大脑，产生感觉。

内脏感觉神经的特点：①内脏一般性活动不引起感觉，较强烈的内脏活动才能引起感觉（心绞痛、饥饿感觉）；②对切割等刺激不敏感，而对牵拉、冷热、膨胀和痉挛等刺激较敏感；③内脏感觉传入途径分散，因而内脏痛是弥散的，定位模糊。

（三）牵涉性痛

当某些内脏发生病变时，常在体表的一定区域产生感觉过敏或疼痛，这些现象称牵涉性痛。例如，患心绞痛时常在胸前区及左臂内侧感到疼痛；患肝、胆疾病时可放射到右肩疼痛；患阑尾炎时首先感到上腹部及脐周疼痛。临床医生可根据这些牵涉性痛的现象来协助诊断疾病（图 10-65）。

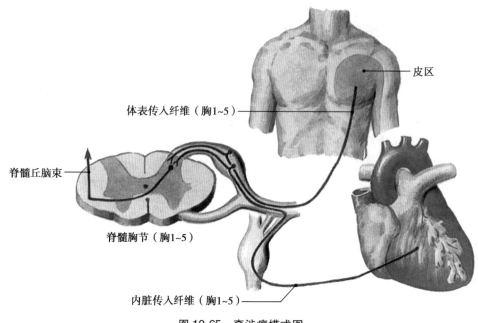

体表传入纤维（胸1~5）

皮区

脊髓丘脑束

脊髓胸节（胸1~5）

内脏传入纤维（胸1~5）

图 10-65　牵涉痛模式图

第四节　神经系统的传导通路

　案例

黄大爷，71岁。高血压病史15年，平时服药控制。今天与人争吵后自觉头痛，出现呕吐、视物模糊，很快不省人事，被家人紧急送到急诊科。体查：血压220/110mmHg，浅昏迷，瞳孔不等大，打鼾样呼吸，右侧肢体肌张力低，巴宾斯基征阳性，入院后脑CT检查示左侧内囊出血。7周后，查体右侧上、下肢瘫痪，腱反射亢进，右半身的各种感觉缺损程度不一，双眼视野右侧半缺失。临床诊断：左侧内囊出血。

请问：

1. 内囊的位置在哪里？

2. 病人内囊出血，导致右侧上、下肢瘫痪、腱反射亢进、右半身感觉缺损及双眼右侧半视野缺失的原因是什么？

人体各种感受器接受内、外环境的刺激，经转换为神经冲动，由传入神经、低级中枢传到大脑皮质产生感觉，其传导途径称感觉（上行）传导通路。大脑皮质将感觉信息整合后发出的指令，通过下行纤维束、传出神经到周围效应器所经过的途径，称运动（下行）传导通路（图 10-66）。

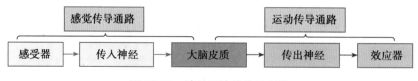

图 10-66　神经系统的传导通路

一、感觉传导通路

（一）躯干和四肢的本体感觉和精细触觉传导通路

本体感觉又称深感觉，是指肌肉、肌腱、关节的位置觉、运动觉和震动觉。该传导通路还传导皮肤的精细触觉（如辨别两点距离、物体纹理等）。此通路由 3 级神经元组成。本节主要叙述躯干和四肢的深感觉传导路（头面部尚不十分明确）（图 10-67、图 10-68）。

1. 第一级神经元的胞体位于脊神经节内，其周围突随脊神经分布于躯干和四肢的骨骼肌、肌腱、关节以及皮肤的感受器，中枢突经脊神经后根进入脊髓，在脊髓后索内组成薄束和楔束上行至延髓，分别止于延髓的薄束核和楔束核。

2. 第二级神经元位于延髓的薄束核和楔束核内，其发出的纤维束左右交叉形成内侧丘系交叉，交叉后上行的纤维称内侧丘系，止于背侧丘脑腹后外侧核。

3. 第三级神经元位于背侧丘脑腹后外侧核内，由此核发出丘脑皮质束（丘脑中央辐射）经内囊后肢上行至大脑皮质的中央后回上 2/3 及中央旁小叶的后部（图 10-67、图 10-68）。

此传导路损伤时，则病人在闭眼时不能确定损伤同侧（交叉下方损伤）或损伤对侧（交叉上方损伤）关节的位置和运动方向以及两点间距离。

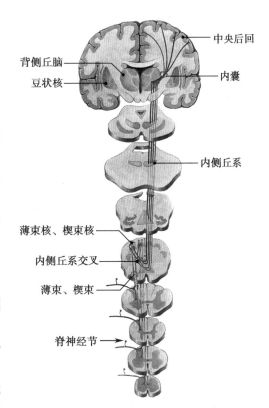

图 10-67　躯干和四肢本体感觉和精细触觉传导通路

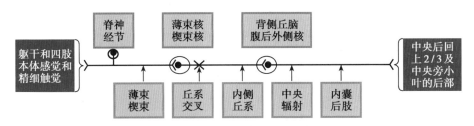

图 10-68　躯干和四肢本体感觉和精细触觉传导通路示意图

（二）躯干和四肢的痛温觉、粗略触觉和压觉传导通路

躯干和四肢的痛温觉、粗略触觉和压觉传导通路又称为浅感觉传导通路，传导躯干和四肢的痛温觉、粗略触觉和压觉。此传导通路由三级神经元组成（图 10-69、图 10-70）。

1. 第一级神经元位于脊神经节内，其周围突随脊神经分布于躯干和四肢皮肤的感受器，中枢突随脊神经后根进入脊髓灰质后角。

2. 第二级神经元在脊髓灰质后角内，由其发出的纤维交叉至对侧，组成脊髓丘脑前束

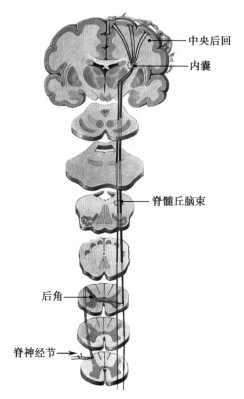

图 10-69 躯干和四肢的痛温觉、粗略触觉和压觉传导通路

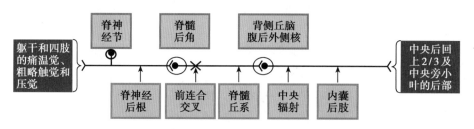

图 10-70 躯干和四肢的痛温觉、粗略触觉和压觉传导通路示意图

（传导粗略触觉和压觉）和脊髓丘脑侧束（传导痛温觉）上行，至脑干合成脊髓丘脑束，向上止于背侧丘脑腹后外侧核。

3. 第三级神经元位于背侧丘脑腹后外侧核内，由核发出丘脑皮质束（丘脑中央辐射），经内囊后肢上行至大脑皮质的中央后回上 2/3 及中央旁小叶的后部（图 10-69、图 10-70）。

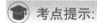

考点提示：
躯干、四肢浅、深感觉传导路神经元位置。

脊髓丘脑束一侧受损，受损平面 1~2 节段以下的对侧皮肤的痛觉、温度觉减弱或消失，而触觉影响不大，因脊髓后索也传导触觉。

（三）头面部的痛温觉和触压觉传导通路

头面部的痛温觉和触压觉主要由三叉神经传入，传导头面部皮肤、口腔、鼻腔黏膜的感觉冲动，由三级神经元组成（图 10-71、图 10-72）。

1. 第一级神经元位于三叉神经节内，其周围突组成三叉神经的感觉支（眼神经、上颌神

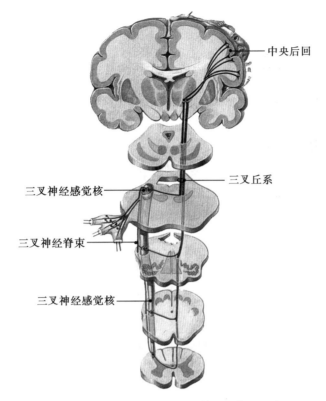

图 10-71　头面部的痛温觉和触压觉传导通路

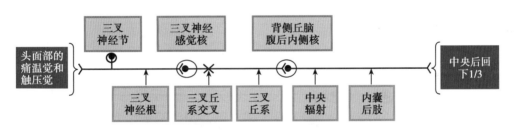

图 10-72　头面部的痛温觉和触压觉传导通路示意图

经、下颌神经），分布于头面部的皮肤和口腔、鼻腔黏膜感受器，中枢突经三叉神经根进入脑干，止于三叉神经感觉核群。

2. 第二级神经元位于脑干三叉神经感觉核群内，发出的纤维交叉至对侧形成三叉丘系，伴内侧丘系上行，止于背侧丘脑腹后内侧核。

3. 第三级神经元位于背侧丘脑腹后内侧核内，由此核发出的丘脑皮质束（丘脑中央辐射），经内囊后肢上行到中央后回下 1/3 的皮质。

（四）视觉传导通路

视觉传导通路由三级神经元组成（图 10-73、图 10-74）。

1. 第一级神经元为视网膜双极细胞，其周围突与视网膜感光细胞（视锥细胞或视杆细胞）形成突触，中枢突与节细胞形成突触。正常感光细胞在光线刺激下，产生神经冲动，经双极细胞传至视网膜节细胞。

2. 第二级神经元为视网膜节细胞，其轴突穿出眼球壁聚集成视神经，两侧视神经在蝶

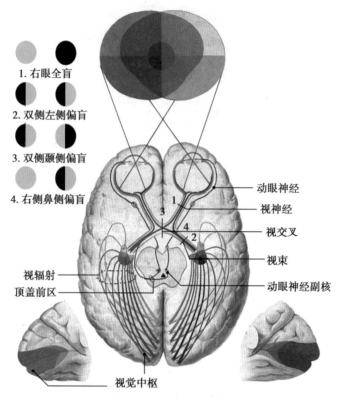

1. 右眼全盲

2. 双侧左侧偏盲

3. 双侧颞侧偏盲

4. 右侧鼻侧偏盲

动眼神经

视神经

视交叉

视束

动眼神经副核

视辐射

顶盖前区

视觉中枢

图 10-73　视觉传导通路

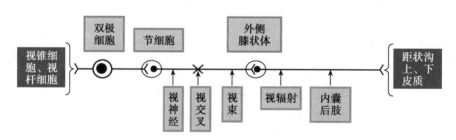

图 10-74　视觉传导通路示意图

鞍前上方形成视交叉后延续为视束。每侧视束由来自同侧视网膜颞侧半、对侧视网膜鼻侧半的纤维共同组成。视束的大部分纤维向后绕大脑脚,终于外侧膝状体。

3. 第三级神经元位于外侧膝状体内,其发出的纤维组成视辐射,经内囊后肢的后部,投射到枕叶距状沟两侧的皮质,产生视觉。

视觉传导通路不同部位损伤的临床症状各不相同,如一侧视神经损伤,患侧眼全盲;视交叉损伤可致双眼颞侧半视野偏盲;一侧视束完全损伤,则引起患侧眼的鼻侧半视野偏盲,健侧眼的颞侧半视野偏盲,即双眼对侧半视野同向性偏盲(图 10-73)。

(五)瞳孔对光反射通路

光照一侧瞳孔,引起双侧瞳孔缩小的反应称为瞳孔对光反射。光照侧瞳孔缩小称直接对光反射,未照侧瞳孔缩小称间接对光反射(图 10-75)。

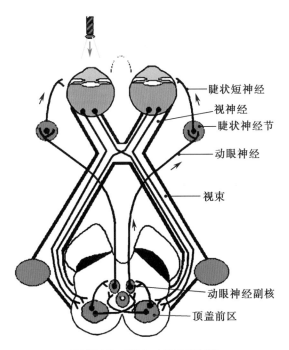

睫状短神经
视神经
睫状神经节
动眼神经
视束
动眼神经副核
顶盖前区

图 10-75 瞳孔对光反射通路

二、运动传导通路

大脑皮质是躯体运动的最高级中枢,其对躯体的调节是通过锥体系和锥体外系两部分传导来实现的。

(一)锥体系

锥体系主要管理骨骼肌的随意运动,由上、下两级运动神经元组成。

上运动神经元位于大脑皮质中央前回和中央旁小叶前部的锥体细胞,其发出的纤维组成锥体束。锥体束分为皮质脊髓束和皮质核束。下运动神经元为脊髓前角和脑干躯体运动核,其发出纤维分别形成脊神经和脑神经,支配骨骼肌。

1. 皮质脊髓束 皮质脊髓束的上运动神经元主要是中央前回的上 2/3 和中央旁小叶前部的锥体细胞。其发出的纤维组成皮质脊髓束,经内囊后肢的前部、中脑的大脑脚、脑桥的腹侧部下行至延髓聚集成锥体。在锥体下端,大部分纤维交叉至对侧,形成锥体交叉,交叉后的纤维,在脊髓外侧索内下行,称皮质脊髓侧束。此束纤维下行沿途止于脊髓

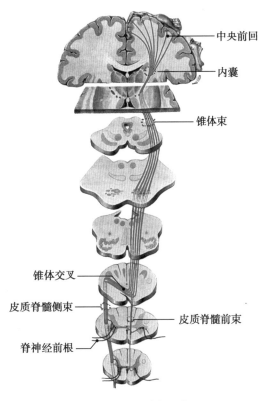

中央前回
内囊
锥体束
锥体交叉
皮质脊髓侧束
皮质脊髓前束
脊神经前根

图 10-76 皮质脊髓束

各节段前角运动神经元(下运动神经元),支配对侧上、下肢和躯干肌;在延髓小部分未交叉的纤维在同侧脊髓前索内下行,形成皮质脊髓前束,止于脊髓双侧前角运动神经元,主要支配双侧躯干肌。因此,人体躯干肌受两侧大脑皮质支配,当一侧皮质脊髓束在锥体交叉以上受损,主要引起对侧肢体瘫痪,而躯干肌运动无明显影响(图10-76)。

锥体系损伤可引起骨骼肌随意运动障碍,出现肢体瘫痪,但损伤部位不同表现也不同。上、下运动神经元受损伤具有不同的临床表现,具体见表10-8。

表 10-8　上、下运动神经元受损的不同临床表现

临床表现	上运动神经元	下运动神经元
瘫痪特点	痉挛性(硬瘫)	弛缓性(软瘫)
肌张力	增高	减低
腱反射	亢进	消失
病理反射	阳性体征(+)	阴性体征(−)
肌萎缩	不明显	明显

2. 皮质核束　皮质核束的上运动神经元主要是中央前回的下1/3部的锥体细胞。由锥体细胞发出的纤维组成,经内囊膝至脑干,大部分纤维终止于双侧脑神经运动核,而面神经核下半部和舌下神经核,只接受对侧皮质核束的纤维。脑神经运动核发出的躯体运动纤维随脑神经支配到头颈、咽喉等部骨骼肌(图10-77)。

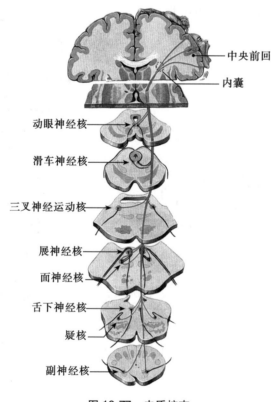

中央前回

内囊

动眼神经核

滑车神经核

三叉神经运动核

展神经核

面神经核

舌下神经核

疑核

副神经核

图 10-77　皮质核束

由于其他脑神经的运动核接受两侧皮质核束的控制,所以一侧皮质核束损伤,不致引起下运动神经元所支配的骨骼肌瘫痪。面神经核下部和舌下神经核,由于只接受对侧皮质核束的控制,故一侧皮质核束损伤,可引起下运动神经元所支配的骨骼肌瘫痪,即对侧睑裂以下的面肌瘫痪和对侧舌肌瘫痪。这种瘫痪,由于损伤发生在脑神经运动核以上的神经元,故称核上瘫;而脑神经运动核或其神经元的轴突组成的脑神经损伤,则导致所支配的同侧骨骼肌瘫痪称核下瘫(图 10-78、图 10-79)。

（二）锥体外系

锥体外系是指锥体系以外影响和控制骨骼肌运动传导通路总称。其纤维起自大脑皮质,在下行过程中与纹状体、小脑、网状结构等发生广泛联系,并经多次更换神经元后,最后到达脊髓前角或脑神经运动核。锥体外系的主要功能是调节肌张力,协调肌群运动,维持身体平衡。

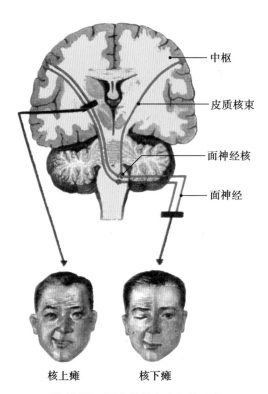

图 10-78 面瘫的核上瘫与核下瘫

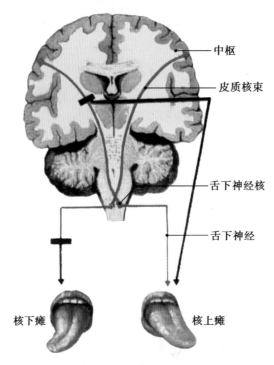

中枢

皮质核束

舌下神经核

舌下神经

核下瘫　　　　核上瘫

图 10-79　舌瘫的核上瘫与核下瘫

（刘辉耀　张海玲）

10章
习题

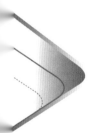

第十一章

内分泌系统

❀ 学习目标

1. 掌握垂体、甲状腺和肾上腺的位置、形态结构和功能。
2. 熟悉垂体、甲状腺和肾上腺的组织结构。
3. 了解甲状旁腺、松果体的位置和形态。
4. 学会应用内分泌系统的知识解释、分析相关临床问题。
5. 具有尊重、爱护标本和模型的职业素养。

案例

张某，女，25岁。家人近日来发现其脖子略微粗大，怕热多汗，饭量增大但消瘦明显，且经常出现紧张焦虑，易怒易躁。

请问：

1. 其脖子粗大可能是哪个器官引起的？
2. 该器官的形态结构有什么特点？
3. 其临床表现由何种原因引起？

内分泌系统是神经系统以外另一个重要的调节系统，主要调节机体的新陈代谢、生长发育、生殖等，并影响各种行为。内分泌系统由内分泌腺和内分泌组织构成。内分泌腺包括垂体、甲状腺、甲状旁腺、肾上腺、胰岛、松果体、胸腺和性腺等。内分泌组织以细胞团的形式分散于器官或组织中，如胰腺内的胰岛、睾丸内的间质细胞等。

内分泌腺的细胞间有丰富的血液供应，腺体无导管，其分泌物称为激素。激素可通过血液循环作用于特定细胞或器官，调节机体各器官的新陈代谢、生长发育和生殖等活动。能够接受激素刺激的细胞或器官，称该激素的靶细胞或靶器官。本章主要介绍垂体、甲状腺、甲状旁腺、肾上腺和松果体（图11-1）。

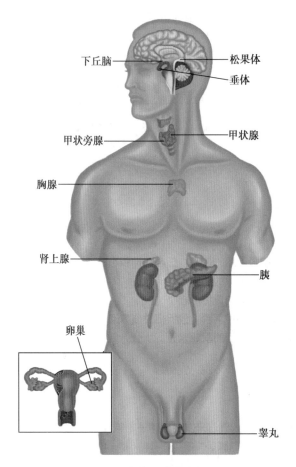

下丘脑

松果体

垂体

甲状旁腺

甲状腺

胸腺

肾上腺

胰

卵巢

睾丸

图 11-1　内分泌腺分布概况

第一节　垂　体

一、垂体的位置、形态和分部

垂体是机体最重要、功能最复杂的内分泌腺,能分泌多种激素,调控其他内分泌腺。垂体位于颅底蝶骨体上的垂体窝内,为一椭圆形小体,外层包有硬膜,借漏斗与下丘脑相连。垂体分腺垂体和神经垂体两部分。腺垂体又分为远侧部、结节部和中间部;神经垂体分神经部和漏斗(漏斗柄和正中隆起)。远侧部和结节部称垂体前叶,由腺上皮组成,能分泌激素,是真正的内分泌腺;中间部和神经部称垂体后叶,中间部功能尚不清楚,神经部的结构与神经组织相似,无分泌作用(图 11-2、图 11-3)。

二、垂体的组织结构

(一)腺垂体

1. 远侧部　远侧部最大,腺细胞排列成团索状,少数围成小滤泡,细胞间有丰富的血窦和少量结缔组织。经 H-E 染色后,其腺细胞可分为嗜酸性细胞、嗜碱性细胞和嫌色细胞三种。

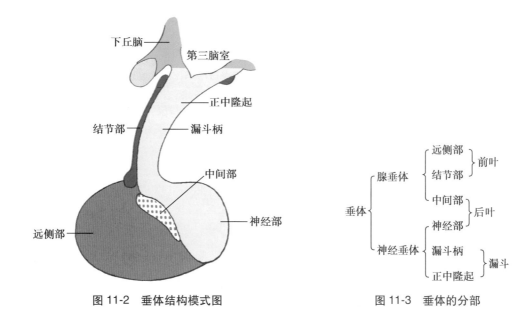

图 11-2　垂体结构模式图　　　　图 11-3　垂体的分部

（1）嗜酸性细胞数量较多，能分泌：

1）生长激素：可促进肌肉、内脏的生长及多种代谢过程，刺激骺软骨生长并使骨增长。人在幼年时若生长激素分泌不足可致生长缓慢、身材矮小，称侏儒症；分泌过多则骨骼过度生长，称巨人症；成年后若生长激素继续分泌则可引起肢端肥大症。

2）催乳素：能促进乳腺发育和乳汁分泌，分娩前期和哺乳期功能旺盛。

（2）嗜碱性细胞数量最少，可以分泌以下激素：

1）促甲状腺激素：作用是促进甲状腺滤泡细胞合成并分泌甲状腺素。

2）促肾上腺皮质激素：能促进肾上腺皮质束状带分泌糖皮质激素。

3）促性腺激素：能促进性腺的生长发育、调节性激素的合成和分泌。

（3）嫌色细胞：数量最多，细胞染色浅，轮廓不清晰，可能是嗜酸性细胞、嗜碱性细胞的前体细胞。

2. 结节部　结节部呈薄层套状包围神经垂体的漏斗，有丰富的纵行毛细血管。腺细胞主要由嫌色细胞构成，有少量嗜酸性细胞、嗜碱性细胞，其中嗜碱性细胞分泌促性腺激素。

3. 中间部　中间部位于远侧部与神经部之间的狭窄部分，主要由嫌色细胞、嗜碱性细胞和一些大小不等、含有胶质的滤泡组成。

 考点提示：
垂体的结构组成。

（二）神经垂体

神经垂体位于垂体的后部，由神经部和漏斗组成。神经部的结构与神经组织相似，其与下丘脑在结构和功能上有直接联系。神经部和中间部组成的垂体后叶能贮存并释放下丘脑分泌的激素。下丘脑的视上核分泌抗利尿激素（又称血管升压素），能促进肾远曲小管和集合管对水的重吸收，减少尿量排出；抗利尿激素分泌减少时可导致尿崩症。室旁核分泌催产素，能促进子宫平滑肌的收缩和乳腺分泌。

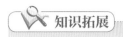知识拓展

催 产 素

催产素对非孕子宫作用较小,对妊娠子宫则有较强的兴奋作用,在分娩过程中促进子宫收缩,分娩后参与促进乳汁排出。临床上常用小剂量催产素来诱导分娩(催产),大剂量来防止产后出血。

第二节　甲　状　腺

一、甲状腺的形态和位置

甲状腺呈 H 形,棕红色,由左叶、右叶和中间的甲状腺峡组成。甲状腺位于喉和气管前外侧面,上端达甲状软骨中部,下端平第 6 气管软骨,后方平对第 5~7 颈椎。甲状腺峡位于第 2~4 气管软骨前方,连接左、右叶。约 2/3 的人有一个锥状叶,自峡部上缘向上方伸出,多偏向左侧,长短不一,长者可达舌骨。甲状腺前面仅有少量的肌肉和筋膜覆盖,肿大时可在体表摸到(图 11-4)。

考点提示:
甲状腺的位置。

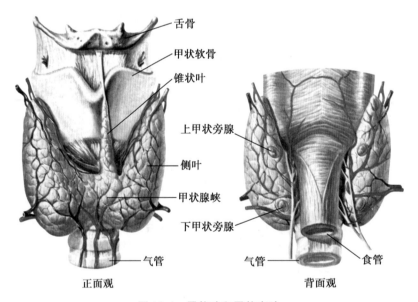

图 11-4　甲状腺和甲状旁腺

甲状腺有两层被膜,内层为纤维囊,包裹甲状腺表面,并随血管和神经伸入腺实质,将腺体分为若干个大小不等的小叶;外层为甲状腺鞘,由气管前筋膜包绕而成,筋膜将腺体连于喉与气管上,使甲状腺在吞咽时可随喉上下移动。

甲状腺分泌的激素称甲状腺素,可调节机体的新陈代谢、生长和发育。

二、甲状腺的组织结构

甲状腺的表面有薄层结缔组织作为被膜,其深入实质,将甲状腺分成许多小叶。每个小叶包含许多甲状腺滤泡和滤泡旁细胞,滤泡间有丰富的毛细血管和少量结缔组织(图 11-5)。

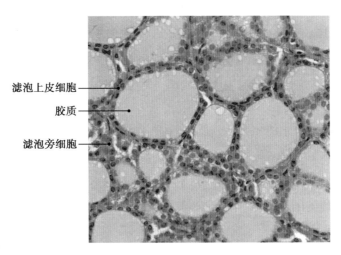

滤泡上皮细胞
胶质
滤泡旁细胞

图 11-5　甲状腺的组织结构

(一)甲状腺滤泡

甲状腺滤泡由单层立方的滤泡上皮细胞围成,腔内充满均质的嗜酸性胶质。甲状腺上皮合成并分泌甲状腺素,其能促进机体的新陈代谢、生长发育,并有提高神经兴奋性的作用。甲状腺素对婴幼儿的骨骼和神经系统发育影响显著,婴幼儿甲状腺功能低下时,可导致身材矮小、智力低下,称呆小症。成年后甲状腺功能低下(简称甲减)会导致黏液性水肿,分泌过多可致甲状腺功能亢进(简称甲亢)。长期缺乏生成甲状腺素的原料——碘,可致单纯性甲状腺肿。

(二)滤泡旁细胞

滤泡旁细胞位于滤泡上皮细胞之间,分泌降钙素,使骨盐沉积于类骨质并抑制胃肠道和肾小管吸收 Ca^{2+},使血钙降低。

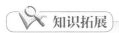　知识拓展

单纯性甲状腺肿

单纯性甲状腺肿是甲状腺功能正常的甲状腺肿大,是因为缺碘或相关酶缺陷等原因所引起的代偿性甲状腺肿大,一般无明显的甲状腺功能亢进或减退,故又称非毒性甲状腺肿。

第三节　甲状旁腺

一、甲状旁腺的形态和位置

甲状旁腺是两对扁椭圆形的小腺体,棕黄色,约黄豆大小,一般位于甲状腺左、右侧叶的

后面,生长在纤维囊的表面,有上下两对,位置和数目可出现变异(见图11-4)。

二、甲状旁腺的组织结构

甲状旁腺表面有结缔组织被膜,腺细胞排列成团索状,分主细胞和嗜酸性细胞。主细胞分泌甲状旁腺素,其作用是调节体内钙和磷的代谢,与降钙素共同维持机体血钙的稳定,其分泌不足时可导致手足抽搐。嗜酸性细胞数量少,功能尚不明确。

第四节　肾　上　腺

一、肾上腺的位置和形态

肾上腺位于肾的上方,左、右各一,与肾共同包于肾筋膜内。左肾上腺近似半月形,右肾上腺近似三角形(图11-6)。肾上腺实质可分为皮质和髓质,二者的结构和功能完全不同。肾上腺分泌的激素种类很多,主要作用是调节机体的水、盐、糖和蛋白质代谢,并影响心血管活动。

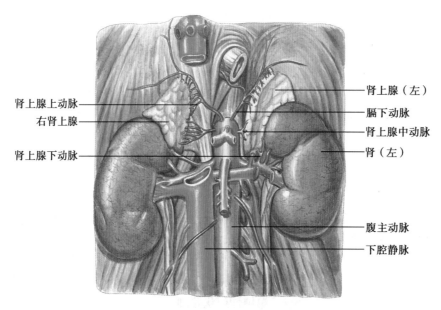

图 11-6　肾上腺的位置和形态

二、肾上腺的组织结构

肾上腺表面有一层结缔组织被膜,实质由皮质和髓质两部分构成(图11-7)。

(一)皮质

肾上腺皮质位于表层,根据细胞的排列方式,可将皮质从外向内分为球状带、束状带和网状带,三者无明显界线。

1. 球状带　球状带位于被膜下,细胞较小,排列成球状,分泌盐皮质激素,如醛固

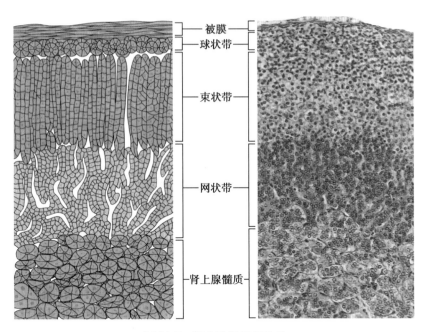

图 11-7 肾上腺的组织结构

酮,可促进肾远曲小管和集合管重吸收 Na^+ 及排出 K^+,对调节体内水和电解质的平衡起重要作用。

2. 束状带 束状带位于球状带的深面,最厚,细胞排列成单行或双行索状。其分泌糖皮质激素,主要为皮质醇和皮质酮,有抗炎、抗休克、降低免疫应答、促进脂肪和蛋白质代谢等作用。

3. 网状带 网状带位于最内层,细胞较小,呈多边形,排列成索状并吻合成网。主要分泌雄激素,也分泌少量糖皮质激素和雌激素。

（二）髓质

髓质位于肾上腺的中央,由排列呈网状或索状的髓质细胞构成,根据所含颗粒不同,可将髓质细胞分为两种:

1. 肾上腺素细胞 颗粒内含肾上腺素,可使心脏收缩力加强、心跳加快,心脏及骨骼肌的血管扩张,皮肤、黏膜的血管收缩,临床用于心搏骤停的抢救。

2. 去甲肾上腺素细胞 颗粒内含去甲肾上腺素,能使全身的血管广泛收缩,血压升高,心脏、脑和骨骼肌的血流加快,临床用于抗休克治疗。

考点提示:

肾上腺的组织结构。

第五节 松 果 体

松果体为一灰红色的椭圆形小体,形如松果,位于背侧丘脑的后上方,附着于第三脑室的后方（图 11-1）,幼年时较大,7 岁开始逐渐萎缩。松果体的实质主要由松果体细胞、神经胶质细胞和无髓神经纤维等构成,功能是分泌褪黑激素。褪黑激素可抑制腺垂体分泌促性腺激素,从而间接抑制性腺的成熟,肿瘤时可导致性早熟或第二性征的出现。

（谢彬彬）

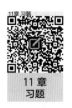

11章
习题

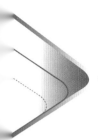

第十二章
人体胚胎发育概要

12章 数字内容

12章
数字内容

▐▌ 案例

病人，女，28 岁，停经 58d。平素月经规律，周期 28d。末次月经 2017 年 1 月 10 日，经量正常，尿液中人绒毛膜促性腺激素（HCG）检查阳性，妇科 B 超检查显示：子宫孕 8 周大，子宫底见孕囊，左卵巢见黄体。

请问：

1. HCG 由什么组织分泌？有何作用？
2. 该孕妇的预产期是哪天？

胚胎学是研究从受精卵发育为新生个体的过程及其机制的科学，研究内容包括生殖细胞形成、受精、胚胎发育、胚胎与母体的关系、先天畸形等。

第一节　概　　述

人体胚胎学主要研究从受精卵发育为新个体的过程及其发育机制。

一、胚胎分期

从受精开始到胎儿分娩经历 38 周（约 266d）。通常将人体胚胎发育过程分为两个时期：

1. 胚期　从受精到人胚发育第 8 周末。在此期间，受精卵经过卵裂、二胚层形成、三胚层形成和分化、器官发生等一系列迅速而复杂的过程，人胚初具雏形。

2. 胎期　从人胚胎发育第 9 周至分娩。此期胚胎体内各器官的结构和功能逐渐发育完善,胎儿逐渐长大,直至成熟分娩。

临床上将妊娠第 28 周胎儿至出生后 7d 的新生儿发育阶段称为围生期,又称为围产期。

二、胚胎龄的推算

1. 月经龄 从孕妇末次月经的第 1d 算起,至胎儿娩出共约 40 周。这是临床医生常用的方法。

2. 受精龄 从受精之日算起,到胎儿娩出共约 38 周。

三、预产期的推算

临床计算预产期通常从孕妇末次月经的第 1d 算起,末次月经在 1~3 月份的,末次月经的月份+9,日期+7。末次月经在 4 月份以后的,末次月经的年份+1,月份-3,日期+7。

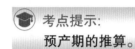

考点提示:
预产期的推算。

四、生殖细胞的成熟

生殖细胞又称配子,包括精子和卵子。两者均只有 23 条染色体,包括 1 条性染色体,为单倍体细胞。

(一)精子的成熟

精子产生于睾丸的生精小管,继而在附睾中发育成熟。睾丸生精小管内的精原细胞分化为初级精母细胞,1 个初级精母细胞经过两次减数分裂形成 4 个精子,其中 2 个精子的染色体是 23,X,另外 2 个精子的染色体是 23,Y。X 染色体及 Y 染色体为性染色体(图 12-1)。射出的精子可以运动,但无受精能力,需要获能。精子在女性生殖管道运行过程中,精子头部抑制顶体酶释放的糖蛋白被子宫和输卵管分泌的酶降解,从而获得受精能力,此过程称为精子获能。在女性生殖管道内,精子能存活 1~3d,其受精能力大约可维持 24h。

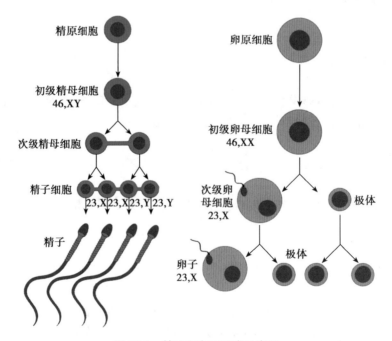

图 12-1 精子和卵子形成示意图

（二）卵子的成熟

卵子在卵巢发生,染色体均为23,X(见图12-1)。青春期开始,卵巢内的卵泡开始发育,在排卵前36~48h,卵泡内的初级卵母细胞完成第一次减数分裂,形成1个次级卵母细胞和1个第一极体,从卵巢排出的次级卵母细胞处于第二次减数分裂的中期,进入并停留在输卵管壶腹部。当与精子相遇,精子穿入其内激发次级卵母细胞完成第二次减数分裂,形成1个成熟卵子,还有1个第二极体。若未受精,则在排卵后12~24h退化。

第二节　胚胎的早期发育

一、受精

受精指精子与卵子结合形成受精卵的过程,一般发生在输卵管壶腹部。

（一）受精的过程

受精时,获能的精子向卵子运动并释放顶体酶,溶解卵子周围的放射冠和透明带,透明带出现一个小孔,精子头部的细胞膜与卵子细胞膜融合,随即精子的细胞核和细胞质进入卵子内。精子进入卵子后,卵子迅速完成第二次减数分裂。此时,卵子的细胞核称为雌原核,精子的细胞核称雄原核。两个原核逐渐在细胞中部靠拢,核膜消失,互相融合,形成二倍体的受精卵,又称合子(图12-2)。

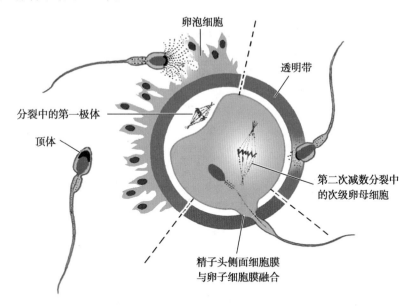

图12-2　受精过程示意图

（二）受精的意义

1. 标志着新生命的开始,受精卵逐步发育成一个新个体。

2. 受精决定遗传特性,精子和卵子的染色体合并为23对,使受精卵具有双亲的遗传物质。

3. 决定性别。带有X染色体的精子与卵子结合,发育为女性;带有Y染色体的精

🎓 考点提示:
受精的意义。

子与卵子结合,发育为男性。

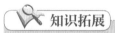

人类辅助生殖技术

人工授精技术是指人工将精液注入女性生殖管道以达到妊娠目的的技术。

体外受精-胚胎移植技术,是指精子与卵子在体外受精,经人工培养,当受精卵分裂成 2~8 个卵裂球时,再移植到母体子宫内发育直到分娩。由于这个过程的最早阶段是在体外试管内进行的,俗称"试管婴儿"。在此基础上发展的各种助孕技术有胚胎植入前遗传学诊断、配子输卵管移植、人类胚胎辅助孵化、卵子体外成熟技术、生育功能的保存技术(精子冷冻、卵子冷冻、胚胎冷冻)等。

二、卵裂和胚泡形成

(一)卵裂

卵裂是指受精卵不断进行细胞分裂的过程,其子细胞称卵裂球。卵裂时,受精卵逐渐向子宫移动,在受精后72h,形成一个由 12~16 个卵裂球组成的实心胚,形如桑葚,称桑葚胚,其外周仍有透明带包裹(图 12-3)。

(二)胚泡形成

桑葚胚继续分裂,细胞数量不断增多,同时细胞之间出现许多小腔隙,然后又逐渐融合

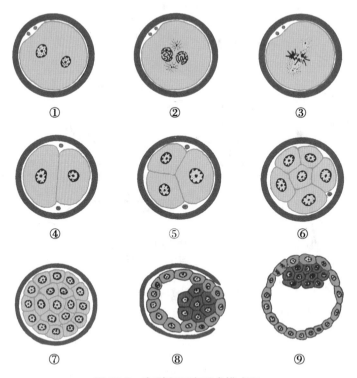

图 12-3　卵裂和胚泡形成模式图
①雌原核与雄原核形成;②雌原核与雄原核靠近;③雌雄原核融合并开始卵裂;④2 细胞期;⑤4 细胞期;⑥8 细胞期;⑦桑葚胚;⑧早期胚泡;⑨胚泡。

成一个大腔,形成囊状胚,称为胚泡。胚泡的内腔称胚泡腔。胚泡腔的一端有一群细胞,称内细胞群,其余的细胞呈单层排列在胚泡腔四周,称滋养层(图 12-3)。覆盖在内

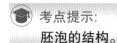

考点提示:
胚泡的结构。

细胞群侧的称极端滋养层。内细胞群主要发育成胎儿,而滋养层细胞主要发育成胎儿的附属结构。随着胚泡的增大,透明带逐渐溶解。

三、植入

胚泡逐渐埋入子宫内膜的过程称植入,又称着床。

(一)植入过程

在受精后第 6~8d 开始,内细胞群侧的极端滋养层首先与子宫内膜接触并分泌蛋白水解酶,溶蚀子宫内膜形成一个缺口,然后胚泡陷入缺口,逐渐被包埋其中。埋入后,缺口周围的上皮增生,第 11~12d 缺口修复,植入完成(图 12-4)。

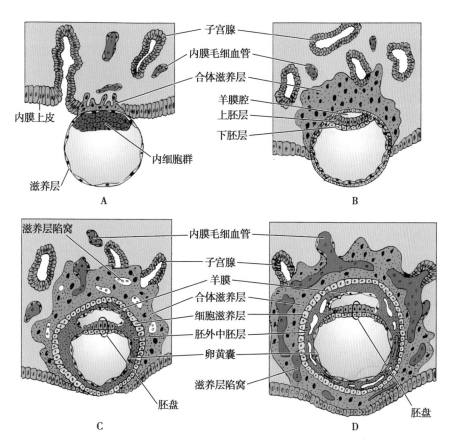

图 12-4 胚泡植入子宫内膜过程模式图
A.植入早期;B.植入第 8d;C.植入后期;D.植入完成。

植入过程中,滋养层细胞增生分化为内、外两层。外层细胞互相融合,细胞间界线消失,称合体滋养层;内层细胞界线清楚,由单层立方细胞组成,称细胞滋养层。细胞滋养层有分裂增生能力,不断产生新的细胞加入合体滋养层。

（二）植入部位

胚泡的植入部位通常在子宫的体部和底部,最多见于后壁。如果植入在近子宫颈处,在此形成的胎盘,称前置胎盘,可导致胎

 考点提示:
胚泡的植入部位;异位妊娠。

盘早期剥离。如果植入在子宫以外的部位,称异位妊娠或宫外孕,常发生在输卵管,偶见于子宫阔韧带、肠系膜、子宫直肠陷窝及卵巢表面等处。

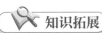 **知识拓展**

第三代试管婴儿

胚胎植入前遗传学诊断是辅助生育技术与分子生物学技术相结合而产生的产前诊断技术,俗称"第三代试管婴儿"。该诊断对体外受精的胚胎取部分细胞进行遗传学分析,选择不含某种遗传缺陷的胚胎移植入子宫继续发育。它不仅可以防止遗传缺陷患儿的出生,对我国优生优育政策及提高人口素质都具有深远的意义。

四、蜕膜

植入后的子宫内膜血液供应更丰富,腺体分泌更旺盛,内膜进一步增厚。此时的子宫内膜改称蜕膜。

植入后,根据胚泡与蜕膜的位置,将蜕膜分为 3 部分:①基蜕膜,位于胚泡深部与子宫肌层之间;②包蜕膜,覆盖于胚泡的子宫腔面;③壁蜕膜,子宫壁其余部分的蜕膜(图 12-5)。

考点提示:
蜕膜的分部。

五、三胚层的形成与分化

（一）二胚层胚盘的形成

在第 2 周胚泡植入子宫内膜过程中,内细胞群增殖分化为两层细胞,邻近滋养层的一层柱状细胞为上胚层,靠近胚泡腔侧的一层立方细胞为下胚层。上、下胚层紧密相贴,共同形成一个圆盘状结构,称二胚层胚盘(图 12-4、图 12-6)。胚盘是将来分化发育成人体各部器官组织的原基。

然后,在上胚层一侧逐渐出现一个充满液体的小腔隙,称羊膜腔。腔内充满羊水,贴靠细胞滋养层的一层上胚层细胞形成羊膜。下胚层周缘的细胞向腹侧增生,并向下迁移愈合形成一个囊,称为卵黄囊。羊膜腔的底与卵黄囊的顶共同构成二胚层胚盘。

受精后第 11d,在羊膜囊、卵黄囊与细胞滋养层之间填充松散分布的星状细胞和细胞外基质,形成胚外中胚层。随着胚的发育,胚外中胚层细胞之间逐渐出现一个大腔,称为胚外体腔(图 12-

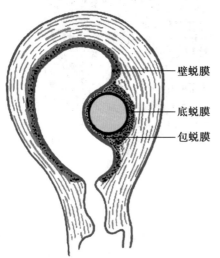

壁蜕膜

底蜕膜

包蜕膜

图 12-5　胚胎与子宫蜕膜

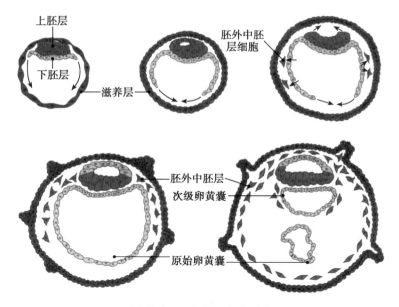

图 12-6　二胚层胚盘的形成

7)。随着胚外体腔的不断扩大,连接胚盘和细胞滋养层的胚外中胚层变窄变细,称体蒂。体蒂将发育为脐带的主要成分。

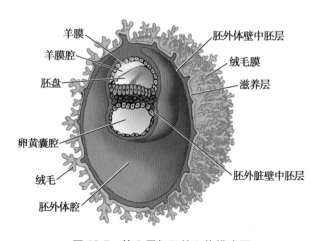

图 12-7　第 3 周初胚的立体模式图

（二）三胚层的形成

第 3 周初,上胚层部分细胞增殖较快,向胚盘一端中线迁移,形成一条纵行的细胞柱,称原条。原条的细胞不断分裂增殖,一部分在上、下胚层之间填充,形成一层新的细胞,称胚内中胚层,即中胚层;另一部分逐渐替换下胚层细胞,形成一层新的细胞,称内胚层;原上胚层改称为外胚层(图 12-8)。

原条头端的细胞增厚,形成原结。原结背侧凹陷,称为原凹。原凹的细胞在内、外胚层之间增生形成一条细胞索,称脊索,原条和脊索为胚胎早期的中轴结构。

（三）三胚层的分化

在第 4~8 周,三胚层的细胞经过增生、分裂和分化,逐渐形成人体的各种器官的原基。

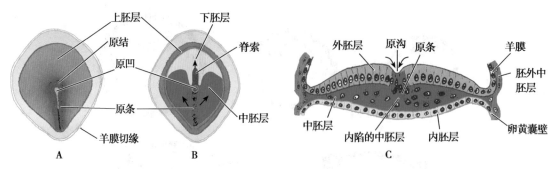

图 12-8 三胚层的形成

A. 胚盘背面观;B. 中胚层和脊索的形成;C. 通过原条的胚盘横切面(↑示原条细胞迁移方向)。

1. 外胚层的分化 在脊索的诱导下,中线的外胚层细胞增生呈板状,称神经板。神经板的两侧隆起,称神经褶。两褶中央凹陷,称神经沟。两侧神经褶愈合形成神经管。神经管头端形成脑,尾端形成脊髓。神经管以外的外胚层分化成表皮及其附属结构(图12-9)。

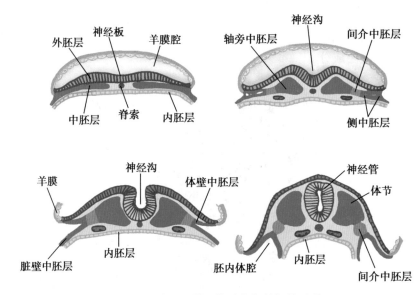

图 12-9 中胚层的早期分化与神经管形成

2. 中胚层的分化 脊索两侧的中胚层逐渐增生加厚,由中轴向两侧依次分化为轴旁中胚层、间介中胚层和侧中胚层(图 12-9)。

(1) 轴旁中胚层:紧邻脊索两侧一对纵行的细胞索,横裂呈分节状,称体节。将分化为中轴骨、骨骼肌和皮肤的真皮。

(2) 间介中胚层:将分化为泌尿系统和生殖系统的主要器官。

(3) 侧中胚层:位于中胚层的最外侧,将分化成心包腔、胸膜腔和腹膜腔。

3. 内胚层的分化 内胚层被卷入胚体内形成原始消化管。将分化为消化管、消化腺、气管、肺、膀胱及尿道等处的上皮。

 考点提示:

外胚层神经板形成的神经沟完全闭合为神经管,神经管是中枢神经系统的原基。

第三节 胎膜与胎盘

胎膜和胎盘是胚胎发育过程中出现的除胚体以外的附属结构,对胚体起保护、营养、呼吸、排泄等作用,还具有内分泌功能。胎儿娩出后,胎膜、胎盘即与子宫壁分离,并被排出体外,总称衣胞。

一、胎膜

胎膜包括绒毛膜、羊膜、卵黄囊、尿囊和脐带。

（一）绒毛膜

绒毛膜由滋养层和衬于其内面的胚外中胚层组成。人胚发育第 2 周,合体滋养层和细胞滋养层一起向胚泡表面突起,形成许多细小的突起,称绒毛。继而胚外中胚层逐渐伸入绒毛内,形成血管,血管内含有胎儿的血液。绒毛之间的腔隙,称为绒毛间隙。母体子宫螺旋动脉开口于绒毛间隙。

朝向包蜕膜侧的绒毛膜因缺乏营养,绒毛逐渐萎缩退化消失,称平滑绒毛膜;朝向基蜕膜侧的绒毛膜营养丰富,绒毛分支茂密,称丛密绒毛膜,以后发育为胎盘的胎儿部分(图 12-10)。

（二）羊膜

羊膜为半透明薄膜,由一层羊膜上皮和少量胚外中胚层构成,内无血管。羊膜腔内充满羊水,胚体浸泡在羊水中。羊膜最初附着于胚盘的边缘与外胚层连续。随着胚体形成、羊膜腔扩大和胚体凸入羊膜腔内,羊膜在胚胎的腹侧包裹体蒂,形成脐带。羊膜腔的扩大逐渐使羊膜与绒毛膜相贴,胚外体腔消失(图 12-10)。

羊水的作用:①使胚胎各部分均等发育,防止粘连;②胚胎可在羊水中自由运动,有利于骨骼和肌肉发育;③保护胚胎,免受外力的压迫与震荡;④分娩时羊水可扩张子宫颈,冲洗产

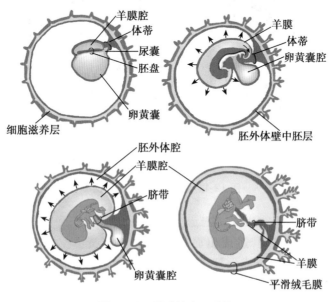

图 12-10 胎膜演变示意图

道,利于胎儿的娩出。

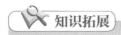

羊　水

　　正常足月胎儿羊水量为 1 000 ~ 1 500ml。 羊水少于 500ml 为羊水过少,易发生羊膜与胎儿粘连;羊水多于 2 000ml 为羊水过多。 羊水含量异常,可能与某些先天畸形有关,如胎儿无肾或尿道闭锁可致羊水过少;无脑畸形或消化管闭锁可致羊水过多。 羊水中含有胎儿的尿液、分泌物、代谢产物、多种酶以及胎儿的脱落细胞。 穿刺羊膜腔抽取羊水,可进行胎儿染色体检查、DNA 分析、羊水中某些物质含量的测定等,为早期临床诊断提供科学依据。

（三）卵黄囊

　　卵黄囊位于原始消化管腹侧。卵黄囊壁的胚外中胚层形成血岛,这是胚胎最早形成造血干细胞和血管的场所。卵黄囊约第 6 周退化(图 12-10)。

（四）尿囊

　　第 3 周,由原始消化管尾段的腹侧壁向体蒂内突入的一个盲囊,称尿囊。尿囊壁外的胚外中胚层演变为一对脐动脉和一条脐静脉。

（五）脐带

　　脐带是连于胚胎脐部与胎盘间的索状结构(图 12-11)。其外被覆羊膜,内含两条脐动脉与一条脐静脉,是胎儿血与母血进行物质交换的通道。

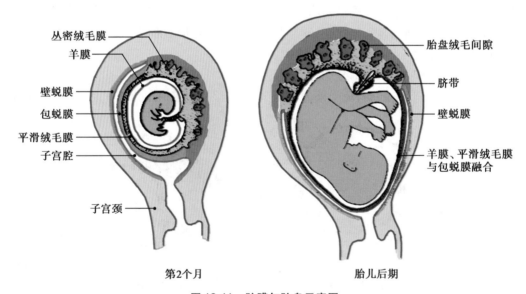

第2个月　　　　　　胎儿后期

图 12-11　胎膜与胎盘示意图

　　胎儿出生时,脐带长 40 ~ 60cm。脐带过短,胎儿娩出时易致胎盘早剥,造成出血过多;脐带过长,易缠绕胎儿四肢或颈部等,可致局部发育不良或窒息死亡。

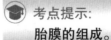 考点提示:
胎膜的组成。

二、胎盘

（一）胎盘的形态和结构

胎盘是由胎儿的丛密绒毛膜和母体子宫的基蜕膜共同构成的圆盘状结构（图 12-12、图 12-13）。足月胎儿的胎盘重约 500g，直径为 15~20cm，中央厚，周边薄，平均厚约 2.5cm。胎盘的胎儿面光滑，覆有羊膜，中央有脐带附着；胎盘的母体面粗糙，为剥脱后的基蜕膜，可见 15~30 个由浅沟分隔的胎盘小叶。子宫螺旋动脉与子宫静脉的分支开口于绒毛间隙，故绒毛间隙内充满母体血液，绒毛浸泡其中。

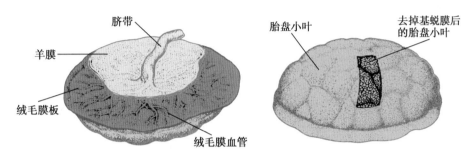

图 12-12 胎盘外形模式图

（二）胎盘的血液循环和胎盘屏障

胎盘内有胎儿和母体两套各自独立的血液循环，互不相通，但可以进行物质交换。母体动脉血从子宫螺旋动脉流入绒毛间隙，在此与绒毛内毛细血管的胎儿血进行物质交换后，再经子宫静脉，流回母体。胎儿静脉性质的血经脐动脉及其分支，流入绒毛毛细血管，与绒毛间隙内的母体血进行物质交换，动脉性质的血经脐静脉回流到胎儿（图 12-13）。

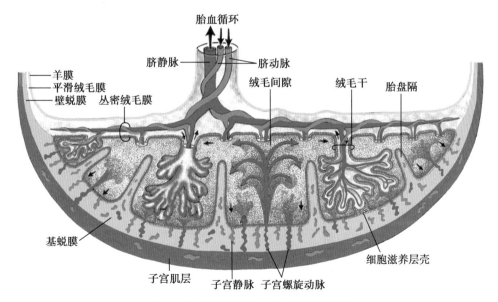

图 12-13 胎盘的结构与血液循环模式图

在胎盘内,胎儿血液和母体血液进行物质交换所通过的结构,称胎盘屏障或胎盘膜,其结构包括绒毛内毛细血管内皮及其基膜、滋养层细胞及其基膜以及两层基膜之间

 考点提示:
胎盘的结构,胎盘屏障。

的结缔组织等数层结构。胎盘屏障能阻止母体血液中大分子物质等进入胎儿血液循环,对胎儿起保护作用(图 12-14)。

（三）胎盘的功能

1. 物质交换 胎儿通过胎盘从母体血中获取氧和营养物质,同时将二氧化碳和代谢产物排入母体血液内,再由母体排出体外(图 12-14)。

2. 分泌激素 主要有:①人绒毛膜促性腺激素(HCG),促进母体卵巢月经黄体发育为妊娠黄体,维持妊娠,在受精后第 2 周开始在母体尿中出现,检查该激素是诊断早期妊娠的方法之一。②人胎盘催乳素(HPL),既能促进母体乳腺发育,又可促进胎儿的生长发育。③雌激素和孕激素,维持妊娠。

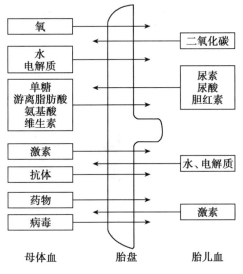

图 12-14 胎儿血与母体血间物质交换示意图

第四节 胎儿血液循环

一、胎儿的血液循环途径

来自胎盘的脐静脉的血富含氧和营养物质,经脐带至胎儿肝脏后,大部分血液经静脉导管直接注入下腔静脉,少部分经肝血窦后再通过肝静脉注入下腔静脉。下腔静脉在右心房的入口正对卵圆孔,故大部分下腔静脉血(含氧量高)通过卵圆孔进入左心房,小部分与右心房来自上腔静脉和冠状窦的血混合后进入右心室。左心房内还有少量来自肺静脉的血液,二者混合后进入左心室。

左心室的血液大部分经主动脉弓上的三大分支分送至头、颈和上肢,以保证胎儿头部发育所需的营养和氧;少部分血液流入降主动脉。降主动脉的血液除部分分布到盆腔、腹腔器官和下肢外,其余绝大部分经脐动脉运送至胎盘,与母体血液进行气体和物质交换后,再由脐静脉返回胎儿体内(图 12-15)。

二、胎儿出生后心血管系统的变化

胎儿出生后,脐带内血流中断,肺开始呼吸,心血管系统发生一系列变化。

1. 卵圆孔关闭 肺开始呼吸,大量血液由肺静脉回流入左心房。左心房压力升高,卵圆孔瓣紧贴于第二房间隔,使卵圆孔关闭。出生后 1 年左右,卵圆孔完全闭合,形成卵圆窝。

2. 脐动脉闭锁 大部分闭锁成为脐外侧韧带,仅近侧段保留为膀胱上动脉。

3. 脐静脉、静脉导管及动脉导管闭锁 分别形成肝圆韧带、静脉韧带及动脉韧带。

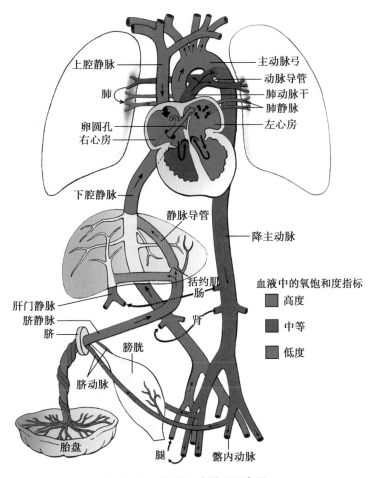

上腔静脉

主动脉弓

动脉导管

肺

肺动脉干

肺静脉

卵圆孔

左心房

右心房

下腔静脉

静脉导管

降主动脉

括约肌

肠

血液中的氧饱和度指标

高度

中等

低度

肝门静脉

脐静脉

脐

肾

膀胱

脐动脉

腿

髂内动脉

胎盘

图 12-15　胎儿血液循环示意图

🔍 知识拓展

法洛四联症

法洛四联症包括肺动脉狭窄、室间隔缺损、主动脉骑跨、右心室肥大。

典型的症状有：

1. 发绀　唇、指（趾）甲床、球结膜等呈青紫色。

2. 呼吸困难和活动耐力差　由于缺氧，体力和活动耐力都较同龄儿童差，患儿多举止缓慢，不喜喧嚷而爱好安静。

3. 蹲踞　蹲踞是法洛四联症的特征性姿态，因蹲踞时发绀和呼吸困难减轻，可防止缺氧发作。

先天性心脏病呈现一定程度的家族性发病趋势。对于遗传性明确的家族，可以做第三代试管婴儿。

第五节　双胎、多胎和联体胎儿

一、双胎与多胎

（一）双胎

一次妊娠分娩两个胎儿,称双胎或孪生。双胎分两类,即单卵双胎(真孪生)和双卵双胎

（假孪生）。

1. 单卵双胎　单卵双胎是由一个受精卵发育成两个胎儿。特点是：这两个胎儿遗传基因和性别完全一致，相貌和生理特征很相似，他们之间进行器官移植不发生排斥反应。

2. 双卵双胎　一次排出两个卵细胞，受精后发育成两个胚胎，拥有各自的胎膜和胎盘。特点是：两个胎儿性别相同或不同；遗传基因不完全一样；相貌和生理特点的差别如同一般兄弟姐妹。

（二）多胎

一次分娩出两个以上新生儿为多胎。多胎的发生率很低。

二、联体胎儿

在单卵双胎中，两个胚体不完全分离，导致胚体局部相连，称联胎。根据胎儿连接部位不同，分为头联胎、臀联胎等。当联体中的两个个体一大一小时，则形成寄生胎或胎中胎。

三、先天畸形

先天性畸形是由于胚体发育紊乱所致的出生时就存在的各种形态结构异常。

（一）引起先天畸形的原因

引起先天畸形的原因有遗传因素、环境因素和两者的相互作用。

1. 遗传因素　细胞遗传物质发生改变是导致先天畸形的重要因素，占 25%，可分为基因突变（如多指、多乳等）和染色体畸变（如唐氏综合征等）两类。

2. 环境因素　占 10%，主要有以下 5 类：

（1）生物因素：风疹病毒、巨细胞病毒、单纯疱疹病毒、梅毒螺旋体等。

（2）化学因素：某些苯类、亚硝基化合物、某些多环芳香碳氢化合物、某些重金属如铅等。

（3）物理因素：各种射线、高温、严寒、微波等。

（4）药物因素：大多数抗肿瘤药物、抗惊厥药物、某些抗生素等。

（5）其他因素：嗜酒、吸烟、咖啡因、维生素缺乏、严重营养不足、缺氧等。

3. 环境因素与遗传因素的相互作用　占 65%，大多数先天性畸形是环境因素和遗传因素相互作用的结果。

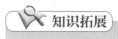 知识拓展

胎儿酒精综合征

胎儿酒精综合征是母亲在妊娠期间酗酒所造成的胎儿永久性出生缺陷。酒精可以自由穿过胎盘进入胎儿体内，因胎儿肝缺少酒精脱氢酶，故酒精在胎儿体内滞留时间长，导致胎儿组织细胞损伤。胎儿酒精综合征主要表现为产前、产后发育迟缓，头面部畸形，视听觉障碍，神经发育迟缓，运动能力缺陷，智力低下以及心理发育异常等。

胎儿酒精综合征是导致儿童智力发育障碍的最重要、可预防、非遗传性因素。通过对孕期和育龄妇女进行有关酒精危害的宣教，劝其戒酒是最根本的预防措施。

（二）致畸敏感期

受致畸因子作用后最易发生畸形的发育时期称为致畸敏感期。不同发育阶段的胚胎对致畸因子作用的敏感程度不同，因而致畸敏感期的孕期保健尤为重要。

受精后 1~2 周,若受到强致畸因子作用,则胚胎死亡;若致畸作用弱,多数细胞可以代偿少数受损死亡的细胞,故很少发生畸形。

受精后第 3~8 周为胚期,此期,人体器官、系统原基发生,细胞增生、分化活跃,胚体形态发生复杂变化,最易受致畸因子的干扰而发

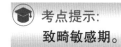

考点提示:
致畸敏感期。

生形态结构畸形,所以胚期是最易发生先天畸形的致畸敏感期,孕妇此期应注意避免与致畸因子接触(图 12-16)。

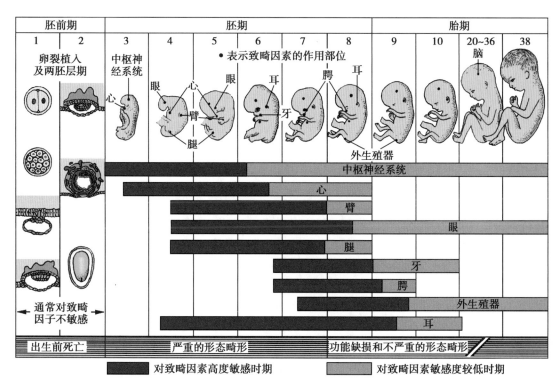

图 12-16 人体主要器官的致畸敏感期

（三）先天畸形的预防

按照世界卫生组织的要求,应实行三级预防工作。

1. 一级预防 一级预防是指防止出生缺陷儿的发生,又称病因预防,包括婚前检查、遗传咨询和孕期保健。

遗传咨询是预防遗传病和由遗传因素所致畸形发生的重要措施。孕妇应加强孕期保健,尽量避免接触各种环境致畸因素,如尽量预防感染、避免或减少射线照射、谨慎用药、戒烟戒酒等。

2. 二级预防 二级预防主要是在孕期通过早发现、早诊断和早治疗,以预防先天畸形儿的出生,包括产前筛查和产前诊断。

产前筛查的疾病主要有唐氏综合征、胎儿神经管畸形、地中海贫血症以及妊娠期糖尿病等。产前诊断是指在胎儿出生前对胎儿是否患有某种遗传病或先天性疾病等进行检查诊断,包括 B 超、羊水、绒毛膜检查和其他检查。

3. 三级预防　三级预防是指对出生缺陷的治疗。如先天性胎儿膈疝修补术、唇裂、腭裂、肛门闭锁等。

（尹晓宏）

参考文献

[1] 吴波,叶茂盛.解剖学基础[M].北京:人民卫生出版社,2015.

[2] 柏树令,应大君.系统解剖学[M].8 版.北京:人民卫生出版社,2013.

[3] 窦肇华,吴建清.人体解剖学与组织胚胎学[M].7 版.北京:人民卫生出版社,2014.

[4] 邹锦慧,张雨生.人体形态结构[M].2 版.北京:人民卫生出版社,2017.

[5] 杨壮来,牟兆新.人体结构学[M].2 版.北京:人民卫生出版社,2014.

[6] 王之一.解剖学基础[M].3 版.北京:人民卫生出版社,2017.

[7] 丁文龙,刘学政.系统解剖学[M].9 版.北京:人民卫生出版社,2018.

[8] 李继承,曾园山.组织学与胚胎学[M].9 版.北京:人民卫生出版社,2018.

[9] 唐军民,高俊玲.组织学与胚胎学[M].4 版.北京:北京大学医学出版社,2014.

[10] 刘树伟,李瑞锡.局部解剖学[M].8 版.北京:人民卫生出版社,2014.

[11] 郭光文,王序.人体解剖彩色图谱[M].2 版.北京:人民卫生出版社,2014.

[12] LARRY R C.奈特人体胚胎学彩色图谱[M].高英茂,译.北京:人民卫生出版社,2004.

[13] 陈孝平,汪建平.外科学[M].8 版.北京:人民卫生出版社,2013.

[14] 王怀生,李一忠.解剖学基础[M].北京:人民卫生出版社,2014.

国家卫生健康委员会"十三五"规划教材

广东海南中等卫生职业教育规划教材

供中等卫生职业教育各专业用

解剖学基础
实验指导

主　编　吴　波　黄永存

副主编　刘辉耀　田海文　张海玲

编　者　（以姓氏笔画为序）

尹晓宏（广东省食品药品职业技术学校）　　张娟娟（广东省潮州卫生学校）

占小多（东莞职业技术学院）　　　　　　　陈文苑（广东江门中医药职业学院）

田海文（珠海市卫生学校）　　　　　　　　陈秀文（梅州市卫生职业技术学校）

朱小兰（珠海市卫生学校）　　　　　　　　黄永存（河源市卫生学校）

刘辉耀（广东省潮州卫生学校）　　　　　　谢彬彬（河源市卫生学校）

吴　波（广东江门中医药职业学院）　　　　蔡虹萍（揭阳市卫生学校）

张海玲（肇庆医学高等专科学校）

人民卫生出版社

·北　京·

前　言

为适应基础医学教学改革的需要,以国家卫生健康委员会颁布的新教学计划和新教学大纲为依据,以引导学生形成良好的学习方式,将学生培养成为基础理论牢固、动手能力强的实用型中等卫生职业技术人才为宗旨,编写了《解剖学基础实验指导》。

在编写本实验指导的过程中参考了《解剖学基础》(吴波、叶茂盛主编)与《解剖学基础实验指导》(叶茂盛、吴波主编)等教材,强调根据标本和模型展示的内容引导学生观察形态结构和微细结构,通过对大体标本、组织切片的观察和严格的操作训练,培养学生分析问题和解决问题的能力,以更深透地理解理论知识,巩固和补充讲课内容,使理论与实际密切结合。本实验教材内容精简,详略恰当,重点难点突出;可根据专业不同、实验时数不同灵活组合实验内容。

本实验教材的编写得到社会和各学校学者的大力支持,在此表示衷心的感谢!

由于编者水平有限,不足之处在所难免,望广大师生在使用过程中提出宝贵意见。

吴　波　黄永存
2020 年 9 月

目 录

实验总论 ……………………………………………………………………………………… 1

实验 1　显微镜的构造、使用和细胞观察 ……………………………………… 2

实验 2　基本组织 ………………………………………………………………… 5

实验 3　骨学总论、躯干骨、颅骨 ……………………………………………… 8

实验 4　上肢骨和下肢骨 ………………………………………………………… 9

实验 5　骨连结和骨骼肌 ………………………………………………………… 11

实验 6　消化系统解剖 …………………………………………………………… 13

实验 7　消化系统微细结构 ……………………………………………………… 14

实验 8　呼吸系统解剖 …………………………………………………………… 16

实验 9　呼吸系统微细结构 ……………………………………………………… 18

实验 10　泌尿系统解剖 …………………………………………………………… 19

实验 11　泌尿系统微细结构 ……………………………………………………… 20

实验 12　生殖系统解剖 …………………………………………………………… 21

实验 13　生殖系统微细结构 ……………………………………………………… 22

实验 14　脉管系统解剖 …………………………………………………………… 23

实验 15　脉管系统微细结构 ……………………………………………………… 26

实验 16　感觉器官解剖 …………………………………………………………… 27

实验 17　中枢神经系统解剖 ……………………………………………………… 29

实验 18　周围神经系统和神经传导通路解剖 …………………………………… 30

实验 19　内分泌系统解剖及微细结构 …………………………………………… 32

实验 20　人体胚胎发育概要 ……………………………………………………… 33

实验总论

一、解剖学的实验任务

人体解剖学是一门形态学科,直观性强,名词多,描写多是其特点。形态学的学习方法主要是认真听课和做好实验。人体解剖学实验是在老师的指导下,学生通过对人体形态结构进行独立的观察、辨认、分析、对比、描述、记忆、归纳总结,从而获得比较全面、系统的正常人体解剖学知识。其主要任务是通过对教学标本和模型的观察,活体的触摸,加深对形态知识的理解,帮助学生记忆。在学习过程中,强调理论与实验相结合,要学会将教材、标本、模型、教材图谱和多媒体教学软件有机结合起来,以达到正确地全面地认识和记忆人体器官的形态结构的目的。

实验课形式分为教师示教和学生操作两部分,前者主要是指导学生寻找主要器官的结构以及不便于在课堂上完成的实验内容,后者主要是学生通过自主观察、辨认标本、模型和使用多媒体教学软件,以达到巩固理论知识和完成本课程实验学习任务的目的。

二、组织胚胎学的实验任务

组织学是基础医学的重要组成部分,着重阐明人体微细结构、超微结构及其功能关系的一门课程。组织学实验是教学环节之一,以光学显微镜和电子显微镜为工具,主要通过观察组织切片学习人体组织、器官的微细结构,以强化所学的基础理论,熟练掌握显微镜的使用方法,提高分析问题和解决问题的能力,为学习生理学、病理学以及独立地从事医学研究等打下良好的基础。

实验课形式基本上分为教师示教和学生独立操作两部分。

三、解剖学基础实验方法和要求

人体解剖学实验课包括实验要点讲授、学生自主观察标本模型、分组学习讨论和老师课后小结等环节。需要按实验指导的要求,结合教材、图谱,仔细观察标本模型和活体,还要结合器官功能来思考,适当联系临床应用,通过观察标本模型与理论相结合的方式牢固掌握知识。在学习的过程中,同学们应当从以下几个方面严格要求自己。

1. 学会使用教材、实验指导、教材图谱和直观教具(包括模型和标本),独立地进行标本观察。

2. 善于利用各种直观的教材图谱、多媒体图片、标本和模型等,帮助自己理解教材中的文字描述和辨认各种结构。

3. 组织学实验前应准备好铅笔(包括红、蓝铅笔和黑铅笔)、橡皮及绘图纸,连同实验指导一起带入实验室。绘图要认真,尽量按照镜下大小比例,用红蓝铅笔绘好后并标注对应的组织结构。实验室提供实验所需切片,学生在实验过程中应注意保管好自己使用的切片,若有损坏或缺失,应立即报告实验指导教师,以便检查并补充。

4. 爱护显微镜、标本及其他实验器材。

5. 不得迟到、早退,实验中不得随意离开实验室。

6. 实验完毕,整理试验台,关闭电源开关和门窗。认真做好清洁,打扫干净台面、地面,摆放整齐凳椅。

7. 自觉遵守实验规则,爱惜教具,端正学习态度,养成良好的学风。

（陈文苑）

实验 1　显微镜的构造、使用和细胞观察

【实验目的】

1. 认识显微镜的结构,正确掌握显微镜的使用方法。

2. 在低倍镜和高倍镜下观察细胞的基本结构。

3. 树立科学的观点和正确的态度,规范操作,爱惜实验仪器。

【实验材料】

1. 光学显微镜。

2. 脊髓切片(H-E 染色)。

【实验内容与方法】

（一）显微镜的主要构造

1. 机械部分

（1）镜座:是显微镜的底座,用以支持整个镜体。

（2）镜臂:一端连于镜柱,一端连于镜筒,是取放显微镜时的手握部位。

（3）镜筒:连在镜臂的前上方。镜筒上端装有目镜,目镜可有单目镜和双目镜。下端装有物镜转换器。

（4）物镜转换器(旋转器):是镜筒下方的圆盘,可自由转动,其上有 3、4 个圆孔,是安装物镜的部位,转动转换器,可以调换不同倍数的物镜。

（5）载物台(镜台):在镜筒下方,用来放置玻片标本,中央有一个通光孔。载物台上装有玻片标本推进器(推片器)或玻片夹,用以夹持固定玻片标本,载物台下有推进器调节轮,可使玻片标本向左、右、前、后方向移动。

（6）调节器(调焦螺旋):是装在镜臂上的大小两种螺旋,用于调节物镜与载物台之间的距离。粗调节器(粗螺旋):又称为大螺旋,转动时可使载物台快速和较大幅度的升降,通常在用低倍镜观察标本时使用;细调节器(细螺旋):又称为小螺旋,转动时可使载物台缓慢地升降,从而使物像更清晰,多在高倍镜观察标本时使用。

2. 光学部分

（1）目镜:装在镜筒的上端,通常备有 2 个或 3 个,上面刻有 5×、10×或 15×符号以表示其放大倍数,一般装的是 10×的目镜。镜内可装指针,用以指示观察的结构。

（2）物镜:装在镜筒下端的旋转器上,一般有 3、4 个物镜,其中刻有 4×符号的为放大

镜,刻有 10×符号的为低倍镜,刻有 40×符号的为高倍镜,刻有 100×符号的为油镜。此外,还常在镜身上用不同颜色的线圈加以区别。

在物镜上,还有镜口率(N. A.)和工作距离(mm)的标志,如 10×0.25 5.40,40×0.65 0.39,100×1.25 0.11 等,镜口率反映该镜头分辨率的高低,数字越大,表示分辨率越高;工作距离是指显微镜处于工作状态(物像调节清楚)时物镜的下表面与盖玻片上表面之间的距离,物镜的放大倍数愈大,它的工作距离愈小。

显微镜的放大倍数是物镜的放大倍数与目镜的放大倍数的乘积,如物镜为 10×,目镜为 10×,其放大倍数就为 10×10＝100(倍)。

(3)聚光器:装在载物台的下方,可聚集光线,增强视野的亮度。在聚光器后方的左侧有聚光器调节螺旋,可使聚光器升降,从而调节视野的亮度。聚光器的底部装有光圈,可开大或缩小,控制光线量。

(4)反光镜:位于聚光器下方,可以任意方向转动。它有平、凹两面,其作用是将光源的光线反射进入物镜。凹面镜有聚光作用,在光线较弱时使用,光线较强时则选用平面镜(新型光学显微镜自带光源,没有反光镜)。

(二)显微镜的使用方法

1. 取镜和放置 显微镜平时存放在箱子中,用时从箱子中取出,右手紧握镜臂,左手托住镜座,使显微镜保持直立、平稳,将显微镜轻放于自己座位前方的实验台上偏左侧,镜座后端距台边 7~10cm 为宜。

2. 对光 用拇指和示指移动旋转器(切忌手持物镜移动),使低倍镜对准镜台的通光孔(听到"嚓"声时,说明物镜光轴已对准镜筒中心)。打开光圈,上升集光器,并将反光镜转向光源,左眼在目镜上观察(双目显微镜则双眼在目镜上观察),同时调节反光镜方向,直到视野内的光线均匀明亮为止(自带光源的新型光学显微镜打开光源开关,左眼或双眼在目镜上观察,调节光圈大小,直到视野内光线均匀明亮)。

对好光的显微镜,要避免移动,若有移动,须重新对光。

3. 低倍镜的使用

(1)放置玻片标本:将玻片标本放在载物台上,有盖玻片的一面朝上,用玻片夹夹住,然后旋转推片器螺旋,将玻片标本要观察的部位调到通光孔的正中。

(2)调节焦距:转动粗调节器,使载物台缓慢上升至物镜距标本约 5mm 处(在上升载物台时,切勿在目镜上观察,一定要从右侧看着载物台上升,以免上升过多,造成镜头或标本片的损坏),两眼同时睁开,用左眼在目镜上观察,顺时针方向缓慢转动粗调节器,使载物台缓慢下降,直到视野中出现清晰的物像为止。

如果物像不在视野中心,可调节推片器,将其调到中心(注意移动玻片的方向与视野物像移动的方向是相反的)。如果视野内的亮度不合适,可通过升降集光器的位置或控制光圈的大小来调节。如果在调节焦距时,镜台下降超过工作距离(>5.40mm)而未见到物像,说明此次操作失败,则应重复上述操作直至物像清晰。

4. 高倍镜的使用

(1)选好目标:先在低倍镜下将需进一步观察的部位调到中心,同时将物像调节到最清晰的程度,才能进行高倍镜的观察。

(2)转动转换器,将高倍镜头对准通光孔。转换高倍镜时转动速度要慢,并从侧面进行观察(防止高倍镜头碰撞玻片),若高倍镜头碰到玻片,说明低倍镜的焦距没有调好,应重新操作。

（3）调节焦距:转换好高倍镜后,用左眼在目镜上观察(此时一般能见到一个不太清楚的物像),逆时针慢慢转动细调节器即可获得清晰的物像(此时切勿使用粗调节器)。

如果视野的亮度不合适,可用集光器和光圈加以调节,如果需要更换玻片标本,必须转动转换器回到低倍镜,方可取下玻片标本。

（三）细胞结构的观察

1. 肉眼观察　切片呈长条状、方形或环形。

2. 低倍镜观察　切片中可见大量细胞聚集,H-E 染色染成紫蓝色的是细胞核,细胞质染成粉红色。选择典型的细胞,调整视野,高倍镜观察。

3. 高倍镜观察　细胞结构清晰可见,可见细胞的三层结构,细胞中央染成紫蓝色的是细胞核,细胞核常为圆形或卵圆形;细胞核的周围染成粉红色的是细胞质;将细胞质包围起来的是细胞膜,细胞膜很薄,紧贴细胞质,光镜下很难将其与细胞质分开。

（四）使用显微镜的注意事项

1. 取送显微镜时,应轻拿轻放,切勿斜提和前后摆动,以免部件脱落。

2. 不可随便取出目镜,以免落入灰尘,影响观察效果。

3. 光学部件若有不洁,应用擦镜纸擦拭,切不可用纱布、手帕及其他纸张擦拭,以免磨损镜面。防止水、酒精、腐蚀性药品污染显微镜。

4. 显微镜使用完毕后,将最短的物镜转至载物台中央或物镜呈"八"字形固定好,将载物台、聚光器等移至最低位置,关闭光圈,放回显微镜箱。

【作业】

1. 写出图实 1-1 显微镜的结构。

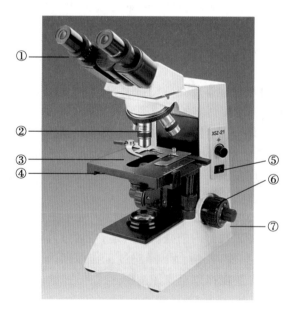

图实 1-1　显微镜

2. 绘出高倍镜下细胞的基本结构,标出细胞膜、细胞质与细胞核。

（张海玲）

实验 2 基 本 组 织

【实验目的】

1. 在光学显微镜下观察、辨认各类上皮的组织结构特点。
2. 在光学显微镜下观察、辨认疏松结缔组织中各种细胞和纤维。
3. 在光学显微镜下观察、辨认平滑肌纵、横切面的形态结构。
4. 在光学显微镜下观察、辨认神经元的结构和特点。

【实验材料】

1. 胆囊切片(H-E 染色)。
2. 食管横切片(H-E 染色)。
3. 气管切片(H-E 染色)。
4. 疏松结缔组织铺片(经台盼蓝处理 H-E 染色)。
5. 平滑肌切片(H-E 染色)。
6. 骨骼肌切片(H-E 染色)。
7. 心肌切片(H-E 染色)。
8. 脊髓横切片(H-E 染色)。
9. 神经的纵切片(H-E 染色)。
10. 运动终板切片(特殊染色)。

【实验内容与方法】

1. 单层柱状上皮

(1) 肉眼观察:切片呈长条形,染成蓝紫色的部分是胆囊内面的上皮。将此层放于通光孔中央。先用低倍镜观察。

(2) 低倍镜观察:胆囊壁的内面凹凸不平。内面的上皮是单层柱状上皮,选择结构典型的上皮移至视野中央,换高倍镜观察。

(3) 高倍镜观察:上皮细胞呈柱状,排列紧密。细胞质染成粉红色,细胞核呈椭圆形,位于细胞的基底部,染成深蓝色。所有上皮细胞的细胞核基本位于同一平面上。紧贴上皮细胞基底面的粉红色细线为基膜的切面。

2. 复层扁平上皮

(1) 肉眼观察:切片呈环形,靠近管腔面有一层紫蓝色区域即为食管上皮。

(2) 低倍镜观察:食管上皮是复层扁平上皮,上皮细胞排列紧密,层次较多,从深部至表面染色逐渐变浅。选一段结构清晰的部位,移至视野中央,换高倍镜观察。

(3) 高倍镜观察:表层细胞呈扁平形,细胞核呈卵圆形,中间层细胞呈多边形,细胞核为圆形,细胞界限清晰,基底层细胞呈立方形或矮柱状,细胞核为椭圆形,染色较深,细胞整齐地沿基膜排列。

3. 疏松结缔组织铺片

（1）肉眼观察：标本染成淡紫红色。纤维互相交织成网状。选择标本较薄的部分进行低倍镜观察。

（2）低倍镜观察：在视野内的纤维互相交织成网，细胞分散在纤维之间。胶原纤维呈淡红色，粗细不等，有的弯曲呈波纹状；弹性纤维呈暗红色，较细而直并交织成网。选择细胞和纤维分布均匀、结构清晰的部位，移至视野中央，换高倍镜观察。

（3）高倍镜观察：成纤维细胞的数量较多，胞体较大，多呈星形或梭形，细胞质染成较浅的淡红色，所以细胞轮廓不甚清楚（想想这是为什么）。细胞核是椭圆形，染成紫蓝色。巨噬细胞的外形不规则，细胞质中含有吞噬的台盼蓝颗粒（颗粒呈蓝色），细胞核较成纤维细胞的细胞核略小，呈圆形，染成深紫蓝色。肥大细胞常成群分布于小血管周围，胞体多为椭圆形，核圆形或卵圆形，胞质中充满粗大的异染性颗粒。

4. 平滑肌

（1）肉眼观察：切片中染色最红的部分，是平滑肌层。

（2）低倍镜观察：平滑肌层较厚，肌纤维排列成内、外两层。外层为许多大、小不等的圆形结构，是平滑肌纤维的横断面；内层为许多长梭形结构，是平滑肌纤维的纵切面。两层之间有少量疏松结缔组织。选择平滑肌纤维纵、横切面最典型的部位，移至视野中央，换高倍镜观察。

（3）高倍镜观察：平滑肌纤维的横切面呈圆形，大小不等，其中断面较大的，在中央部有圆形的细胞核，细胞核的周围有红色的肌质；而断面较小的，只含有肌质，而看不到细胞核。平滑肌纤维的纵切面呈长梭形，染成红色。细胞核呈椭圆形，位居肌纤维的中央，染成紫蓝色。

5. 多极神经元

（1）肉眼观察：标本呈椭圆形，中央深染的部分为灰质，周围浅染的部分为白质。

（2）低倍镜观察：灰质较宽处为前角，内可见深黄色多突起的细胞，即多极神经元。而小而圆的是神经胶质细胞的胞核。选一个突起较多，有细胞核的神经元，移至视野中央，换高倍镜观察。

（3）高倍镜观察：多极神经元的胞体不规则，可呈星形、锥体形，可见自胞体发出的根部，细胞核位于中央，染色浅。胞质内含许多不规则的染成深蓝色的小块即尼氏体。移动视野至淡染色区域的白质，可见神经纤维束的横切面。

6. 示教

（1）假复层纤毛柱状上皮

（2）透明软骨

（3）骨骼肌

（4）心肌

（5）有髓神经纤维

（6）运动终板

【作业】

1. 课堂完成　学生相互考核评定。

（1）仔细观察每张玻片标本。

（2）选一段外形整齐、结构典型的单层柱状上皮,在高倍镜下绘图,同时注明上皮细胞的游离面、基底面、细胞质和细胞核。

（3）选择一个结构比较典型的多级神经元,绘出高倍镜下结构图,并注明神经元胞体、细胞质、尼氏体、细胞核和突起。

2. 课后完成

（1）写出图实 2-1 中数字所标示的结构名称。

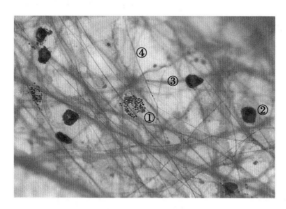

图实 2-1　疏松结缔组织光镜图

（2）在图实 2-2 中分别标出神经元胞体、细胞核、尼氏体、树突和轴突。

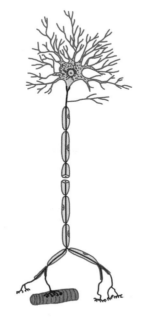

图实 2-2　运动神经元模式图

（张娟娟）

实验 3 骨学总论、躯干骨、颅骨

【实验目的】

1. 在标本或模型上观察骨辨认的形态、构造。
2. 在标本或模型上观察躯干骨的组成和功能,椎骨的一般形态和各部椎骨的特征。
3. 在标本或模型上观察辨认胸骨的形态结构,胸骨角的位置和临床意义。
4. 在标本或模型上观察辨认躯干骨的骨性标志。
5. 在标本或模型上观察辨认颅的组成。
6. 在标本或模型上观察辨认颅底内、外面观和颅的前面、侧面和上面观的结构。
7. 在标本或模型上观察辨认骨性鼻旁窦的位置。
8. 在标本或模型上观察辨认脑颅、面颅各主要骨的名称、位置。
9. 在标本或模型上观察骨性鼻腔的位置、形态和重要结构。

【实验材料】

1. 全身骨架标本或模型。
2. 颈椎、寰椎、枢椎、胸椎、腰椎、骶骨、肋骨、胸骨标本或模型。
3. 分离的脑颅骨 8 块、面颅骨 15 块和完整的全颅骨标本或模型。
4. 经颅腔的水平切面标本或模型。
5. 颅正中矢状切面标本或模型。

【实验内容及方法】

1. 观察胸骨标本或模型,描述椎骨的一般形态结构。
2. 观察颈椎、胸椎、腰椎,识别其形态特点。
3. 观察肋骨和胸骨,并指出其主要结构。
4. 在活体上确认以下骨性标志:第 7 颈椎棘突、颈静脉切迹、胸骨角、肋弓。
5. 在整颅标本、颅的水平切面标本上观察并辨认颅的分部及各颅骨的位置。
6. 在整颅标本、颅的水平切面标本上观察并辨认颅各面的主要形态和结构。
7. 在下颌骨标本上确认下颌骨的形态和结构。
8. 观察新生儿颅标本,确认其形态特点。

【作业】

1. 课堂完成 学生相互考核评定。
在活体上触摸,确认枕外隆凸、乳突、颧弓、下颌角等重要骨性标志。
2. 课后完成 填写图实 3-1~图实 3-4 所标示结构的名称。

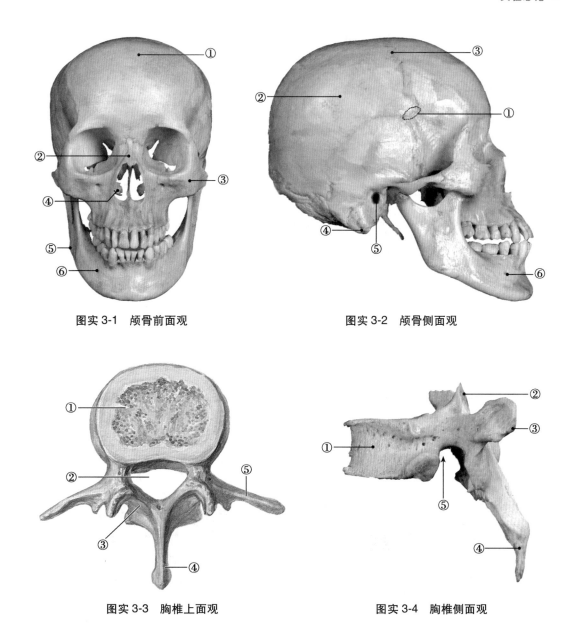

图实 3-1　颅骨前面观

图实 3-2　颅骨侧面观

图实 3-3　胸椎上面观

图实 3-4　胸椎侧面观

（吴　波）

实验 4　上肢骨和下肢骨

【实验目的】

1. 在标本或模型上辨认上肢骨和下肢骨的骨性标志。
2. 在标本或模型上辨认肱骨、前臂骨的形态、位置和主要结构。
3. 在标本或模型上辨认腕骨的排列顺序。
4. 在标本或模型上辨认髋骨的位置、形态和各部的主要结构。
5. 在标本或模型上辨认股骨的位置、形成和结构。

6. 在标本或模型上辨认各跗骨的位置关系。

7. 在标本或模型上辨认髌骨的位置、小腿的位置、形态和结构。

【实验材料】

1. 全身骨架标本或模型。

2. 锁骨、肩胛骨、肱骨、桡骨、尺骨、手骨标本或模型。

3. 髋骨、股骨、髌骨、胫骨、腓骨、足骨标本或模型。

【实验内容及方法】

1. 在人体骨架标本或模型上,辨认上肢各骨,观察其位置与毗邻。

2. 观察锁骨、肩胛骨、肱骨、尺骨、桡骨标本或模型,指出其形态及主要结构。

3. 活体确认锁骨、肩峰、肩胛冈、肩胛骨下角、肱骨内、外上髁、桡骨和尺骨茎突等骨性标志。

4. 在人体骨架标本或模型上,辨认下肢各骨,并观察其位置及毗邻。

5. 观察髋骨、股骨、胫骨、腓骨标本或模型,并辨认其形态及主要结构。

【作业】

1. 课堂完成　学生相互考核评定。

在活体上触摸,确认髂嵴、髂前上棘、坐骨结节、大转子、胫骨粗隆、跟骨结节和内、外踝等骨性标志。

2. 课后完成　填写图实 4-1~图实 4-4 所标示结构的名称。

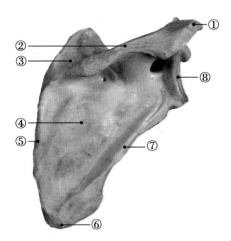

图实 4-1　肩胛骨后面观

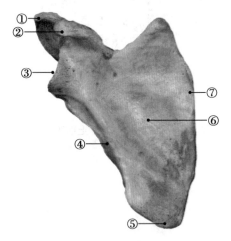

图实 4-2　肩胛骨前面观

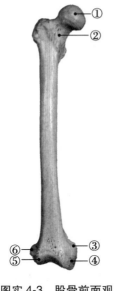

图实 4-3　股骨前面观

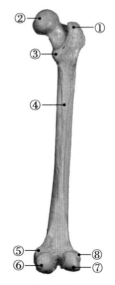

图实 4-4　股骨后面观

（吴　波）

实验 5　骨连结和骨骼肌

【实验目的】

1. 在标本或模型上辨认骨连结的分类和名称。
2. 在标本或模型上辨认脊柱与胸廓的组成及其形态特征。
3. 在标本或模型上辨认六大关节(肩、肘、腕、髋、膝和踝关节)的形态、结构特点和运动方式。
4. 在标本或模型上辨认骨盆的组成与正常方位、分部与性别差异。
5. 在标本或模型上辨认膈的位置、形态及三个裂孔的位置及穿行结构。
6. 在标本或模型上辨认肌的形态、起止和辅助结构和全身肌的配布。
7. 在标本或模型上辨认四肢各肌群的形态结构、躯干各主要骨骼肌的位置、形态。
8. 在标本或模型上辨认颞下颌关节、颅与脊柱间的连接。

【实验材料】

1. 人体骨架标本或模型。
2. 四肢骨标本或模型。
3. 肩关节、肘关节、桡腕关节、髋关节、膝关节、距小腿关节、骨盆标本或模型。
4. 全身肌标本或模型。
5. 上肢肌标本或模型。
6. 下肢肌标本或模型。

【实验内容及方法】

1. 观察椎骨的连结标本,识别椎间盘的位置、结构和各韧带、关节的位置、形态。

2. 在人体骨架标本上,观察胸廓的组成、形态及肋的连结。

3. 取颞下颌关节标本,观察颞下颌关节的组成和结构。

4. 在纵向切开关节囊前壁或后壁的肩关节标本上观察它的组成和特点。

5. 在横向切开关节囊的肘关节标本和肘关节矢状切面标本上观察它的组成和特点。

6. 观察桡腕关节的额状切开标本,指出它的组成和特点。

7. 在骨盆标本或模型上观察骶髂关节和耻骨联合结构特点,并观察骨盆的组成、大小骨盆的分界及耻骨弓的构成。

8. 观察关节囊环行切开的髋关节标本观察髋关节的组成和结构特点。

9. 在关节囊前壁切开、后壁横向切开的膝关节标本上观察膝关节的组成和结构特点。

10. 在距小腿关节的标本上观察距小腿关节的组成和结构特点。

11. 在全身肌标本或模型上观察头颈肌和躯干肌的分部与分群,指出胸锁乳突肌、胸大肌、前锯肌、膈、背阔肌、斜方肌、竖脊肌、腹直肌、腹外斜肌、腹内斜肌、腹横肌的位置、起止和功能。

12. 观察上、下肢肌标本,指出三角肌、肱二头肌、肱三头肌、臀大肌、梨状肌、股四头肌、缝匠肌、小腿三头肌的位置、起止和功能。

【作业】

1. 课堂完成　学生相互考核评定。

在活体上进行观察,确认胸锁乳突肌、胸大肌、咬肌、背阔肌、三角肌、肱二头肌、臀大肌、小腿三头肌等重要肌性标志。

2. 课后完成　填写图实 5-1 所标示结构的名称。

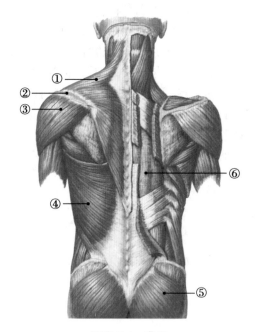

图实 5-1　背肌

（吴　波）

实验6 消化系统解剖

【实验目的】

1. 在标本或模型上观察和辨认消化系统的组成,消化管各段的位置、连续关系、形态及结构。

2. 在标本或模型上正确指出胸部标志线、腹部分区;辨认男、女性腹膜腔最低位置。

3. 树立科学的观点和正确的态度,认真观察标本、模型。

【实验材料】

1. 消化系统概观标本或模型。

2. 腹腔解剖标本或模型。

3. 人体半身模型。

4. 头颈部正中矢状切面标本或模型。

5. 各类牙的标本或模型。

6. 消化管各段离体切开标本或模型。

7. 消化腺离体标本。

8. 腹膜标本或模型。

9. 男、女盆腔正中矢状切面标本或模型。

10. 肝的离体标本或模型,肝、胆、胰腺和十二指肠标本或模型。

【实验内容和方法】

1. 在消化系统概观模型和人体半身模型上,观察消化系统的组成及上消化管各段的连通关系。

2. 对照口腔模型,在活体采取对镜自查或互查的方法,观察下列结构:

(1) 辨认人中和鼻唇沟,在颊黏膜上寻找腮腺导管的开口。

(2) 区分硬腭和软腭,辨认腭垂、腭舌弓、腭咽弓等结构,观察咽峡的组成,指出腭扁桃体的位置。

(3) 观察舌的形态和分部,指出舌乳头、舌系带、舌下阜和舌下襞。

(4) 在活体上观察牙的排列、牙冠及牙龈;对照牙模型,辨认牙的形态、构造和牙周组织。

3. 在头颈部正中矢状切面标本或模型上,观察咽的位置、形态和分部,寻认咽与鼻腔、中耳、口腔、喉腔和食管的连通关系以及咽鼓管圆枕、咽隐窝、梨状隐窝。

4. 在离体食管标本上,观察食管的形态、食管的3个狭窄,测量食管的长度;在消化系统概观标本或模型上,观察食管的位置和分部及3个狭窄的位置。

5. 在胃的离体标本上或模型上,确认胃的位置和毗邻,观察胃的形态、分部;在切开的胃模型上,辨认胃的黏膜,皱襞,胃小凹和幽门括约肌等结构。

6. 在腹腔解剖标本上,观察小肠的位置和分部,确认十二指肠与胰头的关系,辨认十二指肠大乳头和胆总管的开口,区别空肠和回肠。

7. 在腹腔、盆腔解剖模型上,观察大肠的位置和分部;结合活体确认阑尾根部体表投影的位置;指出结肠带、结肠袋和肠脂垂。

8. 在正中矢状切面标本或模型上,观察直肠的位置和弯曲,注意直肠邻近器官的性别差异,在直肠、肛管切开标本或模型上,观察直肠横襞、肛柱、肛瓣、肛窦、齿状线的形态和肛门内、外括约肌的位置。

9. 在标本或模型上观察肝的位置、形态、结构和分部,辨认出入肝门的结构;观察胆囊的位置、形态和分部以及输胆管道的组成;确认肝和胆囊底的体表投影。

10. 在腹膜后间隙器官标本上,观察胰的位置、形态和分部,辨认胰管与胆总管的关系。

11. 在腹膜标本或模型上,观察脏、壁腹膜的配布和腹膜腔的形成;观察大、小网膜的位置;分别在男、女盆腔正中矢状切面模型上,确认直肠膀胱陷凹和直肠子宫陷凹、膀胱子宫陷凹。

【作业】

1. 课堂完成　学生相互考核评定。

在模型上指出和说出上、下消化道的结构。

2. 课后完成　填写图实 6-1 所标示结构的名称。

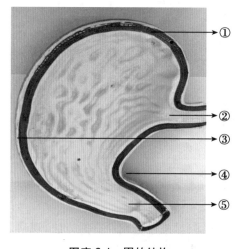

图实 6-1　胃的结构

（陈秀文）

实验 7　消化系统微细结构

【实验目的】

1. 在光学显微镜下观察辨认消化管各段黏膜的结构特点。

2. 在光学显微镜下观察辨认肝、胰的微细结构。

3. 树立科学的观点和正确的态度,认真观察标本、模型。

【实验材料】

1. 食管横切片。

2. 胃底切片。

3. 空肠或回肠切片。

4. 肝切片。

5. 胰切片。

【实验内容和方法】

1. 食管横切片(H-E 染色)

(1) 肉眼观察:管腔呈不规则的缝隙状,管壁近腔面染成紫蓝色的部分为黏膜,其深部由内向外浅红色的部分为黏膜下层,染成红色的为肌层,外膜不易看出。

(2) 低倍镜观察:边看边移动切片,分清管壁的 4 层结构,管腔由内向外依次辨认黏膜、黏膜下层、肌层和外膜,注意观察各层结构的特点。

2. 胃底切片(H-E 染色)

(1) 肉眼观察:表面不光滑并染成紫蓝色的部分为黏膜,其深部染成红色部分依次为黏膜下层和肌层,外膜不易看出。

(2) 低倍镜观察:辨认胃壁的 4 层结构,重点观察黏膜。

1) 黏膜:辨认胃小凹、单层柱状上皮,细胞界限清楚,细胞核呈卵圆形,位于细胞的基底部,固有层内有大量的胃底腺。

2) 黏膜下层:染色较浅,为疏松结组织,内含血管和神经。

3) 肌层:较厚,由 3 层平滑肌构成。

4) 外膜:为浆膜。

(3) 高倍镜观察:仔细观察胃底腺,辨认主细胞和壁细胞的形态结构。

1) 主细胞:多位于胃底腺的中、下部,数量较多,细胞呈柱状,细胞核圆形位于基底部,细胞质呈淡蓝色。

2) 壁细胞:多位于胃底腺的上、中部,细胞较大,呈圆形或锥体形,细胞核圆形位于中央,细胞质呈红色。

3. 空肠或回肠切片(H-E 染色)

(1) 肉眼观察:凹凸不平染成淡紫红色的部分为黏膜,由其向外依次为黏膜下层、肌层和外膜。

(2) 低倍镜观察:表面有许多指状突起为线毛,固有层含有肠腺和淋巴组织。黏膜下层为结缔组织,含有血管和神经。肌层由内环外纵两层平滑肌构成。外膜为浆膜。

(3) 高倍镜观察:绒毛的表面由单层柱状上皮细胞和少量杯状细胞构成,柱状细胞游离面可见纹状缘,即微绒毛。绒毛中央的固有层含有毛细血管和散在的平滑肌。绒毛的中轴常可见由内皮细胞围成空腔,此为中央乳糜管。

4. 肝切片(H-E 染色)

(1) 低倍镜:观察肝的被膜和肝小叶,辨认中央静脉、肝索、肝血窦及肝门管区。

(2) 高倍镜:选择典型的肝小叶和肝门管区观察。

1) 肝小叶:观察中央静脉,其管壁不完整与肝血窦相通。肝索由肝细胞构成,肝细胞体积较大,呈多边形。细胞核圆形,1 个或 2 个,位于细胞中央,核仁明显。肝血窦位于肝索之间,窦壁的内皮细胞与肝细胞相贴,细胞核扁小,染色较深。

2) 肝门管区:由结缔组织构成,其中的小叶间胆管的管腔小,管壁由单层立方上皮构成,细胞核圆形,染成紫蓝色。小叶间动脉管腔小而圆,管壁厚,有少量染成红色的环行平滑肌。小叶间静脉管腔大面不规则,管壁薄,着色较浅。

5. 胰腺切片(H-E 染色)

(1) 肉眼观察:染色较深的部分为外分泌部,其内有染色较浅的散在小区,为胰岛。

(2) 低倍镜观察:胰的外分泌部主要由腺泡构成,在腺泡之间的结缔组织内含有导管和血管。

1) 腺泡:为浆液性腺泡,腺细胞的细胞质着红色,细胞核呈圆形,呈紫蓝色。

2) 胰岛:为染色较淡的细胞团,大小不等。

(3) 高倍镜观察

1) 腺泡:由单层锥体形细胞构成,细胞顶部染色较淡,其底部染色较深,细胞核位于细胞的基底部。

2) 导管:由单层上皮构成,多位于结缔组织内。

3) 胰岛:细胞染色浅淡,排列不规则,胰岛内有丰富的毛细血管。

【作业】

1. 高倍镜观察空肠切片(H-E 染色) 绘图并指出小肠绒毛、小肠腺、黏膜下层的结构。

2. 高倍镜观察肝切片(H-E 染色) 绘图并指出肝门管区的结构:小叶间动脉、小叶间静脉、小叶间胆管。

(陈秀文)

实验 8　呼吸系统解剖

【实验目的】

1. 在标本或模型上观察和辨认呼吸系统的组成及位置。

2. 在标本或模型上观察和辨认鼻腔的结构、鼻旁窦的位置及开口部位。

3. 在标本或模型上观察和辨认喉的位置及毗邻、喉腔的分部。

4. 在标本或模型上观察和辨认气管的位置、毗邻及其分支;左、右主支气管的区别。

5. 在标本或模型上观察和辨认肺的位置、形态结构。

6. 在标本或模型上观察和辨认肋膈隐窝的位置。

7. 树立科学的观点和正确的态度,认真观察标本、模型。

【实验材料】

1. 呼吸系统概观标本或模型。

2. 头颈部正中矢状切标本或模型。

3. 鼻旁窦标本和模型。

4. 喉软骨、喉标本或模型。

5. 气管、支气管标本和模型。

6. 双肺标本和模型。

7. 纵隔模型。

【实验内容与方法】

1. 在呼吸系统概观标本或模型上,观察呼吸系统的组成,注意各器官之间的连通关系。

2. 在活体上观察外鼻的外形。在头颈正中矢状面标本或模型上,观察鼻腔的位置、形态及结构,指出鼻腔、鼻甲、鼻道、鼻中隔。

3. 在活体上观察喉的位置及吞咽时喉的运动。取喉的离体标本或模型,观察各喉软骨的结构,喉的分部,前庭襞和声襞的位置和形态;比较前庭裂和声门裂的大小。在活体上摸辨:甲状软骨、喉结、环状软骨前部。

4. 取气管与主支气管标本或模型,观察气管后壁形态,比较左、右主支气管的特点。

5. 取左、右肺标本或模型,观察肺的形态,裂缝及其分叶,比较两肺的相同和不同点。在半身模型上观察肺的位置、肺尖、肺前缘的形态及毗邻关系。

6. 取纵隔模型或标本,观察胸膜的分部和各部的转折关系,指出肋膈隐窝;观察胸膜下界与肺下界的体表投影;指出纵隔的境界和内容。

【作业】

1. 课堂完成　学生相互考核评定。

在标本或模型上指出下列结构:上鼻甲、中鼻甲、下鼻甲、上鼻道、中鼻道、下鼻道、蝶筛隐窝、上颌窦、额窦、筛窦、蝶窦、甲状软骨、环状软骨、会厌软骨、杓状软骨、喉口、前庭襞、声襞、喉前庭、喉中间腔、声门下腔、气管、气管杈、左主支气管、右主支气管、肺尖、肺底、肺门、心切迹、肋膈隐窝、纵隔。

2. 课后完成　填写图实 8-1 所标示结构的名称。

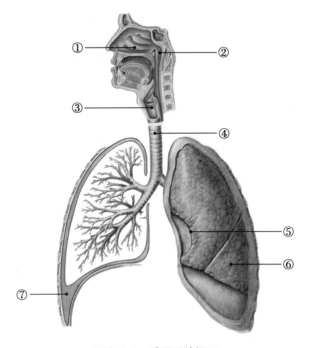

图实 8-1　呼吸系统概况

（占小多）

实验 9　呼吸系统微细结构

【实验目的】

1. 在光学显微镜下观察、辨认气管的微细结构。
2. 在光学显微镜下观察、辨认肺的微细结构。
3. 树立科学的观点和正确的态度，认真观察标本、模型。

【实验材料】

1. 气管（横）切片（H-E 染色）。
2. 肺切片（H-E 染色）。

【实验内容与方法】

1. 气管（横切）切片观察

（1）肉眼观察：切片呈环形，腔面紫红色为黏膜，外膜较厚，染成淡红色。

（2）低倍镜观察：靠近管腔呈淡紫红色区域为黏膜层，其上皮为假复层纤毛柱状上皮。黏膜层与透明软骨之间淡红色的区域为黏膜下层，由疏松结缔组织组成，内有较多的混合性腺。外膜较厚，由透明软骨及外周的平滑肌构成。

（3）高倍镜观察：黏膜由假复层纤毛柱状上皮和固有层构成，上皮染成紫红色，游离面可见明显刷状缘；黏膜下层与固有层与外膜无明显界限，混合性腺体较多，其细胞核排列似花环状；外膜由透明软骨、平滑肌及结缔组织构成，软骨陷窝明显可辨。

2. 肺切片观察

（1）肉眼观察：结构疏松呈蜂窝状，大部分为肺的呼吸部，其间较大的腔隙为血管和支气管的断面。支气管断面管内壁染为紫色，管腔内干净无充填物；血管管腔内可见红色团块状的血液凝块充填。

（2）低倍镜观察：肺实质中可见许多染色较深、形态不规则的呈空泡状的肺泡；肺泡之间的结缔组织为肺泡隔；镜下可见小支气管及其各级分支的断面。

1）小支气管：是切片中管径最粗、管壁最厚的管道；黏膜突入管腔形成皱襞，上皮为假复层纤毛柱状上皮，杯状细胞较少；黏膜深层与软骨碎片之间有间断的红色环形平滑肌束；黏膜下层薄，较少或无混合性腺；外膜中有大小不等的紫蓝色透明软骨碎片、红色平滑肌束。

2）细支气管：管腔变小，管壁变薄，分层不明显；黏膜形成皱襞突入管腔，上皮渐变为单层纤毛柱状上皮；杯状细胞、混合性腺及软骨片很少或消失，环行平滑肌增多。

3）呼吸性细支气管：管壁上出现少量肺泡开口，故管壁不完整；上皮为单层立方上皮，其深面有少量结缔组织与环形平滑肌。

4）肺泡：切片上所见的许多半球形薄壁小囊泡，是肺泡；上皮细胞外形不明显。

（3）高倍镜观察：肺泡主要由两种细胞组成。Ⅰ型肺泡细胞，数量多，细胞扁平，胞质部极薄，可根据其面向肺泡腔的扁平核分辨；Ⅱ型肺泡细胞散在分布，细胞呈立方形或圆形，核大而圆，胞质染色浅。

【作业】

1. 绘出高倍镜下气管结构。
2. 绘出低倍镜下肺的结构。

（占小多）

实验 10　泌尿系统解剖

【实验目的】

1. 在标本或模型上观察和辨认泌尿系统的组成和肾的位置、形态、被膜与结构。
2. 在标本或模型上观察和辨认输尿管的行程和狭窄部位。
3. 在标本或模型上观察和辨认膀胱的形态、位置、毗邻和膀胱三角。
4. 在标本或模型上观察和辨认女性尿道的毗邻、特点和开口部位。
5. 树立科学的观点和正确的态度，认真观察标本、模型。

【实验材料】

1. 男、女性泌尿生殖系统概观标本或模型。
2. 离体肾、肾的剖面结构标本或模型。
3. 腹膜后间隙的器官标本或模型。
4. 通过肾中部的腹后壁横切标本或模型。
5. 男、女骨盆腔正中矢状切面标本或模型。
6. 离体膀胱标本或模型。
7. 女阴标本或模型。

【实验内容与方法】

1. 取男、女泌尿生殖系概观标本或模型，观察泌尿系统的组成及各器官的连续关系。

2. 在离体肾和腹膜后间隙的器官标本或模型上观察肾的位置和形态，在观察中，注意比较左、右肾的位置差异及各自与第 12 肋的关系；观察肾门的位置，辨认出、入肾门的肾动脉、肾静脉及肾盂与输尿管的移行关系。

3. 取肾的剖面标本或模型，分辨肾皮质、肾髓质的构造和特点；观察肾窦及内容物，注意肾盂与肾大盏和肾小盏的连属关系。

4. 取泌尿生殖系统概观标本或模型，结合腹膜后间隙的器官标本或模型，寻认输尿管，并追踪观察其行程，注意辨认其三个狭窄部位。

5. 取膀胱离体标本或模型，结合男、女性盆腔正中矢状切面标本或模型，观察膀胱的形态、位置和毗邻；取切开膀胱壁的标本或模型，寻认输尿管的开口和尿道内口，观察各口的形态和膀胱三角的黏膜特点。

6. 取女性盆腔正中矢状切面标本或模型，观察女性尿道的行程、毗邻、形态特点和尿道外口的位置。

7. 取女阴标本或模型观察、辨认阴道口和尿道外口的关系。

【作业】

1. 课堂完成　学生相互考核评定。

在标本上指出下列结构:肾门、肾窦、肾蒂、肾皮质、肾柱、肾髓质、肾锥体、肾乳头、肾小盏、肾大盏、肾盂、输尿管三处狭窄、膀胱尖、膀胱体、膀胱底、膀胱颈、膀胱三角、女性尿道外口。

2. 课后完成　填写图实 10-1 所标示结构的名称。

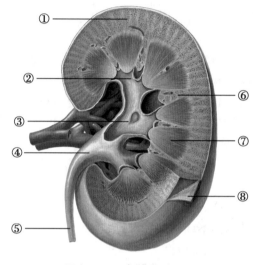

图实 10-1　肾的剖面结构

（陈文苑）

实验 11　泌尿系统微细结构

【实验目的】

1. 在光学显微镜下观察、辨认肾单位的微细结构。
2. 树立科学的观点和正确的态度,认真观察标本、模型。

【实验材料】

1. 肾切片(H-E 染色)。
2. 膀胱切片(H-E 染色)。

【实验内容与方法】

1. 肾切片观察

（1）肉眼观察:表层染色较深的部分是皮质,深层染色较浅的部分是髓质。

（2）低倍镜观察:皮质内红色圆形结构是肾小体的断面,其周围密集的管腔是近端小管曲部和远端小管曲部;深面无肾小体的部分是髓质,其内的各种管腔是近端小管直部、细段、远端小管直部和集合管的断面。

（3）高倍镜观察

1）肾小体：由血管球和肾小囊构成。血管球染成红色，为一团盘曲成球的毛细血管，管壁难辨认；肾小囊脏层与毛细血管壁紧贴不易分清，壁层为单层扁平上皮，两层间的透明腔隙为肾小囊腔。

2）近端小管曲部：管壁厚，管腔较小不规则，上皮细胞为锥体形，胞质染成红色，相邻细胞间的界限不清晰，游离面有红色的刷状缘。

3）远端小管曲部：管腔较大而规则，上皮细胞为立方形，排列紧密，界限清晰，胞质染成淡红色。

4）细段：管腔小，管壁薄，由单层扁平上皮构成，胞质染成淡红色。

5）集合小管：管腔较大，上皮细胞因部位不同可呈立方形或低柱状，界限清楚。

2. 示教膀胱组织结构。

【作业】

在高倍镜下绘出肾小体的结构，注明血管球、肾小囊壁层、肾小囊腔。

（陈文苑）

实验 12　生殖系统解剖

【实验目的】

1. 能在标本或模型上观察辨认男性、女性生殖系统各器官的位置、形态和结构。
2. 树立科学的观点和正确的态度，严肃认真观察标本、模型。

【实验材料】

1. 男、女性生殖系统概观标本或模型。
2. 睾丸、附睾和阴茎剖开标本或模型。
3. 女性内生殖器解剖标本或模型。
4. 女阴标本或模型。
5. 男、女骨盆腔正中矢状切面标本或模型。
6. 女性乳房解剖标本或模型。
7. 男、女会阴肌标本或模型。
8. 睾丸切片（H-E 染色）。

【实验内容和方法】

1. 在男性生殖器官的全貌和离体标本或模型上观察：睾丸、附睾的形态位置；射精管、精囊、前列腺、尿道球腺的形态，位置及相互关系，理解精液的组成。

2. 在男性正中矢状切面、离体标本或模型上观察阴茎和阴囊的构成；男性尿道的分部、弯曲及狭窄部位。

3. 在女性盆腔标本、内生殖器解剖标本和盆腔正中矢状切标本或模型上观察：①卵巢的位置形态;②输卵管的位置、形态和分部及各部分的形态特征;③子宫的位置、毗邻和固定装置,子宫的形态、分部,子宫腔的连通关系;④阴道的位置、毗邻,查看阴道穹的构成及其与直肠子宫陷凹的关系。

4. 取女阴标本或模型观察、辨认阴阜、大阴唇、小阴唇、阴道前庭、阴蒂的位置形态,注意阴道口和尿道外口的关系。

5. 取会阴肌标本或模型,观察会阴的范围,狭义会阴的位置以及广义会阴前后两部分通过的结构。

【作业】

1. 课堂完成　学生相互考核评定。

结合标本或模型,说出男性尿道与女性尿道的异同,男性与女性在插尿管应用中如何把握尿道特点?

2. 课后完成　填写图实 12-1 所标示结构的名称。

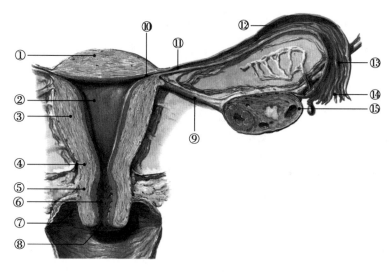

图实 12-1　子宫和输卵管

（黄永存）

实验 13　生殖系统微细结构

【实验目的】

1. 在光学显微镜下观察、辨认睾丸、卵巢、子宫壁的组织结构。

2. 树立科学的观点和正确的态度,严肃认真观察标本、模型。

【实验材料】

1. 睾丸切片(H-E 染色)。

2. 卵巢切片(H-E 染色)。

3. 子宫壁切片(H-E 染色)。

【实验内容和方法】

1. 睾丸切片

（1）肉眼观察:周边红色带为白膜,内部为睾丸实质。

（2）低倍镜观察:在睾丸实质内可见许多精曲小管的断面,精曲小管断面之间的结缔组织为睾丸间质。

（3）高倍镜观察:精曲小管管腔小、管壁厚、由多层细胞构成。在靠近基膜处有许多体积小、核圆、染色较深的精原细胞;在管腔侧可见被染成蓝色蝌蚪形的精子;在睾丸间质内,可见单个或成群分布、呈圆形或多边形的睾丸间质细胞。

2. 卵巢切片

（1）低倍镜观察:卵巢皮质位于卵巢的周围部,其内有许多不同发育阶段的卵泡;卵巢髓质位于卵巢中央部,由疏松结缔组织和血管等构成。

（2）高倍镜观察:主要观察卵巢皮质。

1）原始卵泡:位于卵巢皮质的浅层。中央部一个大而圆为卵母细胞,染色较浅;周围一层扁平细胞为卵泡细胞。

2）生长卵泡:是处于不同发育阶段的卵泡,根据其大小和形态结构不同,分为初级卵泡和次级卵泡。它们有下列共同特征:①卵母细胞体积增大;②卵母细胞的周围有嗜酸性的透明带;③卵泡细胞呈立方形,并变为多层;④卵泡周围结缔组织形成卵泡膜。在次级卵泡内还可见到大小不一的卵泡腔与透明带周围的放射冠。

3）成熟卵泡:其结构与晚期的生长卵泡相似,但体积更大,并向卵巢表面凸出。这种卵泡因取材不易,所以不一定能观察到。

3. 示教子宫壁切片。

【作业】

绘出生长卵泡。

（黄永存）

实验 14　脉管系统解剖

【实验目的】

1. 在标本或模型上观察辨认心的形态、位置及心各腔结构及其相互关系;冠状动脉的起始、行程和分布;心传导系统;心包及心包腔的结构。

2. 在标本或模型上观察辨认主动脉的起止、位置、分部及各部发出的分支;头、颈、上肢、胸部、腹部、盆部和下肢动脉主干的起始部位、行程及其分支与分布。

3. 在标本或模型上观察辨认上腔静脉、下腔静脉的组成、起止及主要属支的名称、位置和收集范围;肝门静脉的组成,主要属支及收集范围。

4. 在标本或模型上观察辨认胸导管的起始、组成、走行和注入部位;右淋巴导管的组成和汇入部位;脾的位置和形态。

5. 树立科学的观点和正确的态度,严肃认真观察标本、模型。

【实验材料】

1. 胸腔纵隔标本、完整的离体心标本、模型、切开的心房、心室离体标本、示心传导系统的标本。

2. 头颈部动脉标本及模型、躯干后壁的动脉标本、模型、胸、腹部动脉标本模型、盆部及下肢动脉标本、模型。

3. 门静脉模型、淋巴结、全身主要浅层淋巴结群、胸导管和右淋巴导管模型。

4. 尸体标本。

【实验内容及方法】

1. 在胸腔解剖标本上,观察辨认心的位置、毗邻关系。用离体心标本观察辨认心的外形,辨认心的一尖、一底、两面、三缘和三条沟。

2. 取切开心壁暴露心腔的标本观察辨认右心房、右心室、左心房和左心室,房间隔、室间隔、房室口及心腔的主要结构:

(1) 右心房:右心耳、上腔静脉口、下腔静脉口右房室口、冠状窦口、梳状肌。

(2) 右心室:三尖瓣、腱索及乳头肌、肺动脉口、肺动脉瓣、室上嵴,区分流入道和流出道。

(3) 左心房:左心耳、肺静脉的开口、左房室口。

(4) 左心室:二尖瓣、主动脉口、主动脉瓣。

3. 在标本上辨认心内膜、心肌层、心外膜,在心的解剖标本上寻找心传导系统。

4. 在心的血管标本观察上观察辨认左、右冠状动脉的行程、分支及分布范围;心大、中、小静脉及冠状窦的位置、开口。

5. 在胸腔解剖标本上辨认纤维心包及浆膜性心包,区分浆膜性心包的脏层和壁层,并注意观察心包腔的形成。

6. 在尸体标本上观察肺动脉的行程、分支分布、肺静脉的开口部位。

7. 取躯干后壁动脉标本,观察辨认主动脉、主动脉升部、主动脉弓和降主动脉;头臂干、颈总动脉和锁骨下脉的起点;甲状腺上动脉、面动脉、颞浅动脉和上颌动脉;椎动脉、胸廓内动脉和甲状颈干;腋动脉、肱动脉、桡动脉、尺动脉、掌浅弓和掌深弓。

8. 取躯干后壁动脉标本,观察辨认肋间动脉、支气管动脉和食管动脉。

9. 取躯干后壁动脉标本及腹部动脉标本观察辨认腹主动脉、腰动脉、肾动脉、肾上腺中动脉和睾丸动脉、腹腔干、肠系膜上动脉和肠系膜下动脉。

10. 取盆部及下肢动脉标本,观察辨认髂总动脉、髂内动脉和髂外动脉;子宫动脉臀上动脉、臀下动脉;股动脉、腘动脉、胫前动脉、胫后动脉、足背动脉、足底内侧动脉、足底外侧动脉、足底深弓。

11. 取头颈部的静脉标本或模型,观察辨认颈内静脉、颈外静脉、静脉角。

12. 取上肢的静脉标本,观察辨认腋静脉、锁骨下静脉、头静脉、贵要静脉、肘正中静脉,注意辨认并追寻它们的流注关系。

13. 取躯干后壁的静脉标本,观察辨认奇静脉、上腔静脉及左、右头臂静脉。

14. 取盆部及下肢的静脉标本,观察辨认髂总静脉、髂内静脉、髂外静脉、下腔静脉,注意观察盆腔脏器的静脉丛;股静脉、大隐静脉、小隐静脉的位置及流注关系。

15. 取腹部静脉的标本,观察辨认腹部静脉的流注方式,直接注入下腔静脉的有肾静脉、肾上腺静脉,睾丸静脉(卵巢静脉)和肝静脉;比较左、右肾静脉的长度;左、右睾丸静脉的流注关系。

16. 取腹部静脉的标本,观察辨认肝门静脉的组成、食管静脉丛、直肠静脉丛、脐周静脉网、肝门静脉和上、下腔静脉系之间的吻合情况。

17. 取胸导管及右淋巴导管的解剖标本,观察辨认胸导管行程、乳糜池的位置、肠干和左、右腰干的汇入部位。

18. 在模型人上观察辨认淋巴结的形态、全身各部主要淋巴结群的位置。

【作业】

1. 课堂完成　学生相互考核评定。

（1）根据实验目的,认真完成实验内容。

（2）结合教材,在活体上摸到浅动脉的搏动,学会压迫止血的方法。

2. 课后完成　填写图实 14-1、图实 14-2 所标注结构的名称。

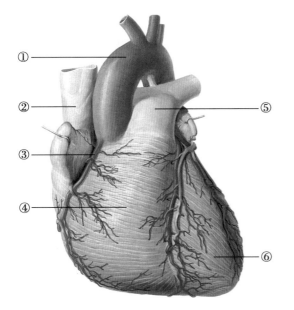

图实 14-1　心脏的前面观

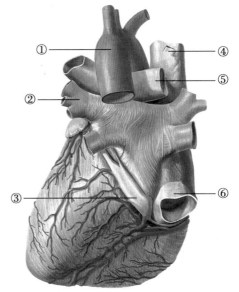

图实 14-2　心脏的后面观

（田海文　朱小兰）

实验 15　脉管系统微细结构

【实验目的】

1. 能在光镜下辨认心壁的微细结构。
2. 能在光镜下辨认血管壁的微细结构。
3. 树立科学的观点和正确的态度,严肃认真观察标本、模型。

【实验材料】

1. 心壁切片(H-E 染色)。
2. 大动脉切片(H-E 染色)。
3. 中动、静脉切片(H-E 染色)。
4. 小动、静脉切片(H-E 染色)。
5. 淋巴结切片(H-E 染色)。
6. 脾结切片(H-E 染色)。

【实验内容和方法】

1. 心壁组织切片观察　心壁由内到外依次分为心内膜、心肌层和心外膜三层。其中心内膜位于心腔面,较薄,表层为内皮,内皮深面染色较深的是一层结缔组织层,在结缔组织深部,可见到不同切面的浦肯野细胞,体积较普通的心肌细胞大,但染色较浅;心肌层最厚,心肌纤维呈不同方向的切面,肌纤维之间有丰富的毛细血管;心外膜为浆膜,其浅层为间皮,间皮深面有少量的结缔组织。

2. 大动脉的组织切片观察　可见内膜、中膜和外膜的分层明显,中膜最厚,内含大量弹性纤维,呈波浪状。在内膜和中膜的交界处,有较明显的内弹性膜,染色为淡粉红色。

3. 中等动、静脉组织切片观察

（1）肉眼观察:其中壁厚、腔圆而小的是中动脉,壁薄,腔大而不规则的是中静脉。

（2）低倍镜观察中动脉:由管腔面向外依次是内膜、中膜和外膜,三层结构分界明显。内膜很薄,内弹性膜明显,呈波浪状,染成淡粉红色,位于内膜和中膜的交界处;中膜最厚,主要由大量的平滑肌组成;外膜较中膜稍薄,主要由结缔组织构成,含有小血管和神经。

（3）低倍镜观察中静脉:内膜、中膜和外膜的分层不明显,外膜最厚,中膜很薄,内有数层平滑肌,且分布稀疏。

4. 小动、静脉组织切片观察　小动脉管腔小而规则,管壁厚,内弹性膜明显,有数层平滑肌;小静脉管腔大而不规则,管壁薄。

5. 示教心肌闰盘。

6. 示教淋巴结组织结构。

7. 示教脾组织结构。

【作业】

1. 在光镜下分辨大、中、小动脉管壁的结构特点。
2. 填写图实 15-1 所标示结构的名称。

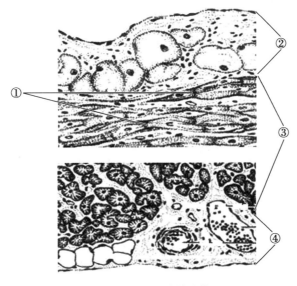

图实 15-1　心壁的结构

（陈文苑）

实验 16　感觉器官解剖

【实验目的】

1. 在标本或模型上辨认视器、前庭蜗器和皮肤的分部、主要形态结构。

2. 指出皮内注射和皮下注射的位置。

3. 树立正确的学习态度,认真观察标本、模型;爱护标本和模型。

【实验材料】

1. 眼球标本和模型、泪器解剖标本、眼球外肌的解剖标本。

2. 前庭蜗器标本和模型、听小骨标本和模型、内耳标本和模型、颞骨锯开模型(显示内耳和听小骨)。

3. 皮肤模型。

【实验内容和方法】

1. 使用冠状切的眼球标本和模型,并对照活体观察眼球的结构。

（1）取眼球标本,观察外形和寻找视神经的附着部位。

（2）指出眼球壁三层结构:①眼球纤维膜,可分为角膜和巩膜两部分;②眼球血管膜,由前至后分为虹膜、睫状体和脉络膜三部分;③视网膜,为眼球壁最内层的薄膜。注意观察视网膜后部圆盘状隆起的视神经盘,视神经盘外下侧为黄斑,黄斑中央的凹陷,为中央凹。

（3）说出眼球的内容物,观察晶状体、玻璃体。

（4）在活体上,同学之间互相辨认角膜、巩膜、虹膜、瞳孔等结构。

（5）在活体上观察上睑、下睑、睫毛、内眦、外眦和泪点。翻起上、下睑观察结膜的性状、睑结膜和球结膜的分布和结膜穹窿的形成。

（6）取解剖标本或模型观察泪腺的位置和形态；泪道的组成和连通关系。

（7）在模型或标本上观察眼外肌的位置和方向。

2. 取耳模型，结合活体观察。

（1）耳郭的形态、外耳道的分部和走向特点；鼓膜的位置、外形和分部。

（2）先观察中耳各部分的位置和毗邻关系，再观察鼓室的位置、听小骨的位置、组成及连接关系、乳突窦和乳突小房、咽鼓管的位置连通关系。

（3）内耳的位置；骨迷路和膜迷路的组成和形态结构；位觉和听觉感受器（壶腹嵴、球囊斑、椭圆囊斑、螺旋器）的位置。

3. 观察皮肤模型

（1）表皮、真皮和皮下组织。

（2）表皮细胞层次排列。

（3）皮肤附属器的组成、位置和形态结构。

【作业】

1. 堂上完成　学生相互考核评定。

在标本和模型上辨认和指出下列结构：

（1）角膜、巩膜、巩膜静脉窦、虹膜、瞳孔括约肌、瞳孔开大肌、睫状体、脉络膜、视网膜、视神经盘、黄斑、中央凹、晶状体、玻璃体、泪腺等。

（2）耳郭、外耳道、鼓膜、光锥、鼓室、咽鼓管、乳突小房、锤骨、砧骨、镫骨、前庭、骨半规管、耳蜗、膜半规管、蜗管、椭圆囊、球囊。

（3）表皮、真皮、皮脂腺、汗腺、毛根、毛囊、毛乳头、立毛肌、甲体、甲根、甲母质、甲沟。

2. 课后完成　填写图实 16-1 所标示结构的名称。

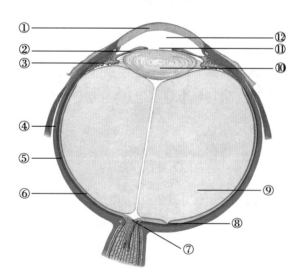

图实 16-1　右眼球水平切面

（蔡虹萍）

实验 17　中枢神经系统解剖

【实验目的】

1. 观察脊髓的位置和形态、脊髓的内部结构的配布。

2. 在标本上叙述脑的分部,脑干的组成形态以及与其相连的脑神经名称;观察第 3~12 对脑神经有关核团在脑干内的位置。

3. 在标本上说出小脑的位置形态、下丘脑的位置和组成,观察间脑的位置和分部。

4. 在标本或模型上辨认大脑半球各面的分叶及主要沟、回;观察内囊、基底核。

5. 观察脊髓、脑被膜的配布、大脑镰、小脑幕的形态和各硬脑膜窦的位置及沟通关系,指出硬膜外隙的位置。

6. 在标本上描述大脑前、中、后动脉的行程及皮质支的分布范围,说出大脑动脉环的位置和组成。

【实验材料】

1. 离体脊髓标本。

2. 脊髓横切面模型。

3. 脑正中矢状切面标本和模型。

4. 脑干和间脑标本和模型。

5. 脑干神经核电动模型。

6. 整脑标本和模型。

7. 脑室模型。

8. 脑和脊髓被膜标本和模型。

【实验内容与方法】

1. 取离体脊髓标本观察脊髓外形:颈膨大、腰骶膨大、脊髓圆锥及终丝;观察脊神经的前后根。

2. 观察脊髓位置:在切除椎管后壁的脊髓标本观察脊髓的位置。

3. 脊髓的内部结构:取胸髓横切面标本,观察脊髓灰质白质的配布、脊髓中央管的位置、灰质白质的分部和网状结构的位置。

4. 取整脑标本和脑的正中矢状切面标本或模型,观察延髓、脑桥、中脑、间脑、端脑和小脑。注意各结构的位置。

5. 在脑干标本或模型观察,确认第 Ⅲ~Ⅻ 对脑神经与各对脑神经的连接部位。

6. 在小脑标本或模型上观察,确认小脑半球、小脑蚓部、小脑扁桃体、小脑皮质。

7. 在脑的正中矢状切面标本或模型上,观察第四脑室的位置和形态及交通。

8. 在脑的正中矢状切面标本或模型观察间脑的位置形态和分部;确认背侧丘脑、第三脑室、内、外膝状体、下丘脑的位置和组成。

9. 在整脑标本上观察大脑纵裂、胼胝体和大脑横裂;在大脑半球标本确认外侧沟、中央沟;在大脑水平切面或模型上,观察确认大脑皮质、基底核、内囊、联络纤维、侧脑室等。

10. 逐层观察确认脊髓的被膜、硬脊膜外隙、脊神经根、终丝、蛛网膜下隙和大脑镰、小脑幕、硬脑膜窦、小脑延髓池等结构。

11. 在带血管的脑和脊髓的标本或模型上观察确认脊髓前、后动脉、大脑中、前动脉、椎动脉(大脑后动脉)和大脑动脉环的组成。

【作业】

1. 课堂完成 学生相互考核评定。

在标本或模型上指出:颈膨大、腰骶膨大、脊髓圆锥及终丝,脊髓的灰质白质;延髓、脑桥、中脑、间脑、端脑和小脑;小脑半球、第四脑室、小脑扁桃体;背侧丘脑、第三脑室;额叶、顶叶、枕叶、颞叶和岛叶;中央前、后回、额上、中、下回、颞横回、角回、距状沟、中央旁小叶;大脑皮质、基底核、内囊、联络纤维、侧脑室;硬脊膜外隙、脊神经根;大脑镰、小脑幕、硬脑膜窦;大脑前、中动脉。

2. 课后完成 填写图实 17-1 所标示结构的名称。

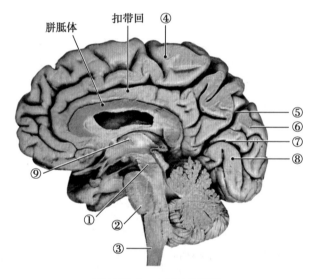

图实 17-1 中枢神经系统

(张海玲)

实验 18 周围神经系统和神经传导通路解剖

【实验目的】

1. 在模型上观察和辨认脊神经的组成和数量;颈丛、臂丛、腰丛、骶丛的组成、位置和主要分支,以及各神经丛重要神经的分布;胸神经前支的行程和节段性分布。

2. 在标本或模型上观察和辨认脑神经的名称、顺序、连脑部位和出入颅腔所经过的部位(孔或裂)、行程和分布。

3. 在模型上观察交感干和交感神经椎前节的位置。

4. 在模型上观察感觉传导通路和运动传导通路神经元的位置。

5. 树立科学的观点和正确的学习态度;爱护和保护标本,具有观察模型和标本的能力,能在模型和标本上辨别、确认所学理论。

【实验材料】

1. 脊神经标本或模型。

2. 头颈及上肢血管和神经标本。

3. 胸神经标本。

4. 腹下壁及下肢肌、血管和神经标本。

5. 头部正中矢状切面标本。

6. 切除脑的颅底标本或模型。

7. 三叉神经标本或模型。

8. 面部浅层结构标本。

9. 胸、腹壁迷走神经和膈神经标本。

10. 传导通路模型。

【实验内容与方法】

1. 在脊神经标本,观察确认和计数颈神经、胸神经、腰神经、骶神经和尾神经的对数,各对脊神经出椎管的部位。

2. 脊神经标本观察,确认颈丛、臂丛、腰丛和骶丛的组成和位置;在上肢及胸壁标本上找到肌皮神经、正中神经、桡神经、尺神经、腋神经和肋间神经;在下肢标本上找到股神经、闭孔神经、臀上神经、臀下神经、阴部神经、坐骨神经、胫神经、腓浅神经和腓深神经。

3. 在切除脑的颅底标本上观察各对脑神经出入颅腔时所经过的孔或裂。

4. 在模型和标本上辨认三叉神经、面神经、舌咽神经、迷走神经及其行程、分支和分布。

5. 在内脏神经模型和标本上观察脊柱两侧的交感干、交感神经节等结构。

6. 分别在传导通路模型上观察深、浅感觉传导通路、运动传导通路。

【作业】

1. 课堂完成　学生相互考核评定。

（1）在标本上指出下列结构:膈神经、肌皮神经、正中神经、桡神经、尺神经、腋神经和肋间神经;股神经、闭孔神经、臀上神经、臀下神经、阴部神经、坐骨神经、胫神经、腓浅神经和腓深神经。

（2）在模型或标本上找出视神经、动眼神经、滑车神经、三叉神经、眼神经、上颌神经、下颌神经、展神经、面神经、迷走神经、副神经、舌下神经、喉上神经和喉返神经。

（3）协助其他同学找出脑神经,相互讨论脑神经的分布范围及损伤后表现。

2. 课后完成　填写图实 18-1 和图实 18-2 所标示结构的名称。

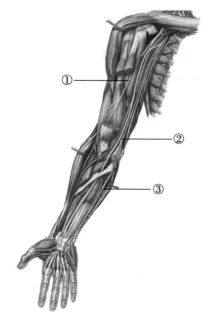

图实 18-1　臂丛分支

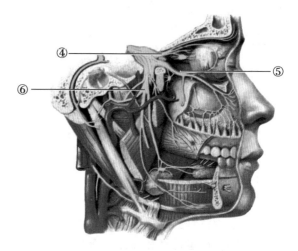

图实 18-2　三叉神经分支

（刘辉耀）

实验 19　内分泌系统解剖及微细结构

【实验目的】

1. 在模型或标本上指出垂体、甲状腺、甲状旁腺和肾上腺的位置并观察其形态。
2. 学会在显微镜下观察甲状腺和肾上腺的组织结构。
3. 具有科学、严谨的态度,认真观察模型和标本的形态。

【实验材料】

1. 甲状腺、甲状旁腺的标本及模型。
2. 肾上腺、垂体的标本及模型。
3. 甲状腺、肾上腺的组织切片。

【实验方法和内容】

1. 在模型或标本上观察甲状腺的位置、形态,指出左、右侧叶、峡部、锥体叶。
2. 在模型或标本上观察辨认甲状旁腺的位置、形态。
3. 在模型或标本上观察辨认肾上腺的位置,说出左、右肾上腺的形态。
4. 在模型或标本上观察辨认垂体的位置、分部,指出腺垂体、神经垂体。
5. 观察甲状腺组织切片

（1）低倍镜观察:外层为薄层的结缔组织形成的被膜;实质有大小不等、圆形或椭圆形的甲状腺滤泡,腔内充满嗜酸性胶质;在甲状腺滤泡之间由结缔组织构成。

（2）高倍镜观察：甲状腺滤泡由单层立方形的滤泡上皮围成；滤泡上皮之间和滤泡之间，有少量的滤泡旁细胞（数量少，常成群分布或单个分布；胞体比滤泡上皮细胞大，胞质染色淡）。

6. 观察肾上腺组织切片

（1）低倍镜观察：外层为薄层的结缔组织形成的被膜；实质由浅表的皮质和深层的髓质构成。

（2）高倍镜观察皮质：球状带位于皮质的浅层，细胞较小，细胞排列成球团状；束状带位于球状带深层，细胞排列成束，细胞体积大，胞质呈空泡状；网状带位于皮质的最深层，细胞排列成索状并吻合成网，细胞较小，胞质染色深。

（3）高倍镜观察髓质：细胞排列成索状或团状，胞体大，呈多边形，胞质嗜碱性，经铬盐染色，可见黄色颗粒。

【作业】

填写图实 19-1 所标示结构的名称：

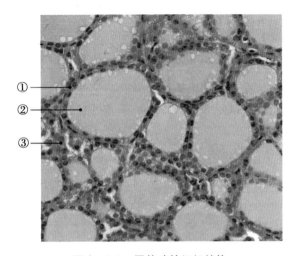

图实 19-1　甲状腺的组织结构

（谢彬彬）

实验 20　人体胚胎发育概要

【实验目的】

1. 在模型或图片上观察人胚前 3 周的发育过程及胚泡植入的过程。
2. 在模型或图片上观察胎盘的结构。
3. 在模型或图片上观察胎儿血液循环途径。
4. 树立科学的观点和正确的态度，认真观察图片、模型。

【实验材料】

1. 受精、胚泡形成图片或模型。

2. 人胚植入过程、二胚层胚盘、三胚层胚盘图片或模型。

3. 子宫内不同发育阶段人胚或胎儿的图片或模型。

4. 胎膜和胎盘图片、标本或模型。

5. 胎儿血液循环图片或模型。

【实验内容与方法】

1. 取受精、胚泡形成图片或模型,观察受精卵、卵裂球、桑葚胚和胚泡等结构。

2. 取人胚植入过程、二胚层胚盘、三胚层胚盘图片或模型,观察人胚植入子宫内膜的过程;观察二胚层胚盘上羊膜腔、卵黄囊、细胞滋养层、合体滋养层、胚外体腔及体蒂等结构;观察三胚层胚盘上原条、原结、神经板、脊索、外胚层、中胚层、内胚层、神经沟、神经管等结构。

3. 取子宫内不同发育阶段人胚或胎儿的图片或模型,观察第4~8周人胚结构的变化过程;胎儿期胎儿大小及外部所见各器官的变化。

4. 取胎膜和胎盘图片、标本或模型,观察胎膜与子宫蜕膜的关系;在子宫壁上区分基蜕膜、包蜕膜与壁蜕膜,区分平滑绒毛膜和丛密绒毛膜;观察胎盘外形结构及纵切面结构。

5. 观察胎儿血液循环图片或模型。

【作业】

绘出胎盘纵切面结构与血液循环模式图,用红、蓝笔注明血管颜色,并注明脐动脉、脐静脉、绒毛干、绒毛间隙、胎盘隔、基蜕膜、子宫静脉、子宫螺旋动脉、子宫肌层等。

（尹晓宏）